■ 主编 叶锐彬 程 杰

THE MOTOR SYSTEM

运动系统 DISEASE

疾病

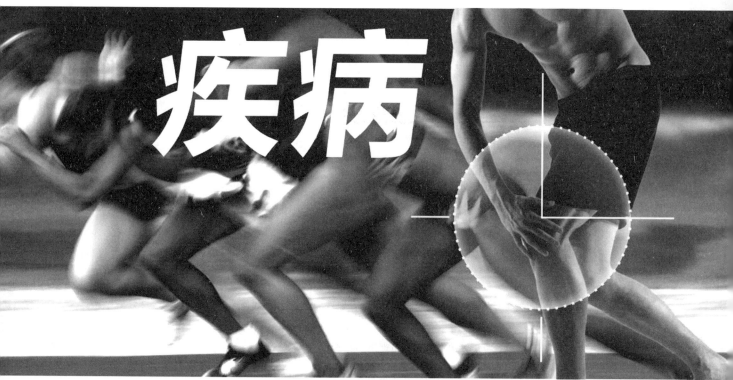

四川科学技术出版社

图书在版编目(CIP)数据

运动系统疾病/叶锐彬,程杰主编. –成都:四川科学技术出版社,2013.9(2022.1 重印)

ISBN 978 – 7 – 5364 – 7748 – 3

Ⅰ.①运… Ⅱ.①叶… ②程… Ⅲ.①运动系统疾病 – 病案 – 汇编 ②运动系统疾病 – 防治 Ⅳ.①R68

中国版本图书馆 CIP 数据核字(2013)第 227289 号

运动系统疾病

主　　编	叶锐彬　程　杰
出 品 人	程佳月
责任编辑	戴　林
封面设计	韩建勇
责任出版	欧晓春
出版发行	四川科学技术出版社
	成都市槐树街 2 号 邮政编码 610031
	官方微博:http://e.weibo.com/sckjcbs
	官方微信公众号:sckjcbs
	传真:028 – 87734035
成品尺寸	210mm × 285mm
	印张 19.5　字数 580 千
印　　刷	成都市新都华兴印务有限公司
版　　次	2013 年 10 月成都第 1 版
印　　次	2022 年 1 月成都第 2 次印刷
定　　价	148.00 元

ISBN 978 – 7 – 5364 – 7748 – 3

本书编委会

主　编　叶锐彬　程　杰

编　委（按姓氏笔画为序）

王传恩　叶锐彬　刘道德　何本祥　李小红

张　猛　袁琼嘉　黄家骏　曹福才　程　杰

张兴华（特邀）

主编简介

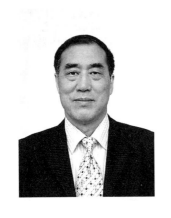

叶锐彬，主任医师，博士生导师。四川省名中医，四川省中医药管理局学术技术带头人，中华中医药学会骨伤分会第五届委员会常委，中华医学会运动医疗分会第一届委员会委员，中国中西医结合学会第五届骨伤科专委会委员，四川省中医药学会第七届常务理事、骨科专委会主任委员，成都体育学院附属体育医院原院长。曾获得四川省人民政府科技进步三等奖两项和国家体育总局（体委）奥运科技攻关与科技服务奖两项，先后发表论文40余篇。

前　言

　　运动系统由骨、骨连结和肌肉(骨骼肌)组成,构成了人体的基本轮廓,它起着支持、保护和运动的作用,是身体进行各种运动的基础。运动系统疾病是发生于骨、关节、肌肉、韧带等部位的疾病,临床常见,可表现为局部疾病也可表现为全身性疾病。由于各个年龄阶段的骨、骨连结和肌肉发育特点不同,婴幼儿期、青少年期、青壮年期和老年期运动系统疾病临床表现各具特点。随着医学科学的发展、生活条件的改善和寿命的延长,运动系统不同疾病的发生率也发生了变化。例如1930~1950年的多发病骨结核、化脓性骨髓炎及脊髓灰质炎后遗症等现均已少见,随着人口老龄化进程,老年骨折、骨关节病,颈臂痛及腰腿痛的发病率相对提高。随着高速交通工具的发展,青壮年创伤的发病率有明显的提高。对容易疏忽的小儿先天性、青少年生长发育畸形,应早期发现、早期治疗,以避免贻误治疗时机,留下无法矫正的畸形而终生遗憾。本书着重介绍运动系统相关的人体解剖学和临床疾病的检查、诊断和治疗,重视基础理论、基本知识和基本技能,内容力求通俗易懂,疾病的选择着重常见病和多发病的相关知识。立足于如何发现和处理实际问题,减少误诊、误治。

　　本书内容包括运动系统的生长发育、婴幼儿期运动系统疾病、青少年期运动系统疾病、青壮年期运动系统疾病、老年期运动系统疾病五个章节。运动系统疾病的发生特点,在婴幼儿、儿童期以运动系统先天性畸形为主,在青壮年期以运动系统创伤为主,在老年期以运动系统退行性病变为主。当然,不同年龄时期的疾病不是截然划分的,有些疾病在人体的各个年龄段均可出现。我们根据不同年龄阶段运动系统疾病发病的特点,汇集了运动系统常见病和多发病,结合运动系统解剖、生物力学特点,阐述发病机制及其临床表现,重视运动系统疾病的防治。适合于运动医学及相关专业医学生、青年医师、各级运动队随队医生、科研工作者参考学习。

　　本书在编写过程中得到了成都体育学院副院长、教授苏全生的具体指导和附属体育医院诸多同事的支持，谨此致以诚挚的谢意。

　　由于编著者水平有限，书中不当和错误之处在所难免，恳请广大读者和关心此项工作的同道们提出宝贵意见。

叶锐彬　　程杰

2013 年 5 月

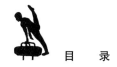

目　录
MULU

第一章

运动系统的生长发育

运动系统由骨、骨连结和骨骼肌三部分组成。骨与骨之间借纤维结缔组织、软骨组织连接构成骨连结。骨骼肌附于骨表面并跨过关节,当骨骼肌收缩和松弛时,牵引骨骼改变位置而产生运动。由此可见,骨骼是运动的杠杆,肌肉是运动的动力,关节是枢纽。它们除了起运动作用外,还具有支撑体重、保持体形、保护内脏等重要作用,还是人体进行体格检查的重要指标。

第一节　骨的生长发育

一般将骨的生长发育分为三个阶段:首先在胚胎第 4 周体节期,间充质细胞开始凝聚,成为将来骨骼形成的雏形;第二阶段为软骨化阶段,在胚胎第 6 周凝缩的间充质开始软骨化,形成骨骼的软骨原基,也是间质生长的迅速时期;最后阶段经过骨膜内成骨和软骨内成骨,使软骨转变为骨骼组织。

一、骨的发生

骨的发生有两种方式,即膜内成骨和软骨内成骨。

(一)膜内成骨

膜内成骨由间充质分化成为胚性结缔组织膜,包绕着软骨和骨,其骨膜较厚,成骨细胞十分丰富,然后在此膜内成骨。人体的顶骨、额骨和锁骨等即以此种方式发生。膜内成骨的具体过程是:在将要形成骨的部位,血管增生,营养及氧供丰富;间充质细胞渐密集并分裂分化为骨原细胞,其中部分骨原细胞增大,成为成骨细胞;成骨细胞分泌类骨质,并被包埋其中,成为骨细胞;继而类骨质钙化成骨基质,形成最早出现的骨组织。最早形成骨组织的部位称为骨化中心。新形成的骨组织表面始终有成骨细胞或骨原细胞附着,它们向周围成骨,逐渐形成初级骨小梁,构成初级骨松质。随后,初级骨松质周围的间充质分化为骨膜,此后即进入生长与改建阶段。以顶骨为例,随着脑的发育,原始顶骨也不断生长与改建,其外表面以成骨为主,使骨不断生长,内表面以分解吸收为主,为不断改变骨的曲度,从而使顶骨的生长与脑的发育相适应。通过生长与内部改建,顶骨出现了以初级骨密质组成的外板与内板,以及其间由骨松质组成的板障,但至成年才发育完善。成年后其内部改建仍缓慢地进行(见图 1 - 1)。

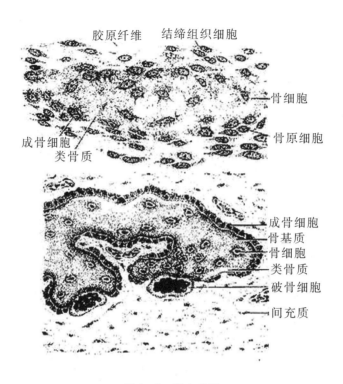

图 1-1 膜内成骨

(二)软骨内成骨

软骨内成骨是躯干骨、四肢骨等形成的方式,在正常骨折愈合过程中,骨痂的形成和成熟也可重现这一过程。其过程如下:

1. 软骨雏形形成

间充质细胞密集并分化出骨原细胞,后者继而分化为软骨细胞。软骨细胞分泌软骨基质,细胞也被包埋其中,成为软骨组织。周围的间充质分化为软骨膜,于是形成一块透明软骨。其外形与将要形成的长骨相似,被称为软骨雏形。

2. 软骨周骨化

软骨膜内出现血管,由于营养及氧供应充分,软骨膜深层的骨原细胞分裂并分化为成骨细胞。成骨细胞在软骨表面产生类骨质,自身也被包埋其中而成为骨细胞。类骨质随后钙化为骨基质,于是形成一圈包绕软骨中段的薄层初级骨松质。因此层骨松质犹如领圈,故名骨领。骨领表面的软骨膜从此改称骨外膜。骨外膜深层的骨原细胞不断分化为成骨细胞,向骨领表面及其两端添加新的骨小梁,使骨领的初级骨松质逐渐增厚,并从软骨中段向两端延伸。随着胚胎的发育,骨领初级骨松质中的成骨细胞不断向骨小梁壁上添加骨组织,使骨小梁的网孔逐渐变小。此过程的持续使初级骨松质逐渐成为初级骨密质。

3. 软骨内骨化

软骨退化与初级骨化中心形成:在骨领形成的同时,软骨雏形中段内的软骨细胞肥大并分泌碱性磷酸酶,使其周围的软骨基质钙化及肥大的软骨细胞自身退化死亡,留下较大的软骨陷窝。此变化示初级骨化中心即将在该区形成。初级骨化中心形成之初,血管连同破骨细胞及间充质等经骨外膜穿越骨领,进入退化软骨区,通过破骨细胞分解吸收钙化的软骨基质,形成许多与原始骨干长轴平行的隧道。隧道的壁为残存的钙化软骨基质,隧道的腔即初级骨髓腔。腔内充以来自间充质的骨原细胞和成骨细胞,以及破骨细胞和正在形成中的造血组织等,统称初级骨髓。随后成骨细胞贴附于原始骨髓腔壁上(即残留的钙化软骨基质表面)生成骨组织,形成以钙化软骨基质为中轴表面附以骨组织的过渡型骨小梁。最开始出现过渡型骨小梁的部位即初级骨化中心(见图1-2)。

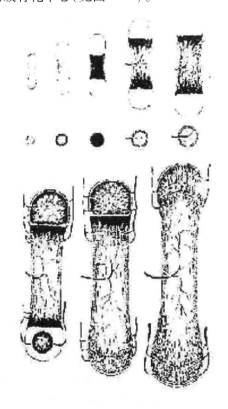

图1-2　软骨内成骨

二、骨龄

人出生后长管状骨的骨端出现次级骨化中心,各骨化中心出现的时间相对稳定,它的X线影像可以作为骨骼发育的标志。骺板是从胚胎9～10周开始,到15～17岁骨骼发育成熟期间,表现为有序的融合,且愈合年龄相对稳定,其也是长骨持续纵向生长的唯一结构。因此,常用骨骺和小骨骨化中心出现的年龄和干骺愈合的年龄来确定生物年龄,即骨龄,可用于预测儿童少年的身高及判断发育状况。由于骨龄能较精确地反映人从出生到完全成熟的过程中各年龄阶段的发育水平,尤其在内分泌疾病、发育障碍、营养障碍、遗传性疾病及代谢性疾病的分析与诊断方面,更具重要作用。

判断骨龄主要利用X线摄片,一般以手腕部最为理想。这里集中了大量的长骨和短骨,集中反映了全身骨骼生长和成熟状况。有时根据需要,可对肘、膝、踝、头颅进行X线摄片检查,以进一步判断骨龄与分辨疾病。

判断骨骼钙化程度主要看三点:

(1)骨化中心的数目和大小。

(2)骨化中心和骨骺的形态变化。

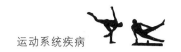
（3）骨骺和骨干的愈合情况。

三、骨化中心的数目

在胎儿时期，多数长骨的骨干开始出现骨化中心。起初在软骨膜的深面，软骨内的肥大细胞开始变性，然后血管侵入，使软骨原基的中央开始骨化，从而形成初级骨化中心，并在软骨与骨骼的界面上不断扩展。次级骨化中心位于长骨两端的骺软骨内，一般多在小儿出生后出现，唯有股骨远端的骨化中心在胚胎期出现。有人观察发现在胎儿29周时的股骨两端就形成次级骨化中心。次级骨化中心，即骨髓的数目、形态和大小，因骨骺及其部位的不同而变异很大，常可引起诊断上的困难，甚至发生误诊、漏诊。次级骨化中心的出现和愈合时间因人、性别、种族和地区有所不同，一般而言，女性骨骺出现愈合比男性早1~3年。

（一）颅骨

1. 面颅骨

上颌骨有两个骨化中心，第一骨化中心位于上颌骨体，呈三角形，将发育为上颌骨的主体；第二骨化中心位于上颌骨门齿骨部。在胚胎发育的第14周上颌骨两骨化中心相愈合。下颌骨亦有两个骨化中心，分别位于两下颌骨体中，呈条状。胚胎发育至第8周，两下颌骨体已在中线对接，但直至出生两下颌体间仍由结缔组织相连。下颌骨形成于第14周并以软骨内成骨的方式不断生长。颧骨有两个骨化中心，第一骨化中心位于颧骨体，第二骨化中心位于颧骨颞突，第11周颧骨两骨化中心愈合，颧骨不断增大，至第15周颧骨颞突与颞骨颧突相连发育为颧弓。第25周颧骨额突与额骨颧突相连参与围成胎儿骨性眶的下半部。泪骨及下鼻甲均由一个骨化中心形成。犁骨有两个骨化中心，分别位于上颌骨腭突内缘中线两侧。腭骨共有4个骨化中心，第一对骨化中心分别位于腭骨中线两侧的水平部；第二对骨化中心位于腭骨水平部后缘两侧，将形成腭骨垂直板及锥突，第15周腭骨与上颌骨腭突愈合。舌骨先后共出现5个骨化中心；其中舌骨体一个，舌骨小角两个，舌骨大角两个。但直至胚胎发育的第40周舌骨仍未完全骨化，各骨化中心之间仍由软骨相连。

2. 脑颅骨

胎儿脑颅骨初级骨化中心出现时间胚胎第8~33周，最早出现于额骨的眉弓、颧突和枕骨的枕鳞，最晚出现于筛骨垂直板和筛板。顶骨出现初级骨化中心的数目最少，仅1个，蝶骨的最多，达14个。

（二）躯干骨

1. 椎骨

胎儿在第6周软骨化中心在椎间充质的两侧三个部位形成，最前的两个中心联合形成中央部。中央部与两个椎弓的骨化中心成为每个椎体的3个初级骨化中心。

幼儿每个椎弓的中心与椎体融合。借软骨的神经中心接合部使椎管能适应脊髓的生长。神经中心连接部通常于3~6岁融合婴儿或儿童的椎体在X线片上可见切迹，即体节融合的部位。青春期次级骨化中心在横突和棘突尖端以及椎终板5个次级骨化中心周围发育，到25岁融合。

2. 脊柱

新生儿时大部分由软骨构成。椎弓的2个骨化中心于生后第一年愈合，3岁或稍晚与椎体结合。棘突和横突尖端在出生后很长时间,仍保持软骨状态,椎体的上下面也保留着一薄的软骨层。6～9岁时各软骨处出现次级骨化中心,与椎骨主要部分间的结合则于23～26岁时完成。

寰椎的侧块各有1个骨化点,1岁时前弓也出现1个骨化点。这些骨化点于5～6岁时合而为一。寰椎前部于软骨状态时,既分离出与第二颈椎体结合成齿突,于3～5岁时,齿突的独立骨化点与第二颈椎体愈合,故第二颈椎之骨化点较多。

腰椎的肋突亦有一个独立的骨化点。每个腰椎亦有3个主要骨化点,在胚胎第8个月于最末一个椎骨出现,2～10岁时,下部骶椎之间开始愈合,17～25岁时完全愈合。

骶骨弓最初是分割的,其愈合个体差异很大,有的14～15岁时愈合,有的终生不愈合。

尾椎各有1个骨化点,于1～20岁之间出现。下3个尾椎先愈合,第1、2尾椎愈合较晚,大致于30岁后始愈合。骶骨与尾骨间,也有骨性愈合者。

3.肋骨

在胚胎第8周,肋骨角处出现骨化中心,由此向前后沿软骨原基骨化。肋骨小头处有一独立的骨化中心,于15～20岁出现,18～20岁与肋愈合。上10个肋骨结节处,于15～20岁出现骨化中心。

4.胸骨

胸骨柄于胎生第6个月出现1或2个骨化中心。胸骨体出现6或7个骨化中心,上部的骨化中心在胚胎第7或8个月时出现;中部的在出生前出现;下部的在出生后1年出现。剑突在30岁以后愈合,亦有长期保持软骨状态。柄与体愈合则更晚或终生不愈合。

（三）上肢骨

1.肩胛骨

胚胎第7～8周在颈部附近出现主要骨化中心,由此向周围骨化,以后又出现以下各次级骨化中心。

（1）喙突第一骨化中心:出现在1～5.5岁时,14～15岁愈合。

（2）喙突第二骨化中心:出现在14～15岁时,16～17岁愈合。

（3）肩峰骨化中心:出现在13～14岁时,16～19岁愈合。

（4）关节盂:出现在14～15岁时,18～20岁愈合。

（5）下角:出现在16～18岁时,18～20岁愈合。

（6）内侧缘:出现在16～18岁时,18～20岁愈合。

2.锁骨

初级骨化中心出现较早,于胚胎第6周时已出现,22～25岁时愈合。16～18岁时,于胸骨端出现次级骨化中心。

3.肱骨

远端有5个骨化中心,即肱骨小头骨骺、肱骨外上髁,滑车内侧半、滑车外侧半,肱骨内上髁。肱骨小头的骨化中心于2岁时出现,内上髁的于6～8岁,滑车的于9～10岁,外上髁的于12～13岁时出现。肱骨近端有3个骨化中心,一个发育为肱骨头,在出生后4～6个月出现;一个发育为大结节,在2～3岁时出现;一个发育为小结节,在4岁左右出现。这些骨化核在7岁联合成单一的骨化中心,20～22岁与骨干融合,远端于18～20岁愈合。

4.桡骨

桡骨于胚胎7～8周出现骨化中心,下端于1岁左右出现,20岁左右与骨干愈合。上端于5～6岁时

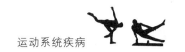

出现骨化中心,17~18岁与骨干愈合,故桡骨在出生时很大部分为骨结构,仅小头和远端为软骨。据顾光宁等对上海市区1890名儿童做X线摄片调查,证明桡骨骺于2岁出现骨化中心,其愈合年龄男性为18岁,女性则为16岁。桡骨与尺骨同为腕部愈合最晚的骨骼。女性18岁时全部愈合,此时男性的愈合率为93%。男性愈合时间较女性晚2岁。

5. 尺骨

尺骨干于胚胎第2个月内出现骨化中心。鹰嘴在8~11岁时出现骨化点,于17岁左右与骨干愈合。远端7岁左右出现骨化点,于20岁左右愈合。新生儿桡骨大部分已骨化,仅鹰嘴全部为软骨,远端有不大的软骨。茎突同样不发达,故极不明显。鹰嘴及茎突仅于10~12岁时,始与成人者外形接近。顾光宁等X线摄片观察,证明尺骨于8岁时出现骨化中心,其愈合年龄与桡骨愈合年龄相同,即男性为18岁,女性为16岁。其愈合最早者男性亦为16岁,女性为14岁,与桡骨同为腕部愈合最晚的两个骨骼。

6. 腕骨

胚胎第2个月开始形成软骨性腕骨,新生儿仍为软骨。以后逐渐形成骨化中心,而在14岁左右即全部完成。其出现次序为头状骨和钩骨,其次为三角骨、月状骨、大、小多角骨、舟状骨,最晚为豌豆骨。

腕骨常用来判断骨龄,男女儿童腕部骨化中心发育程度在3岁以前比较接近,4~5岁女孩骨化中心超过男孩,女孩可出现7~8个骨化中心,而男孩只有5~6个骨化中心。腕部骨化中心的数目为:1岁时3个(腕骨2个,桡骨远端1个),3岁时4个,6岁时7个,8岁时9个,10岁时出全10个。男性的腕部各骨化中心出现的年龄分别为:头状骨、钩骨在3个月,三角骨在5岁,月骨在6岁,大多角骨、小多角骨和舟骨在7岁,豌豆骨在11岁;而女性的头状骨、钩骨在3个月,三角骨在4岁,月骨、小多角骨在5岁,大多角骨和舟骨在6岁,豌豆骨在11岁。除头状骨、钩骨和豌豆骨外,其余各骨女性比男性早1~2岁。

7. 掌骨

掌骨骨干的骨化中心于胚胎第2、3月时已出现。据顾光宁等的资料,证实5块掌骨骨化中心出现是一致的,第1掌骨的骨化中心在近端,其余各掌骨均在远端。男性骨化中心出现的年龄为3岁,女性为2岁。全部出现时男性为6岁,女性为4岁。还证明男性第1掌骨于16岁,女性于15岁其骨骺出现愈合。第2、3、4和第5掌骨的愈合年龄,男性为17岁,女性为16岁。男性愈合出现最早的年龄为15岁,女性为14岁。至18岁时女性已全部愈合,此时男性的愈合率仅为93%~97%。男性掌骨骨骺较女性者晚1岁愈合。

8. 指骨

各指骨骨干和基底各有1个骨化中心。骨干的初级骨化中心于胎内2~3个月时出现。次级骨化中心可于2~3岁时出现。18~20岁时愈合。拇指的籽骨于12~16岁出现。近节指骨第2、3、4指的骨骺骨化中心出现年龄相同,男性为2岁,女性为1岁。第5指骨较晚,男性为3岁,女性为2岁。第1指的出现最晚,男性为4岁,女性为3岁。第2、3、4指化中心全部出现男女性皆至3岁,第1、5指男女皆至5岁。

(四)下肢骨

1. 髋骨

胚胎第2个月左右,髂骨内出现1个骨化中心。第4个月时,在坐骨内出现1个骨化中心。于第5个月时,在耻骨内出现1个骨化中心。新生儿时,该三部于髋臼处以软骨相连。8岁时,坐骨与耻骨下支骨化而成一坐耻骨。15~17岁时,髋骨的三部分于髋臼处相结合。12~19岁时,于髋臼、耳状面、髂前下棘、髂嵴、坐骨结节、坐骨棘、耻骨结节和髂耻隆起等处出现次级骨化中心,且于20~25岁时与其主体部分愈合。

2．骨盆

新生儿的骨盆相对不发达,其小骨盆尤甚。形成骨盆的各骨尚未长成。新生儿和6个月前小儿髂窝不明显。腰部脊柱向骶部移行处尚无弯曲形成。新生儿骨盆尚无性别的差别,但第1年中女性骨盆却小于同年龄的男性。8~9岁时,此种差别消失。在以后的发育中,女性骨盆的增长较男性为快。至性熟期时,则相对的较男性骨盆大。

3．股骨

股骨较早出现初级骨化中心。胚胎第2个月,股骨骨干出现骨化中心。下端于胎儿第9个月内出现骨化中心,20~24岁时与骨干愈合。出生后5~6个月股骨头出现骨化中心,于17~19岁愈合。有人观察发现胎儿从29周起就在股骨的远端出现次级骨化中心。3~4岁大转子出现骨化中心,于16~18岁愈合。8岁左右小转子出现骨化中心,于16~18岁时愈合。

4．髌骨

髌骨是软骨内成骨,有3个或更多的骨化中心,一般于3~5岁时出现骨化中心,至6~7岁时愈合。

5．胫骨

骨干的骨化中心,于胚胎第2个月内出现。胎儿第9个月时上骺出现骨化点,20~22岁时愈合。粗隆于11~12岁时出现骨化中心,17~18岁时愈合。上骺的骨化中心,2岁时可增长至30mm×12mm,胎儿9个月时仅为6mm×6mm大小。小儿开始步行时,胫骨迅速地发育,其关节面亦有改变。

6．腓骨

胚胎第2个月内骨干出现骨化中心。上骺于3~5岁出现骨化中心,20岁时愈合。下骺于1~2岁出现骨化中心,18~20岁愈合。

7．跗骨

每个跗骨大部分有一个骨化中心。跟骨有2个骨化中心,跟骨体于胎儿第4~8个月出现骨化中心,跟结节于7~10岁时才出现,16~17岁时愈合。距骨于胎儿6、7个月内出现骨化中心。舟骨于4~5岁时出现骨化中心。骰骨于胎儿第8~9个月内出现骨化中心。第1楔骨、第2楔骨于2~4岁,第3楔骨于1岁时出现骨化中心。

8．跖骨

跖骨于胎儿第4~5个月内骨干出现骨化中心,骺于3岁出现骨化中心,16~19岁时愈合。第5跖骨粗隆于12~13岁时出现骨化中心,15~16岁时愈合。

9．趾骨

骨干于胚胎第3个月即出现骨化中心。骨骺于3岁左右出现,15~17岁时愈合。

四、骨骺愈合的基本规律

长骨的初级骨化中心,通常在出生前发生,但短骨的初级骨化中心在婴儿期发生。次级骨化中心则多在婴儿期和儿童早期发生,并在儿童期、青春期和成人早期初级骨化中心有序地出现及融合。

生理性骨骺融合是指青春期骺板被正常骨组织逐渐替代。开始在骨骺骨化中心与干骺端之间形成一些小骨桥,最后软骨性骺板完全为骨组织所替代。生理性骨骺融合时间受性激素的影响,女性比男性

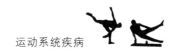
早。

儿童较长的骨可明确分成四个解剖区域,即骨骺、骺板、干骺端和骨干。骺板由位于初级与次级骨化中心的软骨组织生成,分为压迫骨骺和牵拉骨骺,他们的解剖部位和功能不同。压迫骨骺位于四肢长骨的骨端,构成关节一侧,是关节内骨骺,承受着从关节传递来的压力,起着纵轴生长的作用。牵拉骨骺位于肌肉的起、止点,承受着肌肉的牵拉力,它们既不构成关节,也不影响骨的纵轴生长。青春期骺板逐渐被替代,这个过程在骨骺骨化中心与干骺端之间形成一些小的骨小梁,最终软骨板由骨组织所替代。

一般女性 16～18 岁、男性 18～20 岁骨骺闭合。因此在这个阶段中,男、女长高速度会逐步缓慢下来直到停止。身高增长过程中,有两个自然生长高峰:一是出生后至 2 岁,另一个就是青春期。女孩在青春期内一般长高 23～25cm,男孩则要长高 25～28cm。

骨骺愈合表现为髓线变薄和先期钙化带模糊,继而可见骨纹通过,最后先期钙化带完全消失,表明骨发育停止。在骨骺愈合后,先期钙化带可不消失,甚至到 30 岁以后仍可见到,故通常公认为 2/3～3/4 的骨骺板变为模糊并有骨纹穿过时,即为骨骺愈合。骨骼骨骺愈合的时间因部位、性别、个体和环境区域的不同而有差异性。

五、骨的组织形态和机能

(一)骨组织的化学组成

骨组织由骨细胞和骨基质组成。骨基质的主要成分是有机物(如胶原纤维)和胶原纤维上沉积的无机盐(如磷酸钙)。

小儿骨组织化学组成的特点是水分较多,含水总量达 60%,幼儿骨的有机物(胶原纤维)多,无机盐(磷酸钙、碳酸钙)较少,因此,与成人相比,小儿骨骼比较富有弹性,不易折断,但负荷过大时较易变形。老年人骨中有机物质含量减少,无机盐增高(中青年骨骼中无机物占 50%～66%,老年人约占 80%),骨骼的弹性和韧性减弱,脆性增加,受到外力时,容易骨折。尤其是绝经后的妇女更普遍。患有骨质疏松症的人极易发生骨折。据第 14 届国际老年学术会议(1989)报道,绝经后的妇女至少有 1/4 发生骨质疏松,70 岁以后其中 40% 发生过骨折。

(二)骨的组织学特征

在婴儿期,基本的骨组织为编织骨所组成,仅有很少的板层结构,结构松散,胶原成分相对较多,柔韧性大,这种柔韧度在分娩过程中是非常必要的;到 2～3 岁才见到较成形的板层组织,成熟板层骨以内在的、不断地塑形的骨单位占优势。这种早期骨血管丰富,其横断层不像年长儿童和成人那样致密,到老年之前,随着年龄的增长其不断产生更多的骨单位和细胞间基质,以减少横断面的多孔性,并逐渐提高其硬度。在儿童期基本由板状骨代替。老年人骨中,骨小梁和骨细胞稀少,骨质密度低,厚度变薄。随着老化的影响,骨骼结构发生进行性的退化和营养不良。由于骨质丢失而出现骨萎缩和骨质疏松,在早年没有钙化的组织中出现异常的钙沉着,如肌腱附着点骨化等。

小儿骨细胞排列也较不规则,较致密,细胞形态也多样化,且比成人大。骨组织的新生和吸收过程均较成人显著旺盛,成骨细胞和破骨细胞均比较丰富,哈佛氏小管较粗,骨小管呈网状,血管较丰富,骨膜较厚,尤其内层特别明显。所以小儿骨组织再生能力较成人强,其骨折愈合时间远比成人短。

胚胎期骨髓腔内充满红骨髓和松质骨。随年龄的增长，到 5～7 岁时红骨髓内脂肪组织增多。12 岁左右只是在长管状骨的干骺端内才能见到红骨髓。但是，肋骨、椎体、颅骨和髂骨内则终生含有红骨髓，并具造血功能。其余部分的骨髓均被脂肪组织替代，即黄骨髓。骨松质由许多薄厚不一、间距不等的骨小梁按照生理上的压力和张力曲线方向相互交织连接而成的多腔隙网状结构。其骨板层次较少，没有或者有少数不完整的骨单位，且本身无血管分布，骨细胞靠骨髓内的血管供给营养。生长速度较快的骨骼中的骨小梁倾向于纵向分布，而生长期短骨的骨小梁则以横向排列。进入青春期生长速度下降后主要长管状骨的骨小梁呈横向排列。

（三）骨的生理机能

人体的骨骼是一种内骨骼，它分布于机体的软组织中，是一种能动的，有生长、适应和再生能力的生命结构。

1. 支持

骨的主要机能是为身体提供坚固的支架，为绝大部分骨骼肌提供直接的附着点，并且共同使机体获得基本外形。因此机体外形的严重改变，往往提示骨骼的畸形或异常。

2. 运动

骨骼在运动中的作用作为杠杆，关节作为支点，肌肉就以此为基础而收缩。构成关节的骨，它们的形态和相互关系是决定运动种类和范围的因素。

3. 保护

许多重要的器官都是由骨骼保护。如脑位于颅骨的颅腔内，脊髓位于椎管内，心、肺和大血管位于胸廓内，而膀胱、子宫和相邻的器官则得到骨盆的保护。

4. 造血

血细胞的形成发生在肱骨和股骨近端，椎骨、胸骨、肋骨和颅骨板障的红骨髓中。红骨髓不仅可以生成各种血细胞，而且是造血母细胞的所在地。成人长骨骨干中的黄骨髓虽然不再造血，但仍然保持造血的潜能，一旦机体需要时，还可以转变成红骨髓进行造血。红骨髓的主要机能除造血外，还可以清除衰老伤亡的血细胞和异物，并参与免疫反应。

5. 贮存

骨是体内矿物质的贮存场所。骨的矿物质结晶与体液之间有迅速的离子交换作用。所以骨可以看做是矿物质和碱性离子的贮存处。

六、骨的代谢平衡与修复

（一）骨的代谢平衡

在人的一生中，骨骼的骨质处于动态平衡状态中，即从饮食中摄入的钙磷应处于一种符合人体生理需要的平衡状态，在儿童少年期，在骨构建过程中骨形成大于骨吸收，处于骨量增长期，为骨转换正平衡期，骨代谢处于正平衡状态。由于生长发育的需要，摄入的钙、磷大于排出的钙、磷。在这一时期有两个骨量增长高峰期，7～8 岁为第一个高峰期，13～16 岁为第二个高峰期。

1. 有机成分的代谢

新鲜骨的有机成分主要是胶原纤维与蛋白多糖。

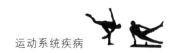

1)胶原纤维的代谢:每个纤维的代谢时间不太清楚,但是肌腱和骨的胶原的生理代谢时间是很长的。在骨的生长和修复期,胶原的代谢活力表现很明显,生长时期比老年骨中可溶性胶原含量大,所以在生长或修复期组织中可溶性胶原增加的结果是部分分解后由尿中排泄,骨质破坏吸收时,胶原分解代谢增加,分解产物也由尿中排出,所以测定尿中胶原分解产物羟脯氨酸,作为骨胶原物质代谢周转的有用指标。

2)蛋白多糖的代谢:蛋白多糖是骨化过程中必要的部分,在生长发育和骨的修复再生过程中明显增加,其合成作用受甲状腺素、胰岛素等激素的影响。如果缺乏时蛋白多糖合成代谢降低,反之,肾上腺糖皮质激素抑制其合成。

2. 无机盐的代谢

在骨的无机成分中钙和磷是最主要的成分。体内总钙量99%和总磷量88%～90%都含于骨中,所以影响钙和磷代谢的疾患亦伴有骨的病变,骨的疾病也常合并有钙磷代谢的失调。

1)钙的代谢:钙在骨中的含量占人体重的1.5%,在细胞外液中的钙的量虽然很少,但在体内常影响着酶的活性、半透膜的通透性和神经肌肉的兴奋性等。

(1)钙在血液体液和组织间的活动 利用^{45}Ca测量证明钙在血液、体液和组织间的活动及钙在骨中的沉着和交换都是很活跃的。静脉注射^{45}Ca很快即从血液消失进入到组织间隙和骨中。每分钟内血液中的钙有50%和组织间的钙交换,与骨中的钙交换速度就要慢一些。因为受血流量的限制,有人以大鼠的胫骨做实验,观察到每日钙的交换量仅占全身骨中含量的3%。

(2)钙的平衡 血清钙的水平由胃肠道吸收的量与骨中动员出来的量和血中钙由肾脏排出的量,大便排出的量(大便总钙量减去食入而被吸收的量)及向骨中沉着的量之间的平衡来决定。由于钙的进出血液而对血清钙起稳定的作用。

正常人血清钙为2.25～2.75mmol/L,儿童稍高,常处于上限,有些情况如多发性骨髓瘤,血清蛋白增加则与蛋白结合的钙增加使钙的总量增加,但不影响Ca^{2+}量;反之,血浆蛋白减低症如营养不良性水肿、肾病综合征、黑热病等,结合钙减低而总钙亦低,Ca^{2+}浓度正常。

(3)正常人的需要量:正常人每日由饮食摄入的钙为0.65g,儿童每日为1.00g,12～20岁每日需要量为1.40g,孕妇1.50g,尤其在妊娠的最后3个月需要量最大。

(4)肠道的吸收:一般认为钙是在小肠的上部(十二指肠和空肠)被吸收,也有认为是在十二指肠中部。测定正常人每日食入钙600～800mg,大便排出500～750mg,小便排出100～150mg,其中每日来自8kg消化液中的钙约500mg,食入的钙和消化液中的钙,不能被完全吸收的部分从大便中排出。正常人在钙平衡状态下由尿排出的量就代表由肠道吸收的量,仅相当于食入量的20%左右。肠道对钙的吸收有一定的限度,食入较多时也不能多吸收。

钙的吸入量因人而异,即使一个人在不变换饮食的情况下,每个时间也有不同,钙的吸收量按机体的需要来决定,在缺乏时吸收量增加。年龄增加体内对钙的需要减少,对钙的吸收也减少。当食入钙量减少时,吸收作用显著增加,人体每天食入200mg钙也能被充分吸收来维持骨的正常代谢。

(5)钙的代谢:钙的吸收是受肠道的调节,排泄是受肾脏的调节。每24h内由肾小球滤过9～12g的钙,99%都被肾小管吸收,因为肾脏的功能对钙起调节作用。在甲状旁腺功能很弱时,血清钙很低,尿钙即绝迹。维生素D中毒时尿中钙增加,可达到500mg/24h。如肾功能正常,血清钙增加则很快由尿中排钙增多维持平衡。维生素D及甲状旁腺素影响钙从尿中排泄的机制尚不明确,但这两种物质均能使血浆中的枸橼酸浓度增加,所以增加尿中钙的排量可能由于与枸橼酸结合的钙增加。这个可扩散的钙盐可以通过肾小球滤过,肾小管再吸收,如血浆中非离子可扩散钙部分的改变可能产生钙从尿中排泄量上的巨大波动。甲状旁腺素或维生素 D 的作用可能改变肾脏对枸橼酸的代谢作用,同时也影响了钙的排泄率。一般正常人每天从尿排出的钙不超过 400mg,这说明正常人体钙的周转是平衡的。尿中排出量等于肠道的实际吸收量,按理说尿中排出量的改变是随食入量的变化而改变的,但实际上改变很小,尿中排出量与食入量成对数比例关系,食入量由每天 500mg 增加至 2 900mg,而尿中排泄量仅由 150mg 增加至 250mg,这也说明钙的吸收是受肠道控制的。

2)磷的代谢

(1)磷的需要量:全身磷含量的 88% ~ 90% 存在于骨中,其他的主要在细胞内,作用于细胞的代谢及能量的转化。人的食物中一般有足够的磷,成人每日需要磷的最低限度是 0.88g,每日食入 1.25g 的磷最合适,成长的儿童需要的量稍多一些。

(2)磷的吸收:用 ^{32}P 试验证明食入的磷大部分是被肠道吸收,维生素 D 有助于磷的吸收。维生素 D 缺乏或肠道内有大量的钙、铁或铝等金属存在时,可与磷形成不溶解的磷酸盐而影响磷的吸收。对磷的吸收没有很规律的调节机制,磷的平衡是依靠肾脏对磷的排泄量的多少来控制的。

(3)磷的排泄:尿中磷的排泄量是与摄入量有关的,在正常饮食的情况下大约有食入磷的 2/3 由尿中排出,夜间多于白天,其余的由大便排出。磷从尿中排出仅占肾小球滤过量的 10%,远曲小管的细胞还能分泌一部分磷到管液中去,所以尿中磷不是肾小球滤过量减去肾小管重吸收的量,还要加上远曲小管细胞的分泌量,因此肾功能对磷排泄的关系很大。

(4)对磷的调节作用:肾脏有维持磷在体内的稳定作用,比肾脏对钙的作用更重要。骨为磷的储蓄所,对维持体内组织磷的适当含量,起很重要的作用。甲状旁腺有控制肾脏排泄磷的作用,甲状旁腺切除磷的排泄量减少;给予甲状旁腺提取物,磷排泄量增加。减少食物中磷的含量,血清磷可以降低,肾脏再吸收磷的量也增加,尿中可以完全没有磷,组织代谢中用掉的磷可能来自骨中,所以可以产生磷的负平衡影响骨的矿化,致成骨质疏松和佝偻病。

(5)血清磷:磷在血液中有三种形式,无机磷、脂和类脂。血清磷是指无机磷,pH 值 7.4 时,血浆中的无机磷 85% 为两价离子 HPO_4^{2-},15% 是一价的 $H_2PO_4^-$,仅有 0.003 5% 是 H_3PO_4,大部分磷脂是在红细胞内。血清的无机磷可因年龄、饮食和一天内的各个时间而不同,婴幼儿的血清磷为 1.45 ~ 2.10mmol/L,以后随年龄的增长而逐渐减少,至成年时为 0.97 ~ 1.62mmol/L。

(二)骨的修复

1.骨的生理性修复

活骨组织在不断地发生变化。由于骨细胞有一定的生命期限,故骨细胞连同一部分骨不断地被新生骨和新生骨细胞所代替,这种修复性重建作用是通过破骨细胞的破坏与成骨细胞的新生进行的,但这种变化也随着骨的生长有所不同。在儿童少年生长期,骨质新生超过骨质的吸收;在成年期,两种作用保持平衡;老年期,骨质吸收超过修复,结果造成老年骨质疏松。

2.骨折修复

骨折时,骨膜、哈佛氏管与骨髓腔内血管同时破裂,不但在骨折附近发生出血,同时造成骨折附近骨质血运的断绝,受到损伤的哈佛氏管中的血管,其所供应范围以内的骨质陷于坏死。骨膜除本身受到损伤以外,接受来自骨膜血运的皮质骨以及骨髓腔血管供应的一部分骨髓,虽有侧支循环,仍有大部分骨质陷于坏死。骨细胞坏死后仅有空虚的陷窝。

骨折后不久,邻近断端处骨外膜的增生层内的细胞迅速增大、分裂、增生,骨膜因而变厚,这些细胞变

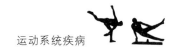

成肥大而染色较深的成骨细胞,由成骨细胞不断的增生和产生新骨,于骨折断端附近形成袖状骨痂。两端袖状骨痂继续生长扩大,自两端向骨折端生长,骨折附近位于袖状骨痂最外层的细胞成软骨细胞分化,形成软骨。于是这个部位可见到三种不同的成分:最内是新生骨,中间是软骨,最外层是高度增生的细胞。

第二节 关节的生长发育与结构特点

人体的关节,是指骨与骨之间的有腔隙的骨连结。人体各部位关节的形态结构取决于它们的功能特点,它们的运动方式和活动幅度又有赖于关节的形态结构,而这些形态结构特点又是关节功能特点所要求的。在进化过程中,人类发展到了直立行走阶段,人类的上肢失去了支撑行走的作用,发展为抓握器官。而下肢则发展为支撑行走器官,由于上下肢功能的不同,因此在形态和结构上都有很大的差别。一般来说,上肢骨骼细小轻巧、骨质较薄,下肢骨骼粗壮坚实,骨质较厚;上肢关节囊松弛、较薄,关节较灵活,下肢关节囊较紧而坚厚,关节较牢固;上肢的肌肉细巧、数目多,适合做各种各样复杂而细致的劳动,下肢肌肉粗壮有力,数目较少,适宜做强度较大的活动,如跑和跳跃等。稳固性大的关节,则灵活性较差,灵活性大的关节,则稳固性较差。

一、人体关节的构造

人体的关节必须具备以下四个主要条件:关节面、关节囊、关节腔、某些辅助结构(图1-3)。

1. 关节面

组成关节的两个相应关节面多为一凹一凸,也有一面平的。关节面多由透明软骨或纤维软骨覆盖,既光滑又富于弹性,因此运动时可以减少摩擦、震动和冲击。

2. 关节囊

关节囊是在关节四周包住关节的纤维结缔组织。关节囊分两层,其外层是纤维层,坚固、强有力的连接组成关节的骨。内层叫滑膜层,它能分泌透明的滑液,可减少运动时关节面的摩擦。

3. 关节腔

被关节囊封闭的腔隙叫关节腔,腔内有滑液,腔内为负压,对加固关节有非常重要的作用。

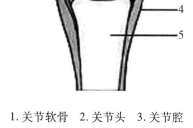

1.关节软骨 2.关节头 3.关节腔
4.关节囊 5.关节窝

图1-3 关节构造模式图

4. 关节的某些辅助结构

(1)滑液囊:在腱与骨之间,减少运动时的彼此摩擦。

(2)关节盂缘:加深关节窝,有利于关节的稳固。

(3)关节内软骨:是纤维软骨组织,存在于关节腔内,一种是半月形,另一种是盘状,其作用是使关节面彼此更吻合,有减缓冲击和震动的作用。

(4)韧带分为关节内韧带和关节外韧带两种,起加固关节的作用,并限制关节超常范围的运动幅度。

二、人体关节的功能

关节的形态结构与机能密切有关,依关节的运动轴来区分,有单轴、双轴和多轴关节。按关节面的形状来区分,有滑车、圆柱、椭圆、鞍状、球窝和杵臼等关节。

关节的运动沿三个轴(矢状、额状和垂直轴)、在三个面(矢状、额状和水平面)内作五种运动,即屈伸、外展内收、水平屈伸、回旋和环转运动。

关节运动幅度的大小取决于:两个关节面积差大小,面积差越大,关节运动的幅度也越大;关节囊薄而松弛,关节运动幅度也越大;关节韧带多而强,关节运动幅度就小;关节周围的肌肉伸展性和弹性良好者,则运动幅度大。此外,还有年龄、性别和训练水平等影响因素。

(一)人体主要关节的组成、结构与功能

1.上肢关节的组成、结构与功能

1)肩关节

由肩胛骨的关节盂和肱骨头组成(图1-4),相连两骨关节面积差较大(关节窝仅能容纳关节头的1/4～1/3)。关节窝周缘有盂唇,使关节窝稍许加深,关节囊薄弱松弛,附着在关节盂周缘和肱骨解剖颈之间。关节囊壁内还有由滑膜包裹的肱二头肌长头肌腱通过,此腱有加固肩关节的作用。加固肩关节的主要韧带有(图1-5):

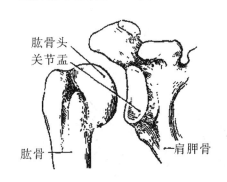

图1-4　肩关节的组成(右前)

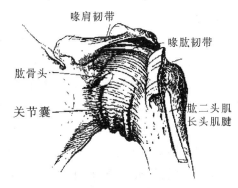

图1-5　肩关节的韧带

(1)喙肱韧带:自喙突至肱骨大结节,部分纤维在后上部与关节囊融合,增强关节囊上部,防止肱骨头向上脱位。

(2)盂肱韧带:自关节盂周缘前部经关节囊前壁,至肱骨小结节,有加强关节囊前壁的作用。

(3)喙肩韧带:横架于喙突与肩峰之间,防止肱骨头向上内方脱位。

肩关节是典型的球窝关节,能绕三个基本运动轴运动,绕额状轴可做屈伸运动,绕矢状轴可做外展内收运动,绕垂直轴可做内旋外旋运动,此外尚可做水平屈伸和环转运动。由于肩关节是个多轴关节,相连骨的关节面大小相差较大,关节囊薄弱松弛,关节本身的韧带少而弱,因而是人体最灵活、稳固性较差的一个关节。

上臂在肩关节处的运动,常伴有上肢带的运动,后者加大了前者的运动幅度。如肩关节外展时伴有肩胛骨旋转的节律性变化,称之为肩肱节律,即当肩关节外展至30°或前屈至60°以前,肩胛骨是不旋转的,称为静止期。

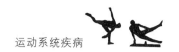

2）肘关节

由肱骨远侧端和桡尺骨近侧端的关节面组成。它包括三个关节：

（1）肱尺关节：由肱骨滑车与尺骨滑车切迹构成的滑车关节。

（2）肱桡关节：由肱骨小头与桡骨头凹构成的球窝关节，本应有三个方位的运动，但由于受尺骨限制，不能绕矢状轴运动。

（3）桡尺近侧关节：由桡骨环状关节面与尺骨的桡切迹组成的圆柱关节。

这三个关节共同包在一个关节囊内，彼此又可独立运动，故为典型的复关节。关节囊前后薄弱而松弛，两侧紧张，加固关节的韧带有：

桡侧副韧带位于关节囊外侧。起自肱骨外上髁，分为前后两束，止于桡骨环韧带。

桡骨环状韧带呈环形。起于尺骨桡切迹的前缘，绕过桡骨头，止于桡切迹的后缘。

所有肘关节的韧带皆不抵止于桡骨，从而保证了桡骨能绕垂直轴做回旋运动。

肘关节可以绕额状轴做屈伸运动，在桡尺远侧关节的配合下可以绕垂直轴做旋内和旋外运动。

3）腕关节

由桡骨的腕关节面和尺骨下方的关节盘组成关节窝，近侧列腕骨的手舟骨、月骨、三角骨组成的关节头共同构成。手舟骨、月骨、三角骨之间被坚韧的骨间韧带连接在一起，几乎没有活动，可将它们看成一块骨。尺骨由于被三角形关节盘隔开，不参与桡腕关节的组成。桡腕关节的关节囊前后松弛，前后左右均有韧带增强，在外侧有腕桡侧副韧带，内侧有腕尺侧副韧带，背面有桡腕背侧韧带，前面有桡腕掌侧韧带。

2. 下肢关节的组成、结构与功能

1）髋关节

髋关节由髋骨的髋臼和股骨头组成（图1-6），是典型的球窝关节。髋臼周缘有髋臼唇加深关节窝，使股骨头与髋臼更为适应。关节囊很厚，尤以前部的上部更为明显，囊的后部和下部较为薄弱。股骨颈的绝大部分被包在关节囊内。

髋关节的主要韧带有：

（1）髂股韧带：位于关节前面，是人体强有力的韧带之一，它起于髂前下棘，呈扇形，止于股骨转子间线，限制大腿过度后伸，对维持人体直立有重要作用。

（2）耻股韧带：位于髋关节内侧，限制大腿外展和外旋。

（3）坐股韧带：位于髋关节后面，限制大腿内收和内旋。

（4）股骨头韧带：位于关节腔内，连结髋臼横韧带和股骨头凹，营养股骨头的血管从此韧带中通过。

髋关节可绕三个运动轴做屈伸、展收、回旋、水平屈伸和环转运动。由于髋关节囊较厚并紧张，关节窝深，有较多的韧带加固，因此，髋关节坚固性大，灵活性小。

2）膝关节

膝关节是人体中结构最复杂的一个关节。它由股骨下端关节面、胫骨上端关节面及髌骨关节面组成（图1-7），有许多辅助结构加固该关节。

图1-6　髋关节的组成

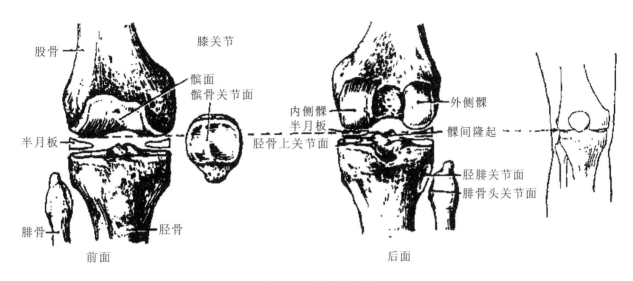

图1-7 膝关节的组成

(1)半月板:位于胫骨内、外侧髁上,包括内侧半月板和外侧半月板,均为纤维软骨。半月板外缘肥厚与关节囊相连,内缘薄而锐利,上面凹陷,下面平坦。半月板可分为前角、体部和后角,它们借助九条韧带与骨性部相连。内侧半月板呈"C"形,外侧半月板呈"O"状。半月板外侧1/3的血管较丰富,中间的1/3仅有很少的毛细血管,内侧1/3为无血管区。在半月板表面被覆有滑膜。半月板使股骨髁和胫骨髁关节面彼此相吻合,吸收震荡,保护相连骨关节面(有人测定,半月板切除后膝关节上的应力为正常时的三倍,长期过高应力的作用,可损害受力部位的关节软骨);增强润滑,减少摩擦;维持关节的稳定以及调节关节的内压。

膝关节半月板损伤的机制是:膝关节屈曲、回旋再突然伸直,此时半月板正好位于股、胫骨内、外侧髁的突起部位间,易受挤压而损伤。近固定状态下,如蛙泳夹腿蹬伸小腿时及踢足球伸小腿时。远固定状态下,如排球或羽毛球运动员跳起扣球时,篮球运动员运球突然跳起投(扣)篮时。因内侧半月板与胫侧副韧带愈合,因此它的损伤较外侧半月板高7~10倍。半月板边缘部损伤一般愈合较好,中医中药在治疗损伤半月板方面有一定效果。若半月板内侧缘无血管区损伤,应尽早手术,一般术后2~3年可长一个新生半月板(注意:手术时一定要保留与关节囊相连部分)。预防半月板损伤的有效措施是:做好准备活动;增强膝关节周围的肌肉力量的训练;保持正确的膝关节姿势和用力顺序。

(2)膝关节韧带:膝关节韧带较多,有关节囊外韧带及关节囊内韧带。

髌韧带:位于髌骨的下部,关节囊的前方,是股四头肌肌腱的延续,由髌尖到胫骨粗隆,它从前方加固膝关节。

胫侧副韧带:位于关节囊内侧,起自股骨内上髁,止于胫骨内侧髁,它与内侧半月板周缘相愈合,当此韧带受外伤时,常造成关节囊内侧部和内侧半月板同时损伤。

腓侧副韧带:位于膝关节外侧,呈条索状,位于股骨外上髁和腓骨头之间。

前交叉韧带:起自股骨外侧髁的内侧面斜向前下方,止于胫骨髁间前窝,它限制胫骨上端向前移动。

后交叉韧带:起自股骨内侧髁的外侧面斜向外下方,止于胫骨髁间后窝,它限制胫骨上端向后移动。

(3)滑膜皱襞:是关节囊滑膜层向腔内皱褶而成,最大的是位于髌骨下方、髌韧带两侧的翼状襞,襞内充满脂肪组织,它起填充关节内空隙、防震和加固关节的作用。

(4)滑膜囊:膝关节周围尚有许多滑膜囊,有的与关节腔相通,有的单独存在,加髌上囊、髌下深囊

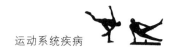

等,它起着减少摩擦的作用。

膝关节属于椭圆滑车状关节,绕额状轴可做屈伸运动。在屈膝位时,尚可绕垂直轴做轻微的旋内和旋外运动。髌骨在小腿屈伸运动时,可做上下滑动。

3)踝关节

踝关节由胫骨的下关节面,内踝关节面和腓骨的外踝关节面构成关节窝,距骨滑车为关节头(图1-8)。踝关节的关节囊前后松弛,有利于屈伸运动,两侧有韧带加固:三角韧带、距腓前韧带、跟腓韧带、距腓后韧带。运动中,作为联合关节的足关节,它们联合协调运动。

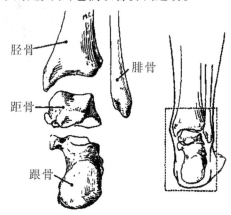

图1-8 踝关节的组成

4)足弓

足弓由足的附骨、距骨以及足部的关节、韧带、肌腱共同构成的凸向上方的弓形结构。足弓可分为前后方向的纵弓和左右方向的横弓。纵弓又由内侧纵弓和外侧纵弓组成。足弓可支持负重,缓冲震荡,免使足底血管神经受压。

5)骨盆

骨盆由骶骨、尾骨和两侧的髋骨以及连结它们的关节、韧带构成的穹隆结构。自骶骨岬向两侧经弓状线至耻骨上缘为骨盆的分界线,上方为大骨盆,下方为小骨盆(又叫骨盆腔)。骨盆腔有上口(入口)和下口(出口),上口即大小骨盆的分界线,下口则由尾骨、坐骨结节、坐骨支、耻骨下支及其韧带围成。人体直立时,骨盆呈倾斜位,小骨盆入口平面与水平面形成的角度称骨盆倾斜度,男性为50°~55°(图1-9),女性为55°~60°(图1-10)。

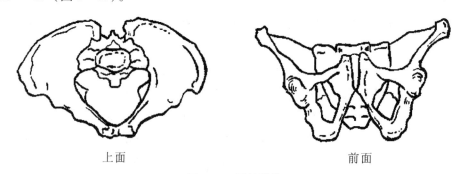

上面   前面

图1-9 男性骨盆

骨盆形似拱形结构,它具有既坚固又省材,能承受较大载荷而又可缓冲震动等功能。从正面观,组成骨盆两侧的髋骨及镶嵌于其中的骶骨构成半圆形的穹隆,骶骨有如穹隆锁。骨盆两侧的髋臼架在股骨头

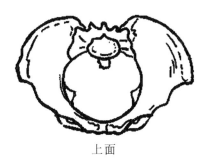

| 上面 | 前面 |

图 1 - 10　女性骨盆

上,股骨有如穹隆柱。作为穹隆锁的骶骨,前宽后窄,在重力作用下,有向前下方转动的趋势,骶结节韧带、骶棘韧带及骶骨间韧带等,具有阻止骶骨转动或滑脱的作用。人体直立时,重力由腰椎经骶骨、骶髂关节、髋臼传至股骨头,形成"立弓",坐位时,重力由骶骨向两侧传至坐骨结节,形成"坐弓"。

3.躯干骨连结的组成、结构与功能

1)脊柱

脊柱由 24 块独立的椎骨、1 块骶骨、1 块尾骨以及连结它们的 23 块椎间盘、关节和韧带装置构成(图1 – 11)。其中央有椎孔连成的椎管,内藏脊髓,两侧各有 23 个椎间孔,脊神经由此通过。成人脊柱长度男性约为 70cm,女性约为 65cm。

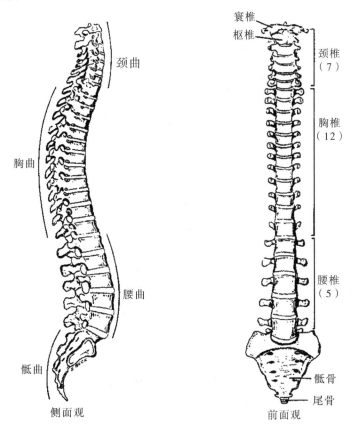

图 1 - 11　脊柱

从侧面观察脊柱,可见四个生理弯曲,即颈曲、胸曲、腰曲和骶曲。脊柱构成人体躯干的中轴和支柱,具有支持负重的功能,其正常弯曲可使身体总重心稍向后移,移至人体中轴的垂线上,有利于维持身体平

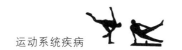

衡。脊柱参与一些腔壁的构成。脊柱是一拱形结构,有良好弹性,起着传递压力,缓冲震动的作用,可完成各种基本活动,成为运动时的杠杆。脊柱还为许多肌肉提供附着点。

2)胸廓

胸廓由12个胸椎、12对肋骨、1块胸骨以及关节和韧带等组成(图1-12)。胸廓可区分为两口、三径和四个面。胸廓上口,由第1胸椎、第1肋骨和胸骨柄上缘构成,有食管、气管、重要的神经和血管通过。胸廓下口,由第12胸椎、第11、12对肋骨,左右肋弓和胸骨剑突构成,被膈肌封闭。

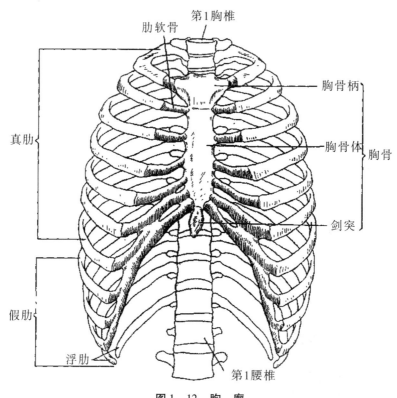

图1-12 胸 廓

由胸廓围成胸腔,具有保护心肺及重要血管和神经的功能。此外,胸廓还参与呼吸运动。吸气时,肋骨向外扩张和上提,胸骨向前上方举,同时膈肌圆顶下降,胸廓三个径增大,胸腔容积扩大,这时空气进入肺内。呼气时,肋骨下降,胸廓三个径减小,胸腔容积缩小,空气从肺内排出。

3)椎间盘

椎间盘位于相邻椎体之间,整个脊柱共有23个椎间盘。成人的椎间盘约为骶骨以上脊柱长度的1/4。由于脊柱各部支持躯干重量和活动度的不同,各部椎间盘的厚度也不相同,其中以腰部椎间盘最厚,中胸部的最薄。

椎间盘由周围的纤维软骨环和凝胶状的髓核组成。

(1)纤维环:由纤维软骨构成,纤维成分占优势,排列成同心的环层。纤维环的纤维在椎体之间斜行,每一环层的纤维与其邻层纤维呈相反的斜度而交叉排列。这种排列方式有利于脊柱在各方向做较大范围的运动,但同时也限制脊柱的过度旋转。接近中央的纤维环板层,由软骨板起始后向外斜行,绕过髓核又走向中心而止于对侧的软骨板,使髓核呈椭圆形。最外层的纤维与前,后纵韧带相融合成纤维环周边部的纤维,越过软骨板的边缘进入椎体的骨质内,被称为 Sharpey 纤维。深部纤维止于椎间盘两端的软骨板。因此,椎间盘与椎体之间连结坚固,正常情况下不可能有滑动现象。深部的纤维环趋向椎间盘中心,与髓核相混淆,在成人,这两者间无明显分界。

纤维环前厚后薄,即髓核不在纤维环中央而是偏后,纤维环前面有坚强宽阔的前纵韧带加强;后纵韧带在宽度和强度上都不如前韧带,尤其是腰部的后纵韧带,两侧更为薄弱,这可能是髓核多向后突出的原因之一。

(2)髓核:它是位于纤维环与软骨板之间的黏胶样物质,由粘多糖的胶原纤维组成。纤维环和软骨板将髓核固定,使整个椎间盘呈密封状态,髓核在其中滚动,将所受压力均匀地传递到纤维环和椎体软骨板。正常髓核含大量水分,一般认为髓核水分高于80%,但含水量随个体及其年龄而不同。在新生儿期为88%,至18岁时减至80%,到70岁为70%,即髓核的含水量随年龄的增长而逐渐减少。且髓核中的水分在一日之内亦有变化。椎间盘的弹性和张力与其含水量的改变有密切的关系,当含水量减少时,其弹性和张力均减退。椎间盘在受压力状态下,水分可通过软骨板外渗,含水量减少;压力解除后水分再次进入椎间盘,使其体积增大,弹性和张力增加。随着年龄的增加,髓核中的水分的脱失与吸收关系失调,引起髓核水分减少,呈脱水状态,其弹性和张力均减退。髓核组织也可被纤维软骨所代替,故成年人髓核与纤维环间没有清楚的分界。

三、关节的生长发育特点

(一)关节软骨的组织形态结构与生长发育特点

软骨可分为透明软骨、弹力软骨和纤维软骨。

1. 关节软骨的分类

1)透明软骨(玻璃软骨)

透明软骨为幼稚而合成基质作用活跃的软骨细胞即成软骨细胞。其形态学特点为:①表面可见多数微绒毛与糖被膜;②有明显的粗面内质网与高尔基复合体;③相对数量少的线粒体;④只有少量糖原颗粒;⑤可见微管。

显影证明:无定形软骨基质中的硫酸多糖集合在高尔基复合体,并与蛋白成分结合,再运输到细胞表面空泡内,然后通过细胞排出器排出至细胞间隙内。基质的蛋白是由位于粗面内织网的核糖体合成,转移至高尔基复合体与硫酸多糖结合,再转移到细胞表面空泡内。

通过标记氨基酸的研究证明:基质中胶原是以成纤维细胞相似方式制成。在粗面内质网合成脯氨酸与精氨酸的多肽链,转移到高尔基复合体,在羟基化酶作用下成为羟脯氨酸与羟赖氨酸,离开软骨细胞后在细胞外聚合。

软骨基质由软骨细胞产生,为软骨细胞外组织,并将软骨细胞包埋于基质内。透明软骨含有胶原纤维网架,存在于糖蛋白无定形的坚硬胶质内。软骨基质中糖蛋白多于胶原,与纤维软骨相反。

2)弹力软骨

弹力软骨基质中含有大量的弹力纤维,主要分布在耳廓、外耳道及喉软骨。

3)纤维软骨

纤维软骨基质内含有大量成束的胶原纤维,与连接的致密胶原纤维组织之间无明显界线。椎间盘、关节软骨盘以及关节软骨上肌腱、关节囊的附着部都是纤维软骨,所以关节周围肌腱韧带骨化都为软骨增生骨化的结果。

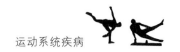

2.软骨基质

软骨基质主要由蛋白聚糖、水分和糖蛋白结合形成,胶原纤维存在其中,构成网架结构,赋予关节软骨生物力学特征。

1)蛋白聚糖

蛋白聚糖是软骨内的重要组成成分,是高度水化胶冻状物质,由不均匀的蛋白多糖大分子及其聚合物组成。在老年人的关节软骨中,蛋白聚糖发生降解。这些变化在骨关节炎关节软骨中更趋明显。蛋白聚糖颗粒变得较小,而且不成熟。

2)水

在基质中水占75%,同胶原和糖蛋白结合形成凝胶,90%以上游离,同关节液交换,软骨基质结合的非压缩性液体承受关节轴向冲击力,当受到压力载荷时,液体流向侧方,或由软骨流出,促进其变形。

3)胶原纤维

正常成人软骨细胞与胚胎软骨静止区软骨细胞表型相似,特异性表达与分泌Ⅱ、Ⅸ、Ⅹ型胶原,以Ⅱ型为主,以三股相同的α1(Ⅰ)链构成即α1(Ⅱ),分三股螺旋形及非螺旋形,直径较细。胶原存在ⅡA及ⅡB型。ⅡA型胶原主要由软骨祖细胞表达,也可在脑、皮肤、心脏、骨骼肌中出现,ⅡB型胶原是关节软骨的特征表型。Ⅸ型是一种非胶原纤维化胶原,主要见于关节表面:由三条不同的α链组成异质三聚体。有3个螺旋区,4个非胶原区,突出于纤维表面至基质内,与Ⅱ型胶原通过分子间起交链作用,处于稳定状态,有提供酸性蛋白多糖分子间作用点,也可作为一种糖蛋白或蛋白多糖的核心蛋白。Ⅹ型胶原分布于关节软骨各层,属原纤维化胶原类,由三条不同α链组成,被Ⅱ型胶原包埋,同Ⅱ型胶原聚集、胶原纤维形成有关。胶原不仅决定关节生物力学,而且参与调节骨的生长、发育。

4)糖蛋白

为构成胶原的主要成分,由软骨细胞合成,受软骨细胞内环境控制,主要有三种类型:4-硫酸软骨素、6-硫酸软骨素和硫酸角质。溶酶体产生降解,主要分布在软骨表面的1/3深度,糖蛋白组成的微孔结构是水分子和营养物质的通路,但酶及免疫球蛋白不能通过,所以关节可出现一些免疫为媒介引起的破坏。糖蛋白、液体与胶原的物理机械性质使加压时瞬间变形,解除压力迅速复原的弹性反应。糖蛋白的阴性负荷呈"高固定负荷密度"使软骨内具有一定的膨胀压。这主要是由于糖蛋白通过对负荷的软骨基质对水分流动产生阻力的结果。

3.关节软骨的组织结构

按照成熟软骨的组织学表现,细胞排列情况及功能将关节软骨划分为滑动区、移行区、放射区和钙化区。

1)滑动区

滑动区位于关节表面,胶原纤维呈纤维束状,与关节面平行排列,覆盖于切线层。细胞体小似成纤维细胞,长轴与关节面平行有少数纤维交叉,产生平行张力,关节活动时切线纤维增加了关节面的机械外力,同时起到了保护深层软骨作用。

2)移行区

胶原呈斜行和滑动区内水平位方向的纤维相连,在滑动区下,其纤维同关节平面互相平行。

3)放射区

纤维接近垂直,软骨细胞呈柱状排列,并出现胶原束呈"连拱状",放射区基底部纤维相互吻合呈较大束状,固定于潮标(成人软骨钙化的标志),潮标表面形成胶原纤维致密带与来自放射区的纤维呈直角相交,有助于关节承受压力。

4)钙化区

钙化区位于潮线与软骨骨质之间,是骨骺的一部分。钙化软骨区(即基底区)由短柱状软骨细胞组成,有血管进入,属典型的软骨内骨化。软骨下骨端骨板是对钙化软骨区的支持,具有良好发育的 Havers 系统,有众多细小而相连的小梁网架支持,承受着越过关节的强大应力。

4. 关节软骨的营养

关节软骨营养来源:①软骨下骨组织血运;②关节囊与软骨交换的骨膜下血管;③滑液。成人的软骨是通过无丝分裂而成长的,关节受损可出现不同程度反应。如果累及软骨下骨及软骨外膜,只产生轻微增殖,否则损伤处很快由纤维组织替代。

1)软骨表面老年变化

负重滑膜关节表面是双关节面,有关节腔,含有滑液。负重关节面覆盖透明软骨,不仅不光滑,且突出地存在不同程度的不规则。肉眼看这初级解剖轮廓,用放大镜观察为二级不规则改变,直径为 0.5mm,用显微镜观察有大量较小三级波动改变,通常有小窝,小窝直径 20 ~ 40μm,1 ~ 5μm 深。用电子显微镜观察为四级不规则改变,小于 200μm。

有人研究 20 例正常人(从出生到 47 岁)股骨外髁关节面,发现负重面从肉眼看都是光滑的,随年龄增长可看到三级小窝改变。在老人软骨上小窝变小,软骨细胞也变少,而相应增加细胞基质的量。随后增加小窝平均深度与直径。表面结构改变最早出现于青年人,在 45 岁以后变得突出。软骨面的老年变化不单纯由于关节正常或过量使用关系。三级小窝改变可以出现在胚胎软骨上。正常软骨限制活动可退变,过量活动与负重可使关节损坏。一般认为正常范围与次数的关节活动,可使关节软骨面保持完整。

2)软骨厚度老年变化

近年一致认为,主要负重关节透明软骨面随年龄增加而变薄,普遍观察到骨关节原纤维性变有进展,部分软骨开始裂开直到露出骨面。关于有临床症状骨关节病人的关节透明软骨面的厚度与容量问题,需要进一步认识。有人从尸体测量 28 例正常髋关节,从 X 线侧面缘测量关节软骨厚度。年龄范围在 20 ~ 50 岁。正常股骨头软骨最厚层在顶点前侧。男性及女性透明软骨平均厚度随年龄增长,软骨前面仍是最厚,增长最多。

3)软骨耐受性老年变化

肉眼看到老年人股骨头软骨变粗糙,称为原纤维性变,当软骨被印度蓝染色后显示两个不同分布。第一种显示非进行性软骨改变,其次属进行性。上述肉眼所见改变都不在成人股骨头软骨最厚区(在 20 ~ 50 岁增加软骨厚度)。软骨增厚与增加基质/细胞比例到明显破裂,与临床上称为"骨关节病"的关系仍不清楚。有人用化学方法观察人与实验狗的软骨基质与细胞的改变,"退行性"关节病,显示早期"退行变"即早期骨关节病,伴有软骨水分、合成葡萄糖胺聚糖硫酸盐与软骨细胞的脱氧核糖核酸(DNA)的增加。这可说明老年人正常软骨的增厚是与增加基质的蛋白聚糖和早期软骨退变的水分有关。因此,可以认为骨关节病是软骨的物理性破裂。当与年龄有关的基质物质的合成达到一个临界点时,软骨开始破裂。反过来正常负重与应力又影响软骨的反应。

软骨的成分与厚度随年龄改变的累积影响,应考虑影响物质的机械性能。软骨损伤本身存在恶性循环。老年人的骨关节成分的生物化学改变造成增厚软骨机械性破坏。这包括总的葡萄糖胺聚糖减少和透明质酸量的增多。每个正常动作造成严重压挤,加速变坏。加速破坏按着发展成原纤维性变,软骨丧失,骨赘病,骨质致密化与软骨多次划破而出现临床症状与体征,造成很大痛苦而要求保守或补救性的外

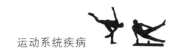

科治疗。

初期的病理改变主要是关节软骨对外界机械应力作用减弱。显微镜下看到软骨细胞肿胀,基质的软骨粘蛋白软化,在软骨深层有软骨细胞增生,蛋白多糖增加。在青年人,软骨基质主要含软骨素－4－硫酸盐,而老年人软骨的硫酸角质蛋白与软骨素－6－硫酸盐增加,这些都能改变软骨承受外力的性能。后期的形态改变表现为软骨局限性软化、原纤维形成与表面变薄、基质的蛋白多糖和水分与葡萄糖胺聚糖均减少。原纤维软骨的磨损使软骨表面脱落而暴露软骨下的骨面,继而出现骨质致密与象牙质性变,以及骨囊性变。关节的负重与运动产生张力性刺激,使软骨边缘部骨膜过多增生,形成关节边缘骨赘与唇变。软骨与骨赘脱落在关节腔内即成为游离体。滑膜改变表现为纤维化增厚,滑液量正常。当活动量大或受轻度外伤后即引起滑液增多。虽有上述病理改变,但不会发生关节完全僵直。

关节腔的胎生原基是在胎生三个月时完成,在间充质模型开始软骨化时,在未来关节部位产生相应变化,出现上下互相平行的成软骨层和位于其间疏松层的三层间带,形成了原始关节囊,保持着关节囊与骨的连续性。间带中间层靠近周围部位形成滑膜结织,关节内的软骨盘、韧带为间充质中间层的细胞凝聚,其余中间层未分化的细胞与两层成软骨层相连,构成关节基本轮廓后产生中间带间隙即关节腔。

关节借助于纤维结缔组织、软骨和骨三种组织连接,按活动程度可分为不动关节、少动关节和活动关节等。

(二)老年关节的结构机能特点

人类从 25 岁左右起,关节组织即开始退化,特别是支持体重的关节更为明显。对关节起润滑和营养作用的水分减少,软骨中的蛋白质、粘多糖、硫酸软骨素 A 和水分减少。硫酸角质蛋白及软骨素 B 增加,软骨细胞耗氧降低,软骨弹性和韧性减退,硬度、脆性和不透明性增加,使关节软骨对外界机械应力减弱。由于长期磨损,导致关节面变薄,表面粗糙、破裂,软骨剥离形成游离体即"关节鼠",可使老年人行走时关节疼痛。位于破坏软骨下的骨质受到牵拉、磨损出现骨质增生形成骨刺。由于关节软骨变性,使连接与支持骨和关节的韧带、滑膜、关节囊纤维化和钙化而僵硬,关节活动受限或功能障碍。关节的滑膜随着年龄的增长,也发生了退行性改变。由于滑膜细胞的细胞质减少,滑膜萎缩变薄,表皮皱襞和绒毛增多,纤维增多,基质减少,滑膜代谢功能减弱。滑膜下层的弹力纤维和胶原纤维增多,使滑膜表面毛细血管距离增大,引起血液循环障碍,从而导致滑膜和关节囊充血肥厚增生,促使关节软骨变性,影响关节功能。

1. 关节的结构改变

关节的变化,首先是关节软骨、椎间盘等的变性和破坏以及在经常受外力作用的部位形成骨赘。随着年龄增长,关节软骨含水量和亲水性粘多糖减少,软骨素减少,关节囊滑膜沉积磷灰石钙盐或磷酸盐而僵硬,滑膜萎缩变薄,基质减少,滑膜液分泌减少。关节软骨和滑膜钙化、纤维化而失去弹性。再加上毛细血管硬化,使血供不足,进一步加重了关节软骨的变性。连接和支持骨与关节的韧带、滑膜、关节囊也由于纤维化和钙化而僵硬,使关节活动受到严重影响。

儿童时期软骨中主要含的是硫酸软骨素 A,从 10 岁开始减少,硫酸软骨素 C 逐渐取而代之,进入老年后,硫酸软骨素 A 再度显著增加,从而出现软骨细胞的分化、增殖、变性及骨化。由于关节软骨或椎间盘的变性或损伤,关节间隙变窄,对外力的缓冲作用丧失,出现关节不稳定。经常受到机械性的刺激,将促使骨赘的形成。同时,由于骨组织脱钙,本来应该有钙分布的部位钙沉积减少,不应该有钙分布的部位却有钙的沉积,出现了因老化而带来的钙分布异常。

若关节软骨全部退化,活动时仅关节两端的骨面直接接触,可引起剧烈疼痛。加上关节磨损及增生,滑囊变厚,关节僵硬,活动受限,常发生骨性关节炎,如肩关节活动减少,关节内外容易纤维化,蛋白沉着,粘连也最容易发生。关节囊退变萎缩后松弛,稳定性差,颞颌关节等部位特别容易发生脱位。

关节退行性变化时滑膜萎缩、变薄,表面皱襞和绒毛增多,细胞减少,纤维增多,毛细血管减少,血液循环障碍,代谢功能减弱。滑膜下层的弹力纤维和胶原纤维增多,引起滑膜表面和毛细血管之间的距离增大,造成滑膜血液供应不良。随着增龄,滑液减少而黏稠,且悬浮有许多软骨碎片及断裂绒毛。关节的退行性变在老年人中较为普遍,尤以承受体重较大的膝、髋关节和脊柱最为明显,这是老年人生理性的组织退行性变的表现。长期慢性创伤、过多的负重、牵拉会加重关节的退行性变。

2. 软骨的退行性变

随着年龄的增长,关节软骨含水量和亲水性粘多糖减少,胶原则增加,发生软骨变性和骨质增生,关节软骨的表层脂肪随增龄也逐渐增加,中间层软骨细胞内的脂质量也增多,脂酶活力增强,细胞外的磷脂呈弥漫性分布且增多。使关节弹性、韧性、灵活性、活动度降低,同时由于骨质增生形成骨刺,造成关节疼痛、僵硬,活动范围受限。负重关节面的透明软骨光滑度下降,尤其是过量活动与负重,使关节的软骨面变薄,软骨粗糙、破裂,完整性受到破坏。由于关节软骨的变性,连接与支持骨与关节的韧带、腱膜、关节囊可因纤维化和钙化而僵硬,表现为关节活动受限。有时也因关节软骨全部退化,使活动时关节两端骨面直接接触而引起剧痛。此外,因在退化的关节软骨边缘出现骨质增生形成骨刺,导致关节活动障碍。

关节软骨纤维化、骨化及磨损,使软骨变薄和消失。如果以前有过损伤或过度的应力作用(如肥胖而使体重过重),可加速这种改变。滑囊变得僵硬,韧带弹性减弱,关节活动幅度相对变小。

3. 滑膜的退行性改变

由于滑膜的退行性改变使滑膜细胞的溶酶体活性下降,同时滑膜表面和毛细血管的距离扩大,引起循环障碍,促使关节软骨变性,导致软骨损害。

老年人关节囊的滑膜细胞数和细胞质减少,滑膜萎缩变薄,表面皱襞和绒毛增生肥大,滑膜细胞内的液体减少,纤维增多,基质减少。滑膜下层的弹力纤维和胶原纤维都随着年龄的增长而增多,滑膜因沉淀磷灰石钙盐或焦磷酸盐而变僵硬,滑膜也因钙化和纤维化而失去弹性。因此滑膜表面与毛细血管的距离增大,导致血液循环障碍,滑膜的代谢功能减弱。继而引起滑膜和关节囊的充血、增生肥厚。所有这些滑膜老化症状均可造成骨关节活动幅度减小,并出现关节肌肉不舒服的感觉和骨关节病。

4. 滑液分泌减少

软骨的营养是靠滑液和软骨下的骨髓血管中血液向软骨内渗透获得的。随着年龄的增长,关节软骨的通透性降低,引起软骨细胞营养障碍,软骨基质变性,可进一步加速骨关节的老化。

5. 关节软骨的营养和代谢障碍

软骨的营养是靠滑液和软骨下的骨髓血管中血液向软骨内渗透获得的。随着年龄的增长,关节软骨的通透性降低,引起软骨细胞营养障碍,软骨基质变性,可进一步加速骨关节的老化。

关节软骨的营养供给可因关节受压而减少、代谢受阻,使软骨细胞出现不可逆的变性与软骨基性变性,促进老化进一步发展。

6. 骨性关节炎病理改变

由于关节及其周围组织的退变,关节软骨面退化、断裂,甚至脱落,软骨下骨质增生硬化,关节边缘骨刺形成,继发滑膜和关节囊充血、肥厚、增生。

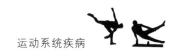

(三)韧带的生长发育与组织形态结构特点

1. 前纵韧带

前纵韧带是位于椎体前面和前外侧面的一条宽带,自第二颈椎(有一窄的延伸带于枕骨的咽结节)至骶骨盆面的上部。此韧带由数组纤维组成:最深部的仅跨越一个椎间盘,其他纤维跨越 2~3 个椎骨,最浅的跨越 4~5 个椎骨。前纵韧带在椎体前面的中部处最厚,以填充椎体前面的凹陷,在此处它松松地附着在椎体上。韧带与椎骨上下缘以及椎间盘之间结合紧密。此韧带的边缘较薄,其边缘是由跨越 1~2 个椎骨的纤维组成。前纵韧带可限制脊柱的过度后伸,这在腰部特别重要,它能阻止因体重作用而增加腰部弯曲的趋势。

2. 后纵韧带

后纵韧带位于椎管内,在椎体的后面。它自第二颈椎至骶骨,在第二颈椎处向上延伸为覆膜而至枕骨。韧带与椎骨缘和椎间盘附着紧密,与椎体后面仅疏松连结,在后纵韧带与椎体之间有椎体的血管通过。后纵韧带在颈部较宽,在胸、腰部位于椎体中部处较窄。位于椎骨两端和椎间盘处者则较宽,韧带的中部较厚而向两侧延展较薄,故椎间盘向后外方突出者较多。后纵韧带有限制脊柱过度前屈的作用。此两韧带在颈部常见有骨化。骨化后除影响运动外,前纵韧带还可压迫食道,后纵韧带还可向后压迫脊髓。

3. 黄韧带

黄韧带又称弓间韧带,位于相邻的两椎板之间,由弹力纤维构成,富有弹性。它起自上位椎板前面的中部下缘,向下止于下位椎板的上缘及前面。两侧的黄韧带在后中线上相融合,但留有裂隙,裂隙中有静脉通过。韧带外侧缘向前达到椎间关节处。该韧带在颈部宽且薄,胸部而略厚,腰部最厚,可达 4mm。在腰部,黄韧带外缘可与椎间关节囊融合,有时可向前显著凸出,充填于椎间孔下部。腰节段脊柱不稳可使此韧带增厚和纤维化,这可能是椎间孔处的神经根受压的原因之一。在颈部脊柱过伸时,椎板间隙变小,若超过韧带的正常弹性所能承受的限度,或韧带变性时,则韧带可出现皱褶而压迫脊髓。黄韧带有限制脊柱过度前屈的作用。

4. 棘间韧带

棘间韧带介于相邻棘突之间,前缘接黄韧带,后方移行于棘上韧带,腰部宽而厚,呈四方形,胸部窄长,颈部发育不好。棘间韧带纤维联结于相邻的两棘突间,保证脊柱前屈和后伸时椎骨间的稳定,20 岁以后即开始有不同程度的退变。L5、S1 及部分 L4、5 棘突无棘上韧带,棘间韧带就成为联结两棘突间的唯一结构。而此部位于活动度大的腰椎和固定的骶椎间,牵应力大,故成为棘间韧带损伤的好发部位。

5. 棘上韧带

棘上韧带起自第七颈椎棘突,向上移行于项韧带,向下附于各椎骨棘突的尖端,前方与棘间韧带融合。此韧带在腰部较强,在胸部细弱。韧带纤维分三层,浅层可跨越 3~4 个棘突,中层可跨越 2~3 个棘突,深层仅连接相邻两个棘突。韧带随年龄而发生的变化,在青年为腱性,随年龄增长可出现纤维软骨并有部分脂肪渗入,40 岁以上可变性出现囊袋。此韧带和棘间韧带都有限制脊柱前屈的作用。

6. 项韧带

项韧带是项部的一片三角形的弹力纤维膜,上方附于枕骨,向下移行于棘上韧带,后缘游离,前接颈椎棘突。

7. 横突间韧带

横突间韧带位于相邻的横突间,颈部韧带的纤维较少,胸部的韧带呈圆索状,腰部者薄如膜状。韧带多位于关节,连接相邻的骨。年轻人韧带有力地控制两骨的连接,以便于运动。老年时各关节韧带松弛及退行性变化,使两骨连接处变得不紧密,易于损伤。

45岁左右,因肩关节处骨质增生,结节间沟变窄,容易出现肩周炎。老年人肩关节、肘关节的活动范围逐渐变小。

老年人股骨头血管容易闭塞,股骨头软骨变粗糙,称原纤维性变。股骨的粗细虽变化不大,但髓腔的宽度却随着年龄的增长而增加。这种变化存在着性别差异,女性在40岁以后髓腔迅速扩大,到70岁以后,可见到部分人的骨内膜侧骨表面出现骨质吸收阴影。由于长期承受体重,中老年人髋、膝关节的退行性变最为明显,也是最常发生骨关节病的部位。

骨性关节炎又称骨关节病、增生性关节炎、肥大性关节炎、老年性关节炎、退行性关节炎等,是关节软骨的一种退化性病理变化和随之而产生的骨质增生疾病。本病好发于髋关节、膝关节等负重较大的关节。

(四)脊柱的生长发育与结构特点

1. 儿童少年脊柱的生长发育与结构特点

胎儿和新生儿的脊柱从侧面观仅有向后突的胸曲和骶曲。当小儿开始抬头(出生后第2～3月),就出现颈椎前曲;在练习行走时,形成腰椎前曲。最初这些弯曲是不恒定的,当小儿仰卧时仍可伸平。这样的脊柱自然弯曲,到6～7岁才被韧带的发育所固定。脊柱从背后正面观应是笔直的。儿童时期脊柱弹性较大,脊柱周围的韧带,肌肉发育尚柔弱。

脊椎骨的骨化较晚,其周围的肌肉和韧带也较薄弱,人体要在21岁左右才全部骨化使脊柱定型。所以,儿童少年时期的各种动作姿势不良,如低头走路、歪头扭身写字、一只手提较重的东西、长期使用单侧背书包、穿窄小的衣服、不经常参加体育活动等,都会引起脊柱弯曲变形。防止脊柱畸形,要从小培养正确的坐、立、行走的姿势;提倡后背式书包;积极开展体育锻炼,坚持两操两课两活动,尤其要多做扩胸弯腰、侧弯等全身协调动作。

幼儿的椎骨共33节,颈7节、胸12节、腰5节、骶5节、尾4节,成人有24节椎骨,颈7节、胸12节和腰5节、1块骶骨和1块尾骨。他们依靠肌群和韧带的协调和拮抗形成脊柱链条。

脊柱的韧带具有黏胶弹性,黏胶弹性组织具有两个特性,即蠕变后松弛和滞后现象。蠕变指拉力、力值固定,变形随时间而增加;松弛指变形固定应力(拉力)随时间衰减;滞后现象系加载曲线和去载曲线不一致,即变形滞后。所谓蠕变后松弛是指在突然负载后的一段时间内呈渐进持续地变形。滞后现象是黏胶弹性组织负载和去载后有些能量消耗。韧带借黏胶弹性特点使脊柱有正常活动,并保持正常姿势,这些功能随年龄增长而递减。

2. 老年脊柱的结构特点

老年脊柱变化的主要因素是椎间盘的变化。正常椎间盘髓核含大量水分,约占80%,但髓核的含水量随年龄的增长而逐渐减少,老年人约为50%。老年人这一软骨因水分减少失去弹力而变得很硬,使骨和骨之间变窄,二者的尖端互相接触,像鸟嘴一样突出。髓核组织也可被纤维软骨所代替,故在老年人髓核与纤维环之间的界限变得模糊不清。继续老化时,出现纤维化增强,发生钙化等。由于纤维退变及髓核脱水,老年人的身高有所下降。椎间盘老化,对压缩、牵拉和扭转等外力的抵抗和缓冲能力降低,容易受到损伤和产生骨刺等。在病理情况下,髓核可从纤维环的薄弱或损伤处突出,常见的为后外方向的髓核脱出,可以造成压迫神经根的症状。这就是变形性脊椎症,多见于老年人,在脊椎骨变形的同时,通过

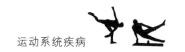
脊椎骨椎孔的神经会受到刺激而导致疼痛、知觉麻木与运动障碍,多见于颈部和腰部。

1)椎间盘退行性变

椎间盘退行性变是导致颈椎病、腰椎间盘突出症的基本原因。随着年龄的增长,纤维环和髓核含水量逐渐减少,失去了弹性和韧性。当椎间盘破裂或脱出后,含水量进一步减少,椎间盘结构松弛,丧失了持重能力,导致椎间隙狭窄,椎旁韧带松弛。故当脊柱屈伸时,产生椎体间的前后错动不稳,这种不稳定刺激位于纤维环外层的神经后根分支——窦椎神经,引起颈肩痛,颈肌痉挛。当椎间盘向后突出压迫脊髓时则引起相应的症状。椎间盘变性后椎间隙变窄,椎体间不稳会出现错动。此时常通过纤维及周围韧带而牵拉椎体边缘,引起骨膜下出血,血肿机化产生骨质增生,形成骨质或骨赘。当血肿较大而渗入后纵韧带时即形成后纵韧带骨化。当骨赘突出压迫周围神经根、脊、椎动脉时引起相应症状。

老年人腰椎间盘突出症表现与青壮年不同。主要特点是疼痛范围大,病情较重,多次反复发作,病程较长,同时,大多合并腰椎管狭窄。

老年人不但腰椎间盘退变明显,而且与神经根毗邻的黄韧带、椎板及小关节都有明显的增生。这些增生的组织,可以引起腰椎管或神经根管的狭窄,出现间歇性跛行。病人徒步行走两三百米,一条腿(或两条腿)就会酸胀无力或疼痛难以支持,须蹲下或弯腰休息一会才能再走,而改为骑自行车,骑上几公里甚至十几公里,却无明显症状。

2)椎管狭窄

椎管狭窄的病理改变为椎体后缘骨质增生,后纵韧带肥厚、骨化、椎间盘突出;关节突肥大增生造成侧隐窝狭窄;椎弓根短缩内聚;黄韧带增厚;椎板增厚,从侧方和侧后方压迫硬膜和马尾神经;椎间隙变窄;椎体滑移;硬膜外脂肪增生及纤维化,血管增生曲张,硬膜外束带粘连、硬膜囊缩窄、压迹等。

3)脊椎退行性疾病

与周围关节骨关节病一样,老年人的椎体小关节、椎体弓连接、肋椎关节常可发生退行性改变。这种退行性改变可发生在椎间盘处。流行病学研究认为,颈椎间盘退行性疾病发病率特别高。一组研究在65~74岁老人中男性87%女性74%发生此病。同样调查从X线片证明,35岁以上男性60%、女性44%有腰间盘退行性改变。不仅男性较普遍且与重体力劳动有明显关系(如码头搬运工)。其他易使早期发生椎间盘退行因素是脊椎后侧凸、姿势不良与黄褐病。

临床表现:大多数病人X线片证实为脊椎退行性疾病,但没有症状。在某些情况下症状是从受过外伤开始的,但许多其他诱因至今还不清楚,临床症状根据不同部位而定。

第三节　肌肉的生长发育与结构特点

一、肌肉的组成、结构与功能

肌肉根据构造不同可分为平滑肌、心肌和骨骼肌。平滑肌主要分布于内脏的中空器官及血管壁,舒缩缓慢持久。心肌为构成心壁的主要部分。骨骼肌主要存在于躯干和四肢,收缩迅速有力,但易疲劳。心肌与平滑肌受内脏神经支配,不直接受意志的控制,属于不随意肌;骨骼肌受躯体神经支配,直接接受意志控制,称为随意肌。在显微镜下观察,骨骼肌与心肌一样有横纹,都是横纹肌。

本章叙述的骨骼肌,是运动系统的动力部分,绝大多数附着于骨骼,少数附着于皮肤,后者亦称为皮肌。骨骼肌在人体内分布极为广泛,有600多块,约占体重的40%。

每块肌肉都具有一定的形态、结构、位置和辅助装置,执行一点的功能,有丰富的血管和淋巴管分布,并接受神经的支配,所以每块肌都可视为一个器官。

（一）肌肉的构造

肌肉的结构单位是肌纤维,肌肉的功能单位为运动单位。肌肉收缩力的大小,取决于肌纤维的数量与体积,同时与肌纤维粗细成正比,目前,还没有一种理想的办法来测定单块肌肉的最大收缩力量。每块肌肉都可分为中部的肌腹和两端的肌腱(阔肌的腔呈膜状,名为腱膜)两部分。

1.肌腹的结构

肌肉(图1-13、图1-14a)由许多肌纤维(包括红肌纤维和白肌纤维)构成。肌纤维最短的仅1mm,最长的可达30cm。其表面包裹着丰富的毛细血管网的结缔组织膜。上百条肌纤维集合起来,由结缔组织薄膜包裹构成小肌束;许多小肌束集合起来、也由结缔组织薄膜包裹构成大肌束;若干大肌束集合起来,最后由结缔组织薄膜包裹构成整块肌肉的肌腹。包裹在每条肌纤维外面的薄膜叫肌内膜,包裹在大小肌束外的薄膜叫肌束膜,包裹在整块肌肉外面的薄膜叫肌外膜。

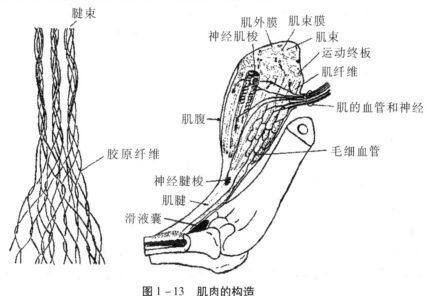

图1-13　肌肉的构造

2.肌腱的结构

大多数的肌肉发生许多较长的结缔组织集中成致密结缔组织束(胶原纤维)附着于骨,这种组织称为肌腱(图1-14b)。肌腱坚韧而体积小,纤维是相互交错的,凡是肌肉经过关节易受摩擦的地方皆形成肌腱。肌腱含血管少,不变形,抗拉力强,不因关节活动及角度改变而使肌肉作用受到影响,所以,大量肌肉是通过少量的肌腱来发挥作用的。肌腱受到暴力而损伤后致断裂或不全断裂,还可致起、止点处的撕裂性骨折,或是损伤了肌肉与肌腱的移行部。

3.肌肉的血液供应

肌肉的血液供应丰富,大多数较大的血管与神经伴行一起进入肌肉内,穿行于肌间隔中,但穿行方向与神经分支并不一致,几乎每块肌肉有自己的血液供应。在下肢血管混合比较少的肌肉,如缝匠肌、股直肌和大腿后面的肌肉;由单个动脉血供,没有侧支循环的肌肉,如腓肠肌、股薄肌和股中间肌。肌肉间的

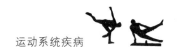

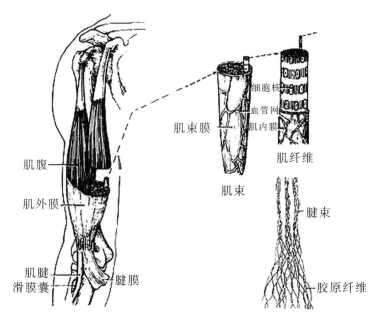

图 1-14a　骨骼肌大体结构示意图　　图 1-14b　肌腱内部结构

小动脉,除小分支外,一般都有静脉伴行,并有较丰富的静脉瓣。而另一种肌肉血供属多源性,但其中有一支管径最粗,则可认为该肌的主要营养动脉,临床上,根据分配肌肉血供的血管多少及主次,把肌肉的血供分为四种类型:

（1）单支营养动脉型。

（2）主要动脉加次要动脉型。

（3）两支营养型。

（4）无主要营养型。

肌肉收缩时,肌肉内的静脉瓣有防止血液回流作用。由肌纤维周围包绕丰富的毛细血管,供应肌肉营养,肌肉伸张时,动脉血进入肌肉。

在肌肉内,结缔组织膜、肌间隔、肌腱和肌束膜与血管周围各层均有淋巴组织,而肌束内无淋巴组织。

4.肌肉的神经支配

每一块肌肉都有感觉和运动神经纤维支配,下肢肌肉均由腰丛、骶丛神经两种分支,前支支配肢芽前部的肌肉,后支支配肢芽后部发生的肌肉,而进入支配肌肉的神经部位,取决于该肌肌纤维的排列和肌纤维的长度,有的学者认为,进入肌肉的神经、血管的位置有两种方式,如梭形肌的神经多与肌纤维平行排列,阔肌的神经与肌纤维垂直。进入某块肌肉的神经,先通过肌间隔,进入该肌的表面,然后在肌外膜内面进行分支,细小的神经分支,分布于肌束膜内面和肌纤维周围的结缔组织中。支配某个肌肉的神经分支的粗细程度,取决于该肌运动的复杂程度。了解神经分布这些特点,临床上,作修复后有感觉功能的肌瓣肌(皮)瓣移植时,有可能避免损伤神经的分支。

（二）肌肉的辅助结构

肌肉周围有一些利于肌肉活动的结构,称为肌肉的辅助结构,包括筋膜、腱鞘、滑膜囊、籽骨和滑车等。这里主要叙述筋膜和腱鞘。

1.筋膜

筋膜是包在肌肉外面的结缔组织。筋膜分为浅筋膜和深筋膜两种。

浅筋膜又叫皮下筋膜,位于皮下,包被全身各部,由含脂肪成分的疏松结缔组织构成。脂肪组织是一个不良的导热体,对保持体温有一定的作用,含量因身体的部位、性别及营养状态而不同。人体某些部位浅筋膜内缺乏脂肪组织,如眼睑、耳廓。某些部位浅筋膜分两层,浅层呈膜状,一般不含脂肪而含有较多弹性组织,如下腹部及会阴部。浅动脉、皮下静脉、皮神经、淋巴管行走于浅筋膜内,有些局部还可有乳腺和皮肌。它对深面的肌肉、血管、神经具有保护的功能。

深筋膜又称固有筋膜,由致密结缔组织构成,位于浅筋膜深面。它包被体壁、四肢的肌和血管神经等。深筋膜与肌的关系非常密切,随肌的分层而分层。在四肢,深筋膜插入肌群之间,并附着于骨,构成肌间隔。将功能、发育过程和神经支配不同的肌群分隔开来,与包绕肌群的深筋膜构成筋膜鞘保证其单独活动,这在临床上有很大意义。当一块肌肉由于水肿等原因肿胀时,由于筋膜限制其体积膨胀,可出现疼痛症状。深筋膜还包绕血管、神经形成血管神经鞘。在肌数目众多而骨面不够广阔的部位,它可供肌附着。

深筋膜的生理功能。在四肢,能减少肌肉摩擦,保证每块肌肉或肌群单独活动;可以约束肌腱、改变肌肉的牵引方向,以调节肌肉的作用;供肌肉附着于骨,扩大肌肉附着面积。筋膜附着在血管神经的表面,形成血管神经鞘状结构。掌握血管神经在筋膜间隙走行,手术时可以帮助寻找血管神经,筋膜对神经有保护作用。当深筋膜进入深层,一层在肌的表面形成肌鞘,另一层在血管形成鞘,两层相合形成鞘膜,由于这种关系,肌肉的活动有促进血液循环作用。另外,因鞘膜与骨膜相连合,骨折时,骨折端的牵拉,对血管起扩张或紧张作用,由此而引起骨折端的出血或远端肢体血液循环障碍。出血还可使筋膜室压力增高,鞘膜紧张,且又可压迫血管神经鞘。在病理状态下,筋膜能存留脓液,限制炎症扩散,根据鞘膜的通向,术中可探知积液的蔓延方向。

2. 腱鞘

腱鞘(图1-15)是包围在肌腱外面的鞘管,存在于活动性较大的部位。如腕、踝、手指和足趾等处。腱鞘的纤维层又称腱纤维,位于外层,为深筋膜增厚所形成的骨性纤维性管道,它起着滑车和约束肌腱的作用。腱鞘的滑膜层又称腱滑膜鞘位于腱纤维鞘内,是由滑膜构成的双层圆管形的鞘。鞘的内层包在肌

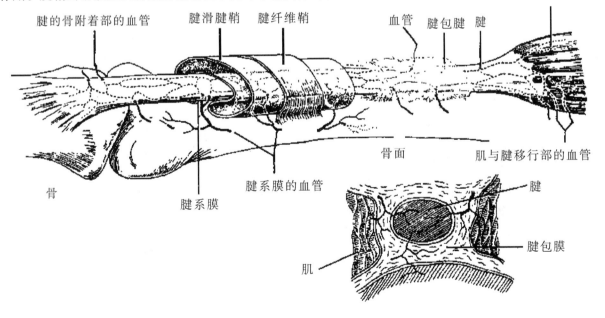

图1-15 腱鞘(横断面)

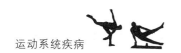
腱的表面,称为脏层;外层贴在腱鞘纤维层的内面和骨面,称为壁层。脏、壁两层互相移行,之间为空隙,内含少量滑液,使肌腱能在鞘内自由滑动。若手指不适当地作长期、过度且快速的活动,可导致腱鞘损伤,产生疼痛并影响肌腱的滑动,称为腱鞘炎,为一种常见病。腱滑膜鞘从骨面移行到肌腱的部分,成为腱系膜,其中有供应肌腱的血管通过。由于肌腱经常运动,腱系膜大部分消失,仅在血管神经出入处保留下来,称为腱纽。

3.滑膜囊

滑膜囊由疏松结缔组织分化而成,有的完整,而有的与关节囊相通,囊腔呈裂隙状,含有少量滑液。滑膜囊的功能是增加润滑,减少摩擦,促进运动的灵活性,故多在结构的摩擦面之间。主要有以下几种:①腱下滑液囊;②皮下滑液囊;③肌下滑液囊;④关节滑液囊。其中肌下滑液囊多见于肌腔与坚硬组织之间,常见于四肢,有的与关节囊相通。皮下滑液囊常见于关节凸面的皮下或位于骨、韧带常受压迫,摩擦的地方,如髌前、坐骨结节、胫骨粗隆、跟腱等。

4.籽骨

籽骨在肌腱内发生,直径一般只有几毫米,但髌骨例外,为全身最大的籽骨。籽骨多在手掌面或足跖面的肌腱中,位于肌腱面对关节的部位,或固定于肌腱以锐角绕过骨面处,前者系籽骨替代并组成了关节囊,以变更、缓解所承受的压力;后者则使肌腱能较灵活地在骨面滑动,从而减少摩擦并改变骨骼肌牵引的方向。

5.滑车

滑车有两种:一种是覆盖有软骨的槽,另一种是通过肌膜的结缔组织环。肌腱通常在滑车处改变方向,由于滑车的存在,肌腱不会向旁边移位。

（三）肌肉的分类

骨骼肌的形态多种多样,往往与其功能相适应。

根据肌肉外形大致可分为长肌、短肌、扁肌和轮匝肌四类(图1－16、图1－17)。长肌的肌束通常与肌的长轴平行,收缩时肌显著缩短,可引起大幅度的运动,多见于四肢。有些长肌的起端有两个以上的头,以后聚成一个肌腹,成为二头肌、三头肌或四头肌;有些长肌的肌腹被中间腱划分成两个肌腹,称二腹肌;有的由多个肌腹融合而成,中间隔以腱划,如腹直肌。短肌小而短,具有明显的节段性,收缩幅度较小,

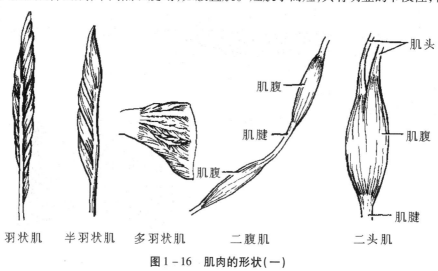

| 羽状肌 | 半羽状肌 | 多羽状肌 | 二腹肌 | 二头肌 |

图1－16　肌肉的形状（一）

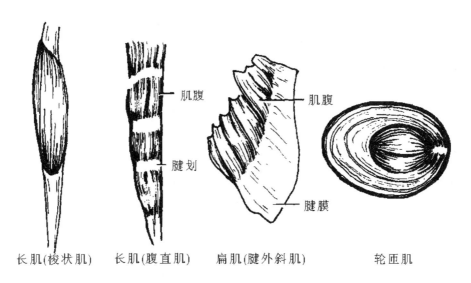

| 长肌(梭状肌) | 长肌(腹直肌) | 扁肌(腱外斜肌) | 轮匝肌 |

图1-17　肌肉的形状(二)

多见于躯干深层。扁肌宽扁呈薄片状,多见于胸腹壁,除运动功能外还兼有保护内脏的作用。轮匝肌主要由环形的肌纤维构成,位于孔裂的周围,收缩时可以关闭孔裂。

另外,根据肌束方向与长轴的关系可分为与肌束平行排列的梭形肌或菱形肌,如缝匠肌、肱二头肌;半羽肌排列的如半膜肌,指伸肌;羽状肌排列的如股直肌、拇长屈肌;多羽状肌排列的如三角肌、肩胛下肌;还有放射性排列的如斜方肌等。

(四)肌肉的物理特性

骨骼肌的主要物理特性为伸展性、弹性和黏滞性。

1.伸展性与弹性

肌肉在外力作用下,可被拉长的这种特性叫做伸展性。当外力解除后,被拉长的肌肉又可恢复原状,这种特性叫做弹性。肌肉的伸展性与弹性与肌肉柔韧性密切相关。在体育运动中。有目的、有计划地发展肌肉的伸展性和弹性,对于加大运动幅度、增强关节柔韧性和预防肌肉拉伤有着重要意义。

2.黏滞性

肌肉的黏滞性是肌肉收缩或被拉长时,肌纤维之间、肌肉之间或肌群之间发生摩擦的外在表现。这是原生质的普遍特性,是其内所有胶体物质造成的。它使肌肉在收缩或被拉长时会产生阻力,并额外消耗一定的能量。肌肉黏滞性的大小与温度有关,温度低时黏滞性大,反之则小,因此在气温低的季节进行训练或比赛,必须首先做好充分的准备活动,以增加体温,从而减小肌肉的黏滞性,提高肌肉收缩和放松的速度,并可避免肌肉拉伤。

(五)肌肉的功能解剖

人体肌肉的分布都是以相互拮抗的原则,分布在关节运动轴的相对侧。因此,肌肉的收缩,可以产生躯体在空间位置的改变,即使是简单的运动,都是由主动肌和协同肌共同协作完成的,如髋关节的伸肌群使躯干在髋关节处于保持90°的姿势,膝关节的伸肌群使大腿在膝关节处于伸直位,为了适应人体直立负重的特点,下肢的伸肌比屈肌强大。

运动某一关节的肌肉,与关节的运动轴有关。单关节有一对相互拮抗的肌群,双轴关节有两对拮抗肌群,在三轴关节有三对拮抗肌群,例如髋关节额状轴的前后有屈和伸肌群,在矢状轴的两侧有内收肌群和外展肌群,在垂直轴的两个旋转方向上有旋内和旋外肌群。因此,关节面的形状,决定了关节运动轴的数目,同时,也决定了肌肉的分布特点。两轴以上的关节,拮抗关系也不是固定不变的,除了合作与拮抗外,还有共济关系。所有这些都是可以随着条件不同而相互转化的。例如:大腿的长收肌可使髋关节屈曲超过70°,其拉力从髋关节额状轴的前方移至后方,反过来,也可使髋关节伸30°。

1.肌拉力线对关节轴的作用

一块肌肉能使一个关节屈或伸、内收或外展、旋内或旋外,是由该肌的拉力线与关节轴的关系所决定。当一块肌肉拉力从一个关节额状轴的前方通过,使该关节屈,位于膝关节和踝关节前方的肌肉,使下肢伸。凡是一块肌肉的拉力线是从一个关节矢状轴外侧或上方通过,使该处关节外展,从关节矢状轴内侧或下方通过的,使该关节内收(图1-18)。

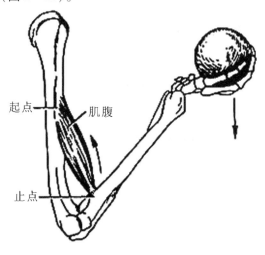

图1-18　肌拉力线

2.单关节肌和多关节肌的特点

根据肌肉跨过关节的多少,被分为单关节肌和多关节肌。只跨越一个关节的肌肉称单关节肌,跨越两个以上关节的肌肉称多关节肌。单关节肌的作用较简单,多关节肌的作用比较复杂,且有其特点。下肢多关节肌的分布基本上与上肢一致,上肢的屈伸方向相同,而下肢则不同,如施髋关节是前屈,膝关节后屈,踝关节背屈,呈"Z"形。从而符合人体直立行走要求。下肢大部分多关节肌收缩时能引起相邻的关节屈或伸,如股后肌群使髋关节伸、膝关节屈;股直肌使髋关节屈、膝关节伸等。

3.肌肉收缩的杠杆作用

人体中的杠杆在肌肉的拉力作用下绕关节转动并克服其阻力做功,即是杠杆,或叫骨的杠杆作用。其作用又分四部分:骨的杠杆支点是关节,作用杠杆的力是肌肉,以及用力来克服使杠杆移动的阻力。由此可知,一个杠杆有三个点,即力点、支点和阻力点,根据这三个点的位置关系,杠杆又分为三种类型,并代表杠杆的三种用途,即传递、平衡省力及增大幅度的速度。

第一类杠杆:又叫平衡杠杆,支点在阻力中间,它的平衡条件是:动力×动力臂=阻力×阻力臂。

第二类杠杆:又叫省力杠杆,阻力点在力点中间,但在人体中较少见,因为阻力点在中间,阻力臂始终小于力臂,用极小的力就能克服较大的阻力,故称省力杠杆。例如人站立时提踵(跟),以距趾关节为支点,重力通过距骨体向下,位于支点和力点中间(小腿后三头肌止于跟骨上)。

第三类杠杆:又叫速度杠杆,力点在阻力点和支点中间,在人体最多见。如人在踢球时,股四头肌在伸小腿时力点在中间,力臂始终小于阻力臂,需用较大的力才能克服较小的阻力,而不省力,但可使阻力点移动和增大幅度,才获得速度,故称速度杠杆。

在人体的杠杆中,肌拉力臂一般都很短,但仍然能通过一系列方法得到增强,如人体最大的籽骨——髌骨,就是增大了股四头肌的力臂,或是通过肌肉在骨的附着点上的隆起、突出等来增加力臂。研究结果表明,股骨颈原来是股骨的弯曲,大、小转子是通过臀中、小肌和髂腰肌(小转子)拉出来的,有了大、小转子就增加了该肌的力臂。

4.肌肉拉力分解与两个分力及拉力角

(1)肌拉力分解。肌拉力有两种,一种是肌拉力在一个基本平面(矢状面、额状面)或垂直面时,将肌拉力分解为两个相互垂直的分力,一个是沿着大多数骨、指向关节的中心,起加固关节作用叫加固分力,它不使骨产生运动,而是增加关节力的接触面,而另一个分力是与加固分力垂直叫转动力,它使骨产生转动。当肌肉完成一个动作时,就是这个分力的力量。另一种是肌拉力不在某一个基本平面上,或是位于三个基本面之间的某一个位置时,则将肌拉力分解相互垂直分力,使它们与关节轴基本垂直。

(2)人体拉力角。即肌拉力线与骨关节轴之间的夹角,一般小于45°。在肌肉的收缩过程中,拉力角逐渐增大,总拉力不变,则在收缩过程中的两个分力比值不断变化,当肌拉力角等于45°时,两个分力相等;当大于45°而小于90°时,转动分力小于加固分力,且加固分力方向,要背离关节中心。由此可见,肌肉在收缩过程中,转动分力比值越来越大,开始收缩时最大,随着收缩时间增长而逐渐减少,所以,其肌肉拉力效果在收缩过程中逐渐减小。还因肌肉的起止点不同,对肌肉两个分力的比值也有一定的影响,如一块肌肉的止点接近关节中心时,起点远离关节中心,在附近作固定时,它对关节的运动分力大而加固分力大。当肌肉起点接近关节中心时,情况则相反。因此,大多数肌肉的起点离关节中心的距离都是不相等的。近固定和远固定时肌肉的分力比值不一样。

二、儿童少年肌肉的解剖生理特点

(一)儿童少年肌肉的生长发育

肌组织是由中胚层间充质发育而来,肌组织主要由特殊分化的肌细胞组成。肌细胞间有少量的结缔组织、血管、淋巴管和神经。肌细胞呈细长圆柱状,又称肌纤维。肌纤维的细胞膜称肌膜、细胞质也称肌浆。肌浆中含有密集排列的肌丝,它是肌纤维收缩、舒张的物质基础。

一般新生儿及婴儿的骨骼肌发育较差,肌纤维大小和肌肉横断面积较成年人小,因此肌运动亦不充分。新生儿的肌纤维大小平均为 $5 \sim 10 \mu m$;1 岁时为 $28 \mu m$;而成人为 $36 \mu m$,从出生到青春期随年龄增长肌纤维大小呈线性增加。肌纤维面积从出生到成年增加 $15 \sim 20$ 倍,其中增加部分的一半是在 5 岁时发生。一些研究认为,男性肌纤维面积一直增长到 25 岁,男女肌纤维经向值在 16 岁时达到高峰。童年期肌纤维的大小出现巨大的增加,而男、女孩之间没有明显的与性别相关的变化。从童年早期到青春期肌纤维平均面积连续增长,女孩约增长 3.5 倍,男孩约增长 4.5 倍,其中下肢肌纤维面积约增加 20 倍,上肢肌纤维面积增加 $7 \sim 12$ 倍。女孩在青春期肌纤维直径达到最大,而男孩达到最大数值是在成年期早期。

胎儿时即出现肌纤维粗细的个体差异。而且各部肌的粗细也不一致。随年龄增加,其肌纤维间的组织亦增长。青春期由于雄激素影响,男性肌肉发育较女性快得多。

肌纤维数从胎儿32周到出生后4个月增加1倍,其后主要是纤维的增大和细胞核数的增多。最后

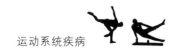

达到成人肌肉细胞核数为出生时的10~14倍。在横切面上,有许多肌原纤维。肌细胞核有核仁,胎儿时尤为明显。肌原纤维数,随年龄而显著增加。新生儿肌纤维的横切面为圆形,于出生后3个月前此种圆形纤维占多数。3岁时常为多角形的肌纤维。新生儿的骨骼肌的形态特点,与其生理学和生物学特征相适应。新生儿横纹肌的构造和性质与成人的平滑肌相似。可以认为横纹肌是平滑肌发展的高级阶段。婴儿肌肉每次收缩的全部时间,较成人者为长。

(二)儿童少年肌肉的解剖生理特点

青少儿肌肉的发育尚未完成,因此,与成年人相比具有很大差别:

1.肌肉的成分

儿童的全身有600多块肌肉,与成人大体相同。由于肌肉的收缩,使人体产生各种活动并保持各种不同的姿势。在儿童少年时期,肌肉发育不太完善,其形状、机能、成分都与成人不同。儿童的肌肉比较柔软,肌纤维较细。成年人肌肉的化学成分中,水占75%,固体成分占25%。在固体成分中蛋白质占80%,脂肪、无机盐等其他物质占20%。青少儿的肌肉中,含水分较多,而蛋白质、脂肪和无机物比较少,肌纤维之间的间质(结缔组织、脂肪等)相对较多。因此,与成人相比,儿童少年的肌肉较柔软,横断面积较小,肌纤维较细,肌肉收缩的有效成分肌肉收缩蛋白也较少。因此,儿童少年的肌肉收缩力量不及成人。其次,由于儿童少年肌肉中能源物质的储备和肌糖原也较少,肌肉的神经调节尚不完善,所以肌肉工作的耐力及协调性也不及成人,且容易疲劳,但肌肉疲劳的消除也较成人快。

2.肌肉生长发育的规律性

青少年肌肉的发育具有一定规律。首先,肌肉的重量占体重比随着年龄的增长而增加(表1-1)。

表1-1　青少年阶段肌肉的增长情况

年龄(岁)肌肉的增长	新生儿	8	12	15	18	成人
肌肉占体重的%	25.0	27.2	29.2	32.6	44.2	45

从表1-1可以看出,青少年的肌肉在8岁以前,增长的速度比较缓慢,与出生时相比只增长了2.2%。8~12岁时,肌肉的增长速度开始加快,与出生时相比肌肉占体重的百分比增加了4.4%。15~18岁,肌肉的增长速度最快,与出生时相比肌肉占体重的百分比增加了19.2%。到18岁时已基本接近于成年人水平。

肌肉有两次生长突增,分别发生在1~5岁期间和青春期,尤以青春期最为显著。肌肉重量在出生时仅占体重的20%,以后随着年龄增长,肌肉占体重的比例也逐渐上升,青春期出现迅速上升的趋势,到成年时期肌肉重量已达体重的40%。在肌肉的整个生长发育期间,肌肉细胞数目不断增加,男孩的增加率在青春期加速,10~16岁期间约增加一倍。女孩肌肉增加率相对较小。

一般肌肉的发育落后于身高发育。青春期当身高快速增长时,肌肉仅在长度上迅速增加。只有到青春后期,当身高增长减慢时,肌肉发育才急剧加速,肌纤维迅速增粗,横截面积加大。此外,肌肉成分也在不断发生变化,水分逐渐减少,蛋白质和无机盐含量增高,肌肉力量逐渐增强,变得坚实有力。所以当女孩于13~14岁,男孩于15~16岁时,身材虽然已很高大,几乎接近成人水平,但肌肉却纤细无力,发育较差,活动也很不协调,此时的少年力量并不大,并容易疲劳,肌肉的发育还远远达不到成人水平。在进行劳动和锻炼时,青春期儿童少年不应承担和成人相同的负荷,以免造成损伤。只有到青春期后期,肌纤维明显增粗时,肌肉才坚实有力,方可承担较重的负荷。

另一个规律是,青少年肌肉的发展很不均衡。一般来说,身体浅层的大肌肉,如斜方肌、背阔肌、胸大肌、三角肌、股二头肌、臀大肌、股四头肌和小腿三头肌等,发育得比较早;而深层的一些小肌肉群,如前臂的旋前圆肌和旋前方肌、屈伸手指的肌肉和屈趾肌等,则发育较迟,生长速度也较慢,加上此时神经系统对肌肉运动的调节与支配也不够完善,所以儿童少年的动作还不够协调、精确。他们控制身体的平衡能力,肌肉运动的感觉以及对肌肉运动的分析能力都较成人为差。

由于儿童少年的骨骼处于生长发育之中,所以,儿童少年构成关节的关节面差度较成人大,关节面的软骨也较厚。儿童少年关节的关节囊、关节内、外的韧带松弛、薄弱、伸展性也较大,关节周围的肌肉细长而薄弱,由于以上的原因,儿童少年关节的灵活性、柔韧性都较成年人好。但是关节的牢固性和稳定性却都不及成年人。在体育运动中,用力不当,则易发生关节的损伤或脱位。通过体育锻炼,增强关节周围的肌肉、韧带力量,就可以提高关节的牢固性和稳定性。在体育教学、训练中还应同时注意发展儿童、少年的柔韧性,使关节既牢固又灵活。

肌肉力量常以握力和背肌力为指标。一般说来,男性的握力和背肌力大于女性,进入青春期后,男女间的差距越来越大,所以在进行体育锻炼和劳动时,男女应区别对待。

3. 肌肉生长发育特点

对青少年、儿童进行训练必须考虑支撑运动器官的发展状况,也就是要考虑他们肌肉系统生长发育的年龄特点,这对选择训练练习、提高训练效果和防止伤害事故的发生有着突出的意义。

在低学龄时期,四肢肌肉的发育弱于躯干肌肉。肌肉有许多细纤维,由于低龄时期这些细纤维中蛋白质和脂肪并不丰富,含有许多水分,因此,应当循序渐进地促使它们发展,要从多方面进行培养。尤其应当避免大运动量和大强度的负荷,因为这会引起能量大量的消耗,有可能妨碍有机体的生长。不过,在低龄阶段内,儿童、少年肌肉的相对力量基本上接近于成年人的指标,因此,可以广泛地采用在倾斜、垂直位置上,用克服自身体重练习进行力量训练。

随着年龄的增长,肌肉力量的不均衡度也在增加。在个体发育中力量增长的不均衡性、减慢或者加速的不均衡性,都与肌肉纤维数量的增加有关,与肌肉和结缔组织组成比例的变化有关,与肌肉生理解剖直径的增加有关,与肌肉微细结构和化学组成的变化有关。随着年龄的增长,肌肉中水分的比例减少,可溶蛋白质的肌浆球蛋白的含量、线粒体与核的数量得到增加。不同类型肌肉纤维的比例在改变:红色(有高度的丁二酸脱氢酶的活性)中间纤维数量与白纤维比重在增加;同样,红肌纤维的面积也随之相应的增加。

在儿童、少年的生长发育过程中,肌肉的神经装置的重新改造是非常明显的。特别重要的是,那些较早就可完成及经受大负荷的肌肉中,血液供应和神经支配的变化有着强烈的反应。到12岁,肌肉神经末梢装置的发育与成熟基本完成。肌腱的部位有了很大的增大,这就使得肌肉能强有力地附着在骨上,此时肌肉的附着面得到了扩大,工作效率也就得到了提高。

进入青春期后,肌肉系统以很快的速度进行发育。到14~15岁,关节连接装置和骨骼肌中,肌肉、腱和组织的分化可以达到很高的水平,这个时期内肌肉增长得特别快。从13岁起肌肉总量的增加产生急剧的跃进。例如,8岁时儿童肌肉约占身体重量的27%,到12岁这一比例就达到29%,而15岁的少年则接近33%,18岁为44.2%。随着肌肉质量的增加,肌纤维的直径也发生了较大的增长,肌肉力量同时增长。而且,此时肌肉重量的增加,主要就是肌肉纤维增粗的结果。女孩肌肉质量增长得特别急剧的时间是在11~12岁,而男孩是在13~14岁。到14~15岁时,肌肉的性质与成年人的肌肉差异已经很少。

随着肌肉组织质量与体积绝对值的增长,肌肉的力量及长时间工作的能力也随之得到提高。肌肉力

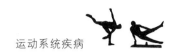

量最急剧的增长是在 13 ~ 14 岁。在这种情况下,肌肉力量取决于性成熟的程度和体格的类型。

儿童与少年肌肉的机能能力比成年人低得多。如果把 20 ~ 30 岁成年人大强度工作的功率作为 100%,那么,9 岁儿童的功率只能达到 40%,12 岁达到 65%,15 岁达到 92%。单位时间内的工作效率,14 ~ 15 岁少年只相当于成年人工作效率的 65% ~ 70%。

从 12 ~ 16 岁年龄起,男、女孩之间肌肉力量的指标就产生着明显的区别,女孩无论是在力量的绝对指标,或是相对指标上,都要低一点。因此,所有力量性练习,对女孩来说,其分量都必须较严格地控制。

在高学龄时期,性别还直接影响到肌肉系统的发育。对女青年来说,肌肉重量与体重之比要比男青年少 13%,而脂肪组织和重量与整个体重之比大约多 10%。

因为女青年的肌肉较纤细,在她们的肌肉内有许多脂肪组织间层,所以男、女青年之间在肌肉力量指标方面的差异不断在增长。女青年身体重量的增长大于肌肉力量的增长。虽然女青年的力量逊于男青年,但动作的准确性与协调性却胜过他们。

高学龄学生的肌肉有弹性,肌肉有很好的神经调节,并且有高度收缩放松的能力。肌肉的化学成分、结构和收缩特性正接近于成年人的肌肉。支撑运动装置已可以保持相对较大的静力性紧张,长时间的工作能力也已达到非常大的程度。

总的来说,从结构上、成分上和机能上看孩子们的肌肉,都有别于成年人的肌肉。他们血红蛋白含量少,肌肉纤维少,蛋白质含量贫乏,脂肪和无机盐也少。

孩子们的肌肉结构特点之一,是肌肉在骨骼肌上的附着点离关节转动轴远。这有利于小力量动作的完成。孩子们肌肉的发展是不匀衡的:先是大肌肉,后是小肌肉。生长的高速度表现在腿部和下肢及手臂肌肉上。此外,由于下肢负重引起的经常性的紧张使屈肌的发展超过伸肌的发展。因此,教练员在选择练习手段时,无论是对伸肌,或者是屈肌,均应选择能对它们起局部作用的练习。

12 ~ 14 岁的人大部分肌肉,可用与各种组织有关联的所有练习来巩固,但其用力程度要小于成年人。从孩子们骨骼肌神经装置分支的结构和类型来说,它们也有许多规律性的特点。

在性成熟时期肌肉的兴奋性有提高。14 ~ 16 岁时,骨骼肌和关节韧带装置的发育水平很高。20 ~ 22 岁,肌纤维直径、单块肌肉的重量都在增加,并可以使组织结构的相互联系继续得到发展。

三、老年人肌肉的解剖生理特点

随着社会的进步、科学技术的发展,人类的物质文化生活水平不断提高,使人的平均寿命明显延长。在许多国家,老年人口的比例逐渐增加,并出现了明显的老龄化趋势。预计 2040 年,我国老年人口达 3.5 亿 ~ 4.5 亿。高龄社会的发展,老年人口的剧增,随之而来的是老年运动系统疾病的增多。为此,研究中老年人的健康,重视加强老年保健措施,延缓衰老过程已经成为重要的研究课题。

(一)老年人肌肉的特点

人体肌肉随着年龄的增长,肌肉也随着老化而出现质和量的变化。主要是由于中老年人肌肉的水分随着年龄的增长而逐渐减少,肌肉力量逐渐减弱,使肌肉收缩功能减退,故易感觉疲劳。如 30 岁的男性肌肉可占体重的 40% ~ 45%,而老年人仅占 25% 左右。随着老化进程的推进,肌纤维变细,肌肉逐渐萎缩,导致肌肉群的体积减少,肌肉的功能减退,其力量、弹性减弱,并易出现疲劳。正常肌肉具有一定的弹性和外观饱满,而老年人肌肉体积变小,弹性减退,医学上称作肌肉萎缩。肌肉工作能力的降低将影响人的总工作能力、活动能力以及对环境的适应能力,因此它是老化主要征象之一。

虽然肌肉可以通过锻炼使其老化进程受阻,但在增龄的同时仍然不可避免出现肌萎缩。随着年龄的增长,肌细胞水分减少,脂褐素沉积不断增多,肌纤维逐渐变细,肌肉的胶原纤维积聚,肌纤维的伸展性、弹性、兴奋性和传导性皆减弱。肌肉细胞间液体增多,肌肉组织间有脂肪和纤维组织生长,使不活动性脂肪增加,肌肉呈假性肥大,工作效率降低。

老年人蛋白分解大于合成,呈负氮平衡状态,肌肉总重量随年龄增长而减少。年轻成人肌肉总重量为体重的 50%,而老年人肌肉总重量可减少至体重的 25%。

由于脊髓前角细胞、前根脊髓纤维数日减少,肌纤维变细,肌肉失去弹力和紧张度而出现肌力降低。加上老年人运动量普遍减少,运动种类和范围不断缩小,特别是因病卧床的机会增多而常常发生废用性肌萎缩。肌肉和其韧带的萎缩,使其耗氧量减少,更加重肌力的减退,且容易疲劳。国外有人对老年人握力进行过测定:55 岁时握力为 16 ~ 45 岁平均值的 86%,65 岁时则为 80%。

肌萎缩常伴有肌挛缩,并且与多种因素相关,如骨、关节的变化等等,加之老年人脊髓和大脑功能衰退,活动减少,神经-肌肉的反应时间延长,神经传导速度迟缓,导致感受器敏锐度降低而表现出反应迟钝、行为笨拙、动作迟缓。

(二)老年人肌肉结构改变

进入老年期后,体力总是由强到弱,显出"年迈体弱,力不从心"。骨骼肌发生老化是其重要原因:

1. 骨骼肌的总重量占体重的比例逐渐减少,30 岁男子肌肉的总重量占体重的 43%,而老年人仅占体重的 25%。

2. 肌肉的特性有改变,肌细胞缩小,伸展性与弹性减低,对刺激的应激能力,兴奋性与传导性都减弱,肌肉耗氧量减少,收缩力减低,容易产生疲劳。据资料介绍 70 ~ 80 岁的老年人肌力下降 50%,老年人这种体力上的衰退现象和其他器官的衰退一样,如果能经常从事体力劳动或参加身体锻炼,可以延缓体力衰退。

30 岁的男子肌肉占体重的 43%,而 60 岁以上老年则仅占体重的 25%。肌肉是运动系统的动力部分,在大脑的支配下,能随意收缩,从而产生人体的活动。肌肉的力量是生命活动的重要标志之一。在青壮年时代,肌肉力量发达水平是影响人的寿命长短的重要因素。人在 35 岁以后,肌肉力量每 10 年递减 10% ~ 20%,这是由于中老人的肌肉中的蛋白质合成减少,脂肪贮存增加,肌肉萎缩,症状是容易产生疲劳。如若中年人深居简出,运动减少,按照"用进废退"的规律,肌肉将发生变化;因此,不运动的人,肌肉血液供血不足,往往造成肌肉营养缺乏而萎缩,力量减退,肌肉的弹性下降,而且容易发生损伤。

老年人肌肉的主要变化是肌肉萎缩,肌群体积缩小,肌力衰退。医学研究表明,人从 30 岁开始,肌肉的功能逐渐下降,男性较女性更为显著。女性在 70 ~ 80 岁时,手肌的强韧度减弱 30%,而同龄的男性则减弱 58%。另外,老年人常由于中枢性感觉—运动障碍,精细辨别及快速动作能力差,动作时间性不规律,从一种动作转变为另一种动作时不平稳,动作的可靠性降低,为了避免动作过快而必须减慢动作速度。故老年人一般体力减退,动作迟缓,运动幅度受限,较难于完成复杂的动作。

老年时期,肌肉组织细胞体积随着年龄的提高,呈现明显的直线性下降趋势,下降的程度超过了人体总体重下降的速度。肌肉的结构也发生了很大的变化,脂褐质沉着明显,每个运动单元的毛细血管的密度也降低。肌肉的酶系统有半数活动减弱。肌肉的收缩时间、潜伏期延长约 13%。肌浆球蛋白、三磷脂苷等活力下降。骨骼肌的肌细胞内水分减少,肌肉失去弹性,因而功能减退。肌肉组织间脂肪和纤维组

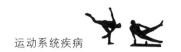

织的生长,使肌肉成为假性肥大,效率降低,并易疲劳。据国外有人对男子握力的测定,55 岁的握力为 16～45 岁平均值的 86%,65 岁则为 80%。肌腰韧带萎缩,渐渐变得僵硬。上述改变导致了肌肉力量和肌肉工作能力的逐渐减弱,表现在运动功能的减退,这是人变老的重要标志之一。因为它将影响着人的工作能力、活动能力以及对环境的适应能力。

老年期神经-肌肉间的神经递质减少,使乙酰胆碱前身胆碱吸入降低,乙酰胆碱受体减少,最终引起肌肉萎缩。

人体肌肉总重量由成年人占体重的 40%～50% 减少到仅占体重的 25%。骨骼肌的肌力也减弱,肌肉收缩功能降低,易产生疲劳,而这种变化以腰、背、腿部明显,故老年人易出现腰腿痛、动作迟缓、运动幅度降低。引起老年人肌肉老化的原因比较多,常与缺乏蛋白质、热量、维生素 B_6、维生素 B_{12}、维生素 A 及钙、镁、锌的摄入不足有密切关系。

生命在于运动,运动是抗衰老的"灵丹妙药"。"闻鸡起舞"的良好生活习惯,使多数老年人能够保持动作灵巧,精力充沛,给人以"永葆青春"之感,这种精神和作法值得提倡和学习。但是,应该提醒老年人,运动时必须选择适合自身特点的运动方式,循序渐进,持之以恒,切不可以操之过急,以免发生安全意外。

第二章

婴幼儿期运动系统疾病

第一节　先天性疾病

一、发育性髋关节脱位

发育性髋关节脱位既往一直被称为先天性髋关节脱位(congenital dislocation of hip joint,CDH),简称先髋脱位,是一种较常见的先天性畸形,目前认为应称作发育性髋关节脱位(developmental dislocation of hip joint,DDH)。Klisic 于 1989 年建议使用这一名称,1992 年北美小儿骨科学会(POSNA 会议)率先提出将 CDH 改称为 DDH。因为该病呈现一种动态的发育异常,可能会随着婴儿生长发育而好转或加重。其特点是新生儿初生时,部分婴儿股骨头脱出髋臼,少数则为完全脱出髋臼。随着年龄的增长,患儿髋臼、关节囊、股骨头及髋关节周围的韧带和肌肉等均出现继发性病变且不断加重。主要表现为肢体短缩、走路跛行或摇摆步态,对儿童健康生活影响较大,是导致儿童肢体残疾的主要疾病之一,发病率在我国约占 3.8‰。其发病原因尚不明确,先髋脱位发病率以女孩占高,我国统计男女之比为 1∶4.75。

(一)病因病理

1. 发育性髋关节脱位的病因

目前发育性髋关节脱位的病因尚不清楚,现越来越倾向于以先天因素作为基础,后天发育异常是主要原因,一般包括以下因素:遗传因素,如多基因遗传,家族聚群现象;激素诱导,如雌激素所导致的韧带松弛;髋臼发育不良,机械因素,如胎位不正。

2. 发育性髋关节脱位的病理

发育性髋关节脱位的病理改变包括骨骼和软组织两方面变化,随着年龄增加而逐渐加重。各年龄段各有特点:

1)出生至 1 岁半

主要病理变化是髋关节囊、韧带松弛,股骨头的一部分或全部脱出髋臼,髋臼、股骨头关节软骨正常,无软骨变性或脱落,患侧股骨头骨骺发育正常或略迟于健侧。股骨颈前倾角大,髋臼略浅,臼内填充物增

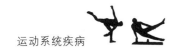

多,关节盂唇肥厚、内翻。关节囊厚度正常,与周围无粘连,髋周肌肉无明显挛缩。

2)1岁半至5岁

患儿学会走路后,股骨头脱出髋臼并逐渐向上移位,在髋臼正上方或稍后侧的髂骨翼处形成骨性凹陷,即所谓假臼。关节囊被拉长,并与周围组织粘连,呈葫芦状。髋臼变浅,变为斜坡状。髋臼、股骨头关节软骨变薄,部分脱落。髋周肌肉继发性挛缩,股骨前倾角增大。

3)大于5岁

在上述病变基础上,髋关节畸形更加严重,髋臼完全失去正常形态,变得更浅,臼内被纤维组织充满,关节软骨发生退行性变,甚至脱位股骨头与假臼之间出现痛性"关节炎"。髋关节周围软组织挛缩严重。

(二)临床表现与诊断

患儿主要表现为肢体短缩、走路跛行或摇摆步态。1岁以内的婴幼儿还不会走路,家长较难发现异常情况。因此,临床医生进行细致的临床检查显得尤为重要。早期诊断可以明显提高该病的治疗效果。

1.体格检查

体格检查 仍是早期筛查和诊断的重要手段之一。学步前幼儿常用体检方法包括:

1)患侧臀部增宽升高、臀纹和腹股沟褶纹不对称,整个下肢缩短或外旋。

2)股动脉搏动减弱甚至摸不到。因股骨头脱位后股三角凹陷空虚,股动脉搏动减弱。

3)Allis征阳性。患儿仰卧屈髋屈膝,两足平放床上,双踝靠拢可见双膝高低不等,低者为脱位侧,这是股骨头脱位上移所致。

4)Ortolani征或外展试验。患儿平卧,屈膝、屈髋各90°,检查者两手握住膝关节的同时外展外旋,正常幼儿双膝外侧面可触及床面,如不能触及床面说明内收肌紧张,称外展试验阳性。当外展至一定程度突然弹跳,则外展可达90°,称为Ortolani征阳性,是髋关节脱位最重要体征。此法是新生儿普查时的重要检查方法。

2.X线检查

儿童的髋关节尚未完全骨化,软骨成分较多,X线片上不能全部反映出髋臼与股骨头之间的关系。在确定是否有髋关节脱位时应注意测量下述变化:

1)髋臼指数:随着年龄增大髋臼指数逐渐变小,周岁小儿为23°,2岁一般为20°,以后每增加1岁,髋臼指数减小1°,到10岁为12°后基本不再变化。测量方法:在双髋关节正位X线片上,通过双侧髋臼Y形软骨顶点画一直线并加以延长,再从Y形软骨顶点向骨性髋臼顶部外侧上缘最突出点连一直线,此线与骨盆水平线的夹角即为髋臼指数。

2)Perkin方格:两侧髋臼中心连一直线称为Y线,再从髋臼外缘向Y线做一垂线P,将髋关节划分为4个象限,正常股骨头骨骺位于内下象限内;若在外下象限为半脱位,在外上象限全脱位。

3)Shenton线(沈通氏线):正常时沿闭孔上缘画线并向外侧延伸与股骨颈内侧相连是一个连续的抛物线,如果该线中断说明髋臼与股骨头关系异常。

3.特殊检查

超声波具有穿透软骨的特性,特别适合在股骨头尚未出现骨化的新生儿和婴儿中施行检查。CT及MRI三维重建技术可以更为直观、准确的显示髋关节及软组织的结构改变,有望进一步提高发育性髋关节发育不良的诊治水平。

（三）治疗

发育性髋关节脱位根据患儿年龄不同、病情不同以及治疗效果不同，治疗方法多样，其关键在于早其诊断及早期治疗，从而给髋臼发育提供最佳时机和环境，并减低股骨头坏死等并发症的发生率。3 岁以下儿童患者主要采取非手术治疗为主，如 Pavlik 吊带、支具固定、牵引、闭合复位石膏固定等，所有的方法都是为了使股骨头能很好地回纳髋臼窝从而刺激髋关节正常发育，同时也要尽可能地保证股骨头血运不受损坏。对于非手术治疗失败的患儿，或年龄＞3 岁的 DDH 则采取手术治疗。

1. 非手术治疗

1）Pavlik 吊带

Pavlik 吊带适用于 Ortolani 征阳性的婴儿以及有髋关节发育不良、半脱位或脱位的 1～6 个月的婴儿。Pavlik 吊带的原理在于其前内侧使髋关节屈曲的带子和外侧使髋关节外展的带子能保持患儿髋关节与膝关节非自然的屈曲位，使患儿双髋呈屈曲外展位，在治疗中促进已脱位的髋关节自行复位，并且能够促进髋臼的发育。现一般主张穿戴吊带 1 个月左右后行 B 超及 X 线检查，需 3～4 个月的时间，实现髋关节的逐渐稳定。

2）牵引复位

牵引复位多用于年龄较小尤其是 6 个月以下的患儿，其目的在于对抗脱位的持续牵引力作用下，从而使髋关节周围组织松弛，股骨头下移而自动进入髋臼窝，达到治疗目的。牵引复位方法的优点是不需要麻醉下复位，可避免手法复位所造成股骨头创伤而导致股骨头缺血性坏死，缺点是治疗时间长，成功率较低，且只能适用与脱位程度低、髋臼指数超出正常范围较小的患儿，因此现多不主张单独使用牵引治疗DDH，而将牵引与内收肌切断联合应用于手法复位或手术治疗之前，通过松弛挛缩的软组织并减轻穿行于其间的深动脉内侧支受压，改善股骨头的血循，从而达到降低股骨头坏死并发症的发生率。

3）外固定

外固定以髋人字石膏为首选。其他外固定器具亦可，如塑料支具有可按患儿骨盆外形及所需髋关节屈曲、外展角度塑形及不影响 X 线检查等优点。不论哪一种支具，其基本要求是保持髋关节屈曲、外展。

2. 手术治疗

骨盆及股骨近端截骨术对 DDH 患者的治疗有重要价值。截骨术治疗 DDH 患者在欧美尤其是日本开展普遍，中长期疗效较好，可以使相当部分患者延缓甚至避免人工关节置换。

1）经典 Salter 截骨术

由于经典 Salter 截骨方法是以耻骨联合为轴旋转髋臼，可以适用于 1～6 岁耻骨联合未完全发育闭合，截骨位置为髂前上棘和髂前下棘中点向坐骨切迹横行截骨，旋转远端髋臼改善头臼覆盖率和稳定性。

2）Pemberton 髋臼成形术

Pemberton 髋臼成形术（关节囊周围髂骨截骨术）是由 Pemberton 早在 1955 年描述的一种截骨方法，自髂前下棘沿髋臼上方 1cm 先用平骨刀凿开外板骨皮质，再用弯刀沿髋臼弧度向髋臼中心（Y 形软骨）方向进入，后方截至坐骨大切迹前下方，用骨刀边轻轻下压髋臼，准确凿至 Y 形软骨中点，骨质缺损可选择自体或异体骨植骨。Pemberton 髋臼成形术是以 Y 形软骨中心为轴外翻臼顶区域，矫形角度可达 50°甚至更高，所以适用于 1～12 岁 Y 形软骨尚未完全闭合，且 AI 值大于 45°的患儿。

3）Dega 截骨术

Dega 截骨术是一种与 Pemberton 髋臼成形术相类似的截骨方式同属于骨盆不完全截骨，不同点在于

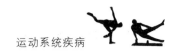

Dega 截骨术通过 Y 形软骨上方的髂骨不全骨折作为铰链来改变髋臼的形状和方向。由于不受 Y 形软骨闭合时间的影响,所以手术适应证更宽。

4)髋臼加盖术

髋臼加盖术始于 1970 年,Albee 是这一经典手术的鼻祖,早期手术方法是在髋臼上缘、关节囊外凿出一个骨槽,将相应大小的髂骨外板截骨后插入其中,达到相对加深髋臼深度和覆盖面积以稳定髋关节,随着经验的不断累积和研究的不断深入,发现由于所造的臼盖上方没有相应的应力线传递应力,术后折断和吸收的发生率较高,遂有学者提出各种改良的方式,其中包括唐成林等报道的凸形造盖术,即在横行植骨块上方紧贴髂骨外板置于一个纵行骨块,这样可以将股骨头的应力传导至髂骨,使臼顶力线更接近于生理状态。

5)贯通式造盖术

对于年龄偏大的儿童特别是髋臼指数或 Sharp 角特别大的患儿,于镜贺等设计了贯通式造盖术,即于髋臼上缘由前下向后上方 30°凿出长约 2.5cm 长方形骨槽,深度贯通髂骨板,取髂骨嵴梯形骨块凹面向下插入骨槽直至于内板穿出,既减少髋臼指数又增加了股骨头覆盖面积。

总之,DDH 诊断是建立在医生体格检查的基础上。髋关节的不稳定、双下肢不等长及大腿皮肤皱褶不对称均可出现在新生儿发育性髋关节脱位的病例中。然而步态不稳及髋关节外展活动受限在大龄儿童更为常见。超声波扫描技术检查存在着一定的争议,然而一旦诊断确立后通常可以用来验证和评估髋关节的发育情况。支具相对于 6 个月以下的儿童而言是最重要的治疗手段。手术适应于超过 6 个月的患儿非手术治疗失败。早期诊断髋关节发育不良对于改善治疗结果非常重要,同时降低了并发症发生的风险。DDH 应当早发现、早诊断,这是因为在早期治疗,特别是在前 6 个月,相比患儿开始学步行走后治疗更安全、更成功。

二、斜颈

出生后即发现患儿颈部向一侧倾斜者称为斜颈(torticollis)。先天性斜颈分为骨性畸形所致和肌肉病变所致斜颈两大类。

(一)病因病理

(1)肌性斜颈的真正原因至今不明了,但与以下因素有关:胎儿头部在子宫内姿势不正常和受压,产伤,遗传,胎儿胸锁乳突肌血运受阻等。

(2)骨性斜颈由于颈椎发育畸形所致。如颈椎先天性融合、颈椎半脊椎畸形等。

(二)临床表现与诊断

1.肌性斜颈

1)斜颈

出生后头喜向一侧偏斜,将头放正后很快又偏向患侧,半月后更明显。随婴儿生长发育,除头向患侧偏斜外,下颌亦旋转向健侧。

2)肿块

出生后 5~7 天患侧颈部可扪到小指大小、无痛、梭形质硬的包块,位于胸锁乳突肌处;3 月后包块逐渐缩小,5~8月后消失。

3)颜面变形、不对称健侧大而丰满,患侧小而呈平板状。患侧眼小而下降,下颌转向健侧,耳朵、鼻子均有不对称表现。

4)查体

胸锁乳突肌异常坚硬,触之如绳索,胸骨隆凸尤为明显。少数发生双侧胸锁乳突肌挛缩,头部呈伸展状,颈后仰,下颌向前方突出似深吸气貌的特殊头颈位。

2.骨性斜颈

骨性斜颈表现为斜颈,可有颈部活动受限,可能出现脊髓神经受压症状,如椎体束征及运动障碍、肢体麻木、大小便障碍等。X线片可明确诊断,可见颈椎先天性融合或半脊椎畸形等。

(三)治疗

1.肌性斜颈

肌性斜颈治疗分为非手术与手术治疗两方面。

非手术治疗适应证:周岁以内的婴幼儿,2岁以内可酌情选用。

方法:用拇指指腹轻揉患侧胸锁乳突肌,并使患儿头向健侧倾斜并向对侧旋转,按摩20~30次后轻轻牵引患儿头颈。躺下时应注意维持位置,喂养或生活料理时,必须采用在利于矫正患儿斜颈畸形的位置,促使患儿主动矫正姿势。局部热敷及理疗等均可酌情采用。

手术治疗:1~3岁手术矫正效果良好;3~6岁继发面部畸形者手术矫正后,残存的畸形能有所改善;6岁以后效果较差。

2.骨性斜颈

对于颈椎先天性融合无症状者可不予处理,如出现颈椎不稳或颈椎病则给予相应的治疗。

对于颈椎半脊椎畸形,其所引起的颈椎侧凸畸形是进行性发展的,所以应早期发现,早期治疗,防止发生严重畸形,防止神经症状出现。

半椎体侧凸畸形使用外支架作用非常有限,它不能控制畸形的发展。3~4岁前儿童是否作脊柱融合尚难决定,可试用外支架。4岁以后应早期做单纯脊柱后路融合,或后路融合及器械内固定,或前路和后路分期融合术。

三、脊柱裂

脊柱裂是相当多见的脊柱畸形,好发于下腰部及上部骶椎,在L5及S1最常见,颈椎裂远较腰椎裂少见。如脊柱裂只累及骨骼,称为隐性脊柱裂,如同时伴有脊膜或脊髓膨出,则称为显性脊柱裂。隐性脊柱裂最为常见。

(一)病因病理

脊柱裂是胚胎期软骨化中心或骨化中心发育障碍,两侧椎弓在后部不相愈合,在椎板及棘突部遗留不同程度裂隙。其可表现为一侧椎板与棘突间裂隙;或双侧椎板均发育不良、互不愈合,其间为一较宽裂隙,椎板间只有纤维膜相连,棘突呈游离状者称为浮棘;或邻近几个节段的双侧椎板均未愈合,棘突缺如,形成长段裂隙,严重者骶管全部向后敞开;也可合并一侧或双侧椎弓不连等其他畸形。

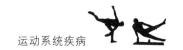
（二）临床表现与诊断

1. 隐性脊柱裂

隐性脊柱裂一般无症状，大部皮肤外观亦正常，照 X 线片时偶然发现。部分腰椎脊柱裂在腰骶部皮肤有色素沉着，生有毛发或呈小脂肪瘤样改变；部分患者在成年后常有慢性腰痛。

若颈椎裂口大，波及两个以上颈椎，可以发生蛛网膜粘连或膨出，表现有不同神经症状。

有的腰椎脊柱裂患者可伴有神经症状，少数可引起尿失禁。这是由于 L5 棘突过长或裂隙之间存在软骨组织或夹杂一些分离的小骨块及坚韧的纤维结缔组织对硬脊膜及马尾神经的挤压所致。

2. 显性脊柱裂

显性脊柱裂通常在颈后或腰骶部出现疼痛，并可见软性包块，多伴有不同程度的神经症状。

X 线片通常可见颈椎或腰椎后正中、两侧椎弓连接处裂开。

（三）治疗

1. 隐性脊柱裂

非手术治疗：

腰椎裂：对于仅有轻微腰痛者，一般不需特殊治疗。然应注意在日常生活及工作中保持腰部良好姿势，避免腰肌慢性劳损，并加强腰背肌锻炼，以代偿先天缺损处的失稳。

颈椎裂：可以随诊观察，采用颈围固定。

手术治疗：

（1）腰椎裂：严重腰痛，合并坐骨神经痛或尿失禁为手术适应证。其手术要点如下：腰痛严重，经非手术疗法无效者，可行脊椎后路融合术；如系喙状棘突引起者，手术可仅切除畸形的 L5 棘突；对有马尾神经激惹或压迫症状者，可行椎板切除减压术。

（2）颈椎裂：有神经症状者应与神经外科医生合作，进行相应手术，并做颈椎后路融合。

2. 显性脊柱裂

显性脊柱裂均需手术治疗。可与神经外科医生合作减压神经，修补脊膜，稳定脊柱。

四、先天性脊柱畸形

先天性脊柱畸形是指由于先天性因素引起的脊柱畸形。脊柱侧凸超过 10°，胸椎后凸超过 50°，颈椎和腰椎的生理前凸消失或任何程度的后凸均为不正常。

神经纤维瘤病性脊柱侧弯

神经纤维瘤病是一种人体多方面紊乱的疾病，涉及范围广，其临床表现有：皮肤、神经组织、骨骼和软组织异常的症状。有几种临床分型，最常用分型为周围型（NF-1）和中枢型（NF-2）。NF-2 不涉及任何骨骼或出现骨科症状，故不在此讨论。

（一）病因病理

神经纤维瘤病（NF-1）是人类最常见的单基因突变所导致的疾病，基因所在位点为 17q11.2，该基因正常编码的蛋白为 neurofibromin,是一种多系统表现的显性常染色体占优势的疾病。NF－1 的表现每个病人都不同,但每个带有这种基因的人,最后都会出现一些临床表现。其临床症状加重似乎有两个高峰,第一个高峰是 5～10 岁,第二个高峰是 36～50 岁,后者中 75% 的临床症状与恶性变有关。并发的骨科问题以脊柱畸形最常见,另外可出现先天性胫骨假关节症和前臂弓形外观、肢体过度生长和软组织肿瘤。

(二)临床表现与诊断

1. 临床表现

1)皮肤软组织表现

(1)90% 以上在非太阳照射的皮肤区出现牛奶咖啡斑。

(2)多发性神经纤维瘤,瘤体常凸起于皮肤表面,略带蓝色;丛状神经纤维瘤,在过度色素沉着区的皮下可出现呈紫色、边缘不清,当其接近或跨过身体的中线,应注意其为侵袭性生长或起源于椎管,并有恶变倾向。

(3)疣状增生是临床不常见的表现,皮肤过度生长和增厚,呈柔软天鹅绒样乳头状外观,常发生浅表感染引发恶臭味。

(4)橡皮病其特点是大的软组织包块,皮肤有粗糙不规则绒毛样突起。

(5)腋窝部或腹股沟区出现小的、弥漫性、深褐色斑点,直径 2～3cm。

(6)Lisch 结节(虹膜小的神经纤维瘤)可以发生于虹膜任何部位和沿着虹膜表面出现、呈棕褐色圆形隆起,边缘光滑。Lisch 结节在小孩出生时从不出现,6 岁以后大约 95% 的 NF－1 病人有此结节。

2)骨骼改变

(1)脊柱畸形是 NF－1 最常见并发的骨科疾病,特别是脊柱侧弯。

神经纤维瘤病的结构性脊柱侧弯有两个基本类型:Ⅰ 型极似特发性脊柱侧弯,在早期表现似特发性脊柱侧弯,但成年期才出现发育不良性特征;在 X 线片上不易与特发性侧弯区分,但其发生部位、弯曲方向和旋转应是其特征。

Ⅱ 型可称之为营养不良性或发育不良性脊柱侧弯,Ⅱ 型又可分为冠状面的脊柱侧弯畸形,合并矢状面严重畸形,即侧弯后凸或侧弯前凸。最常见和重要的影像学改变为短节段成角侧凸畸形、椎体严重楔形变、椎管扩大。常发生在胸段,其次在胸腰段和颈段,左右侧弯的发生率常相等。另外,在 X 线片上还表现为侧弯顶椎旋转明显,椎弓根变长、变薄,椎体的扇贝样改变,横突纺锤样变,肋骨铅笔样改变。尽管脊柱变形的发展成惊人的成角畸形和旋转,而脊髓可不受影响。

发育不良性脊柱侧弯最常见的颈椎畸形是后凸,并可致脊髓受压而致瘫痪。

(2)先天性胫骨假关节症(图 2－1)。

(3)前臂弓形外观。

(4)肢体过度生长。

2. 诊断标准

NF－1 病人的诊断应具有以下两项或两项以上标准。具有以下所有标准,则为严重的 NF－1 型。

(1)有 6 个或更多的牛奶咖啡斑,成人每个斑至少有 15mm 大小,儿童 5mm 大小。

(2)有 2 个或更多的任何类型神经纤维瘤,或至少有一个呈丛状。

(3)腋窝或腹股沟区有色素斑。

(4)视神经胶质瘤。

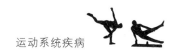

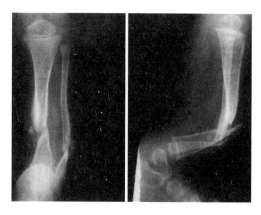

图 2 - 1　先天性胫骨假关节

（5）有 2 个或更多的 Lisch 结节。

（6）独特的骨骼改变。脊柱侧凸伴或不伴后凸、椎体扇贝形改变、肋骨铅笔样改变、横突纺锤形改变、胫骨假关节、胫骨弓形变或皮质骨破坏等。

（7）直系亲属明确诊断神经纤维瘤。

当然,我们不能把神经纤维瘤病所致脊柱侧弯简单地分为营养不良和非营养不良两种类型,非营养不良性脊柱畸形并不是它疾病的终止,很有可能是疾病的一个发展阶段,是向营养不良性畸形发展的一个过程。营养不良改变在整个疾病过程中会不断出现。

对畸形进展的预测:如果发病年龄早,Cobb 角(测量侧弯程度的常用指标,即在脊柱 X 线正位片上,首先确定主弯的上头椎和下尾椎,分别在上头椎椎体上缘和下尾椎椎体下缘划一平线,对此两横线各作一垂直线,这两个垂直线的交角就是 Cobb 角)大、异常后凸畸形、椎体扇贝样改变、顶椎(侧弯中段最突出的脊椎)的严重旋转、侧凸的顶椎位于下胸椎、凹侧或双侧肋骨的铅笔样改变超过 1 个,则侧凸加重的危险性较大;如果病人同时伴有外周骨骼系统的异常,侧凸就会比较缓和而且进展较慢。

（三）治疗

术前必须行脊柱 MRI 检查以排除可能存在的脊膜扩大、假性脊膜膨出和椎弓根变细皮质变薄。因这三种病理改变可导致术中植入椎弓根螺钉或椎板钩时发生硬脊膜破裂甚至脊髓损伤。

1. 无营养不良性脊柱侧弯

对其的处理类似于特发性脊柱侧弯。

（1）侧弯 Cobb 角小于 20°~25°可观察。

（2）对进行性发展的侧弯 Cobb 角大于 35°或 40°可用支具。

（3）侧弯 Cobb 角大于 40°~45°极力推荐行后路脊柱融合术,对骨骼发育未成熟的病人应行前、后路融合。

（4）侧弯 Cobb 角大于 60°,主要行前和后路固定融合。

术后极力提倡使用支具固定。

2. 营养不良性脊柱侧弯

支具治疗是无效的。与侧弯度数同样重要的是确定前凸、后凸的度数,据此制订治疗方案。

（1）侧弯 Cobb 角小于 20°,可观察其进展。

（2）侧弯 Cobb 角大于 20°的进展性弯曲,但后凸小于 40°,应做后路脊柱融合术。

（3）侧弯 Cobb 角大于 40°，建议早期行前路和后路融合术，不管病人的年龄大小。

（4）脊柱侧后凸病人，后凸大于 50°，应行前路减压融合和后路融合。对于柔软的后凸术前可行牵引，但必须十分小心和有神经监测；僵硬型后凸决不能用牵引。

（5）脊柱侧前凸的病人较少，易致肺功能降低和二尖瓣脱出。可行后路矫形融合，是否需要再做前路融合，必须根据个体情况考虑，在现有的很少的文献中没有明确的规定。

术后应强调矫形支具固定。

骨软骨发育不良性脊柱畸形

骨软骨发育不良是一组以骨、软骨异常生长和重建为特征的遗传性疾病，每种疾病都有其独特的遗传特征和临床表现。这类病人大多有骨骼系统的形态学异常，可表现为对颅骨、脊柱、躯干、四肢的不同程度影响，最典型的特征是身材矮小且不成比例，可于出生时或生长过程中表现。这种矮身材主要有两种类型：一种是躯干较短而四肢相对正常；另一种则相反，即躯干相对正常而四肢较短。短肢体发生在何部位有助于诊断，如肢体近侧（上臂和大腿）比远侧短，则为肢根综合征，此为软骨发育不良；如中节肢体较短为中肢综合征；手、足长骨相对较短，为肢端综合征。

在脊柱方面，常表现为寰枢椎不稳、颈椎后凸畸形、胸腰椎侧后凸畸形，腰椎过度前凸，椎管狭窄或脊髓神经受压等。

（一）病因病理

目前已发现与骨软骨发育不良有关的变异成分有成纤维细胞生长因子受体（FGFR3）、各型胶原分子、软骨低分子基质蛋白（COMP）、甲状旁腺激素受体（PTHR）、弯曲变形性发育不良硫酸盐转移因子、芳香基硫酸酯酶 E、转录因子 SOX9、组织蛋白酶 K 等。FGF 抑制生长板软骨细胞的增殖和过度生长、软骨基质合成及软骨细胞的最终分化和基质钙化。胶原是骨和软骨的主要成分，胶原改变也是多种骨软骨发育不良疾病的病理基础。其他如 COMP 变异可导致 Ⅰ 型多发性骨骺发育不良和假性软骨发育不良，PTHR 变异可导致 Jansen 型干骺发育不良，硫酸转移因子基因变异导致扭曲变形性发育不良，芳香基硫酸酯酶 E 变异导致斑点状软骨发育不良等。

（二）临床表现与诊断

骨软骨发育不良的诊断往往需要影像学资料、临床检查、家族史、遗传学和病理检查的有机结合，其中以影像学检查尤其重要。X 线骨骺异常表现为骨化延迟、不规则，骨骺扁平或小骨骺、点状骨骺。干骺端异常表现为干骺端增宽、杯口状、不规则、针刺样外缘。骨干异常表现为皮质增厚或变薄。脊柱异常主要表现为椎体高度、外形和解剖学改变，以扁平椎最普遍，椎体外形改变有鸟嘴样变、后缘驼峰样变、上下缘不规则，解剖异常有半椎体、分节不良、冠状面裂隙等。脊柱后部异常如椎弓根距减小、脊柱裂也可见于一些骨软骨发育不良。

尽管这类疾病临床较为罕见，但最新统计资料显示其总体发病率并不低，为 2.4～4.7 / 10 000，甚至有学者认为其实际发病率可能是上述数字的两倍。此类疾病种类繁多，目前已得到确认的就有 150 多种，难以一一阐述，这里主要介绍常见与脊柱病变有关的骨软骨发育不良疾病。

1. 软骨发育不全

软骨发育不全是最常见的骨骼发育不全，出生时即可确诊。其特征是面部呈前额隆起，鼻梁塌陷，合

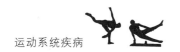

并肢根变异型短肢侏儒症,典型体征是患儿手指伸直位并拢困难,尤以中指和环指明显,呈叉状。另一特征是运动神经元发育迟缓导致肌张力的全面降低。由于肌张力减退和头部较大,头部控制力减弱,常在出生后9个月才能坐稳(正常是6个月),18个月才开始独立行走。肌张力减退是否是本病的基本改变,还是继发于枕骨大孔处脊髓外源性受压,目前还不清楚。有发生睡眠窒息的危险,曾有突然死亡的文献报道。

颈脊髓在枕骨大孔处受压,主要发生在婴儿期和较小儿童,随着生长发育,其枕骨大孔可相对增大,年龄渐大,压迫逐渐减轻,可无临床症状和意义。一旦度过儿童期,其神经损害更多见于腰部和颈脊髓,而不是枕骨大孔处的狭窄。

软骨发育不全在腰段,婴幼儿期多数发生明显胸腰后凸,这种后凸随着婴儿能够独立行走而改善。

软骨发育不全病人到了中年期可出现颈椎管狭窄、颈脊髓病变或根性神经病变、胸椎管狭窄和腰椎管狭窄或神经根受压,而出现相应的临床表现。

X线检查发现干骺端增大,长骨变短,从胸椎到骶椎的椎弓根间距进行性变窄。肌张力降低和睡眠窒息的病人枕骨大孔变小,高位颈脊髓受压。MRI可显示相应的脊髓或神经根受压和椎管狭窄(图2-2)。

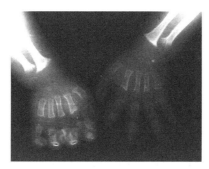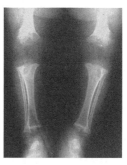

图2-2 软骨发育不全X线检查

治疗

(1)对幼儿的枕骨大孔变窄,是采用非手术治疗或是手术治疗仍有争议。在2~3岁以前应用睡眠窒息监测器,并注意睡眠时保持颈过伸位;对睡眠窒息经常发生者,可行枕骨大孔减压术。但在此狭窄部位行减压术应十分谨慎,因有较高并发症和死亡率。

(2)婴幼儿胸腰段后凸,对早期的应严密观察,不宜取坐位,在幼儿能行走数月后,仍存在畸形或加重,应积极治疗,可行髋屈伸训练及矫形支具。如果是自行改善或支具矫正有效,一般都发生在5~6岁。对5~6岁胸腰后凸超过40°,同时顶椎楔形变者,应行一期联合前路和后路融合术。

(3)对脊柱椎管狭窄、脊髓神经受压者,则根据临床表现、体征和影像学结果,采取相应的手术治疗。

2.脊柱骨骺发育不良

脊柱骨骺发育不良系短躯干型的侏儒,分为两个主要类型:先天型和迟缓型。

1)先天型脊柱骨骺发育不良

出生时即有较特征性的临床表现,桶状胸、四肢短小、面部扁平、宽眼距、腭裂,以后可出现视网膜脱离、近视、短颈、畸形足、髋屈曲挛缩、髋内翻。脊柱改变为脊柱侧后凸和寰枢椎不稳。

X线检查可确定诊断:所有长骨均延迟骨化,在婴儿期出现髋内翻,随着生长发育,下肢出现成角畸形,髋关节骨关节炎;全段脊柱呈扁平椎,骨化延迟,下腰椎可见椎弓根间距狭窄。

当怀疑寰枢椎不稳时,首先应作影像学检查拍摄侧位前屈和后伸位颈椎X线片,但在较小儿童有时很难判断。如果 X 线片正常,则首先作 MRI 颈椎屈、伸位检查并观察脊髓受压的征象,脊髓呈沙漏状狭窄或信号改变,为上段颈椎不稳的间接征象。

一旦确定寰枢椎不稳,应外科手术保护神经功能不受损伤,可行后路寰枢椎融合或枕颈融合。

2)迟缓型脊柱骨骺发育不良

主要发生在男性,在儿童早期身体比例看上去正常,但随着年龄增长,躯干开始变短,比例失调开始受到注意。许多患者的最初表现是过早的大关节骨性关节炎(髋关节受累多见)和脊柱的圆背畸形。这些病人通常因髋关节退变而出现髋关节疼痛,髋关节屈曲挛缩,并导致腰椎过度前凸出现腰痛。寰枢椎不稳偶可发生。

X 线片有助于诊断,在侧位片上,由于椎体骨骺骨化延迟,使椎体部分及椎体后部后凸呈驼背状,并可见椎体扁平、终板硬化、椎间隙变窄和股骨颈粗短。

一般可保守治疗。髋关节置换可消除屈曲挛缩,改善腰前凸。

3.假性软骨发育不全

属于短肢侏儒综合征,有软骨发育不全的身体外形,但面部正常,所有肢体关节均松弛。后期发生下肢成角畸形,在成年期前出现髋关节骨性关节炎。

涉及脊柱方面,颈椎可有寰枢椎不稳,在胸椎可出现显著的脊柱侧后凸畸形,在胸腰段可发生侧弯和腰椎的过度前凸。

X 线片长管状骨短小,干骺端粗大,骺核碎裂不规则;脊柱片椎体中部和前部呈唇样突出,椎弓间距变窄。

对于脊柱畸形可严密观察,并用支具控制。如果支具不能控制,就需手术治疗,由于椎管不像软骨发育不全那样变窄而是大小正常,可用标准脊柱内固定器械矫形。

4.双侧萎缩性骨发育不全

因躯干和肢体均短,出生时即可辨认。

有足的严重畸形,手的异常包括指间关节运动受限和典型的"钩行拇指"。约 25% 的病人有腭裂。出生后 1~2 月,外耳肿胀,并形成疤痕,出现具有"菜花状耳"的特征,智力正常。

脊柱可多个部位受累。中段颈椎后凸最常见,但随着生长发育而改善;胸椎侧后凸畸形,顶椎 1~2 个椎体楔形变,类似先天性侧后凸的半椎体,并很僵硬;腰椎过度前凸;骶椎发育前凸。

(三)治疗

(1)对颈椎后凸,不必早期积极治疗,应定期复查 X 线片,了解后凸是好转或加重。如后凸持续存在,应做 MRI 屈曲、后伸位检查,如果屈曲位颈脊髓未变窄或无信号改变可继续观察,如有颈脊髓受压,最后是手术治疗。

如颈后凸继续加重,则需手术治疗以防严重畸形,因可压迫脊髓而死亡;如果中度后凸,年龄较小,仅做后路融合手术以稳定后凸,由于前方椎体继续生长,几年后后凸将进一步获得矫正;如果年龄较大,最后一期前路和后路融合,因为本病生长在 10 岁时完成。

(2)胸椎的侧后凸,对年幼者可用胸腰骶支具治疗至侧后凸得到控制,如果侧弯持续进展可手术治疗。

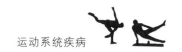
先天性脊柱侧弯

先天性脊柱侧弯是由于病儿脊椎发育异常,随着脊柱的生长而逐渐出现侧弯。先天性脊柱侧弯进展可非常快,任其发展会导致灾难性的后果,如严重的外观畸形、心肺功能障碍甚至导致神经损害(截瘫)。另外,先天性脊柱侧弯较特发性脊柱侧弯僵硬,难以矫正。所以,先天性脊柱侧弯的早期发现和正确治疗至关重要,那种认为其不可治疗或不需治疗的观点都是错误的。

(一)病因病理

现有的研究表明先天性脊柱侧弯的原因常为非遗传性的胚胎环境因素,如药物(如 Thalidomide 即反应停)、母体疾病(如糖尿病)等,特别是在胚胎期脊柱发育的关键时期即妊娠第5、6周,但这些胚胎环境因素在病史上往往很难确定。

(二)临床表现与诊断

表现有脊柱侧弯,可伴有腰背疼痛或脊髓神经功能障碍(如行走无力、肢体麻木、大小便障碍等)。

X线片可显示脊柱的详细情况,包括侧弯的程度、椎体畸形的部位及类型。MRI 可提供有关神经组织和脊柱畸形的信息。

分类:先天性脊柱侧弯以脊柱 X 线表现为基础,可分为形成不良(Ⅰ型)、分节不全(Ⅱ型)和混合型,后者有形成不良和分节不全并肋骨畸形。形成不良 X 线表现为单一椎弓根、楔形的半椎体畸形(图2－3),可或不与相邻椎体融合;分节不全典型 X 线表现是椎体间单侧骨桥,可跨越两个或更多椎体,两个相邻的椎体间有完好的椎间盘。

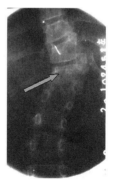

图2－3　半椎体畸形

应当明白,Ⅰ型畸形不一定发展,Ⅱ型畸形会进行性发展。所有的先天性脊柱侧弯都是由于脊椎的不对称性生长,凸侧的生长速度比凹侧快。因此,分析生长潜力是判断脊柱畸形发展最主要的。

分析脊椎双侧生长潜力是否一致,重点是观察凹侧的解剖学结构:①凹侧的椎间盘是否存在;②凹侧的椎弓根是否清晰可见,且边界清楚;③椎体的终板结构是否正常。若凹侧椎间盘存在、椎弓根清晰、终板正常,则凹侧的生长将是正常或接近正常;反之,凹侧将发生生长障碍。

(三)治疗

先天性脊柱侧弯的治疗目的是防止畸形进展为严重畸形,不能等到畸形严重时采取困难而复杂的矫形手术,而且这时的手术风险很大。这其中有三个重要的原则:①早期诊断:诊断越早,畸形较轻,便越有可能采取预防性手术恢复脊柱的生长平衡。②预测:通过高质量的 X 线片和对先天性脊柱侧弯自然史的了解,根据畸形的部位、生长潜能、畸形的种类,可对畸形的进展进行预测。③阻止畸形加重:对于预测畸形将会进展的,不管患者年龄大小都应当积极进行预防性手术,同时术后密切随访。

1. 非手术治疗

先天性脊柱侧弯非手术治疗的价值有限。单纯的锻炼、脊柱按摩、特殊饮食方法及鞋的垫高对先天性脊柱侧弯治疗无效。企图采用外支具来控制短段僵硬的侧弯是不明智的,是最常见的错误。外支具对有柔韧性的长节段(累及 8 节以上)畸形,可能暂时地控制侧弯并使脊柱继续生长。支具对先天性脊柱侧弯上、下端出现的结构性代偿性侧弯是有效的,然而,如果侧弯发展应停用支具治疗。支具可在手术矫正后用于治疗代偿性结构性侧弯。

2. 手术治疗

由于多数先天性侧弯是进行性发展的,且非手术治疗往往无效,因此采用手术治疗来控制畸形的发展。手术的目的主要是融合,使侧弯稳定下来。若能安全地获得一定程度的矫正则更好。

根据手术的目的可将手术分为两类:①预防性手术:用于畸形进行性加重者,手术的实施不受年龄的限制。手术目的除防止畸形发展到极严重的程度外,还在于争取在患儿生长期内能获得一定程度的自然矫正。术后定期随访,若有必要仍需再采用确定性手术。②确定性手术:根据患儿发育状态,一般在10～14 岁之间施行。采用特发性脊柱侧弯的常规方法及矫形固定器,并按特发性脊柱侧弯的矫形原则来确定固定范围和融合节段。

(1)单纯后路原位融合指不用器械的后路融合术,要融合整个侧弯段及两侧椎板,术后矫形石膏或支具固定。但可发生曲轴现象。因此,Dubousset 建议对 Risser 征 0 级、Y 软骨未闭合、女性初潮未至、年龄小于 10 岁的病儿行前、后路融合以控制其侧弯。

(2)后路器械矫正融合适合于没有明显后凸的中度到重度的侧弯病人。因先天性侧弯较僵硬,器械只能获得很少的矫正,其主要目的是用作固定,以增加稳定及融合的机会。前路融合术可以对骨骺未成熟的病人起到防止曲轴现象的发生。

(3)半侧骨骺阻滞术该手术适用于以下情况:5 岁以下、60°以内、侧凸明显进展、侧凸累及少于 6 个节段、凹侧具有生长潜力、无明显后凸或前凸畸形的患儿。方法是让凸侧半侧骨骺固定融合(实际上是后侧半关节融合和前方半骨骺固定),使这些节段凹侧保持一定的生长潜力,侧弯得到自发矫正。为达到最大的矫正效果,可延长骨骺固定和关节固定范围,即融合半椎体上下线两个节段的椎体。术后支具固定6 个月。

(4)半椎体切除术使用于腰骶段半椎体并有骨盆倾斜和明显的胸腰段代偿性侧弯病人。正规的前路和后路手术加椎体楔形截骨是最可靠的方法。

总之,在先天性脊柱侧弯治疗上最常见的错误是没有在严重畸形发生之前做融合术治疗。手术方法以脊柱融合手术为主,目前前后路联合脊柱融合手术逐渐成为治疗先天性脊柱侧弯的主要手段之一。

枕颈部畸形

枕颈部畸形是指枕骨、寰枢椎及其附属结构和周围的神经血管组织由于先天发育因素造成的解剖结构异常,常伴发相邻的骨组织和神经畸形。由于该部位是头颅和颈椎过渡的解剖区域,如果该部位存在

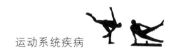

先天性的解剖变异和畸形,往往会加速该部位正常椎间关节的生理退变过程,容易出现骨结构的不稳定,诱发或加重畸形的骨组织和韧带组织对相邻神经组织的压迫,表现为脊髓甚至延髓及小脑和血管受压,临床表现复杂。但此区各种畸形往往有相似的临床症状,头颈区疼痛、步行障碍、四肢感觉异常、脑神经瘫痪等。

（一）病因病理

枕颈区发育异常的病理变化,常由以下三因素造成:①机械压迫:因颅底陷入,或合并寰枢椎脱位。②血循环障碍:椎动脉和交感神经丛受刺激,静脉及脑脊液循环障碍等。③枕颈及颈椎间结构不稳定:因头部重量、运动应力或轻微外伤后逐渐出现症状。

下面介绍几种常见先天性畸形:

1. 颅底陷入症

颅底陷入症是指枕骨大孔周围颅底骨组织内陷进入颅腔,进而寰枢椎移位进入颅腔,特别是齿状突尖部移位,造成枕骨大孔狭窄,引起脑干、脊髓、小脑和血管受压的一些临床表现的枕颈部畸形。本病是枕颈部最常见的畸形。

1）临床表现与诊断

患者常有特征性的外貌,如颈项粗短、后发际低、面部发育不对称和斜颈等。并有颈部活动受限。原发性颅底陷入症虽然是先天性疾患,但是患者一般到20～30岁后才出现症状,多数情况下会有一些诱发因素,如轻微的外伤、摔伤等病史,根据受累的神经组织部位不同而表现出相应的临床表现。最常见的是椎体束受累出现的四肢无力、肌张力增高、病理反射阳性等,且逐渐加重;感觉减退常出现在脊髓后方存在压迫后合并脊髓空洞的患者;并可出现后组脑神经受压症状、延（脊）髓受压、小脑症状和颅压升高症状等。

X线片测量:McGregor线（在侧位片上自硬腭后上缘至枕骨鳞部外板最低点的连线）,齿状突超过此线5mm以上为颅底陷入症。可确定诊断。

有神经受压症状者需行CT或MRI检查。

2）治疗

对于无神经症状的颅底凹陷患者无需手术治疗,但应密切观察病情变化,绝对避免外伤,定期复查。

一旦出现神经受压症状即有手术指征。手术治疗的主要原则和目的是解除神经压迫,促进受累神经的恢复,植骨固定融合,重建枕颈部的稳定性。枕肌下减压术是主要的手术方式。

2. 枕骨寰椎先天性融合

1）临床表现与诊断

临床表现为枕颈区综合征,即:①后组脑神经受压:声音嘶哑、吞咽困难、语言不清、胸锁乳突肌麻痹。②小脑体征:眼球震颤、共济失调等。③颈神经及颈脊髓受压。④颅内压升高。

患者往往合并颅底陷入症及寰枢椎脱位。

X线片可明确诊断。

2）治疗

无神经受压症状者需定期随诊,防止外伤,必要时用颈托保护。

有神经受压症状者应行颅后凹减压术,并行枕颈融合。

3. 寰椎发育不全

寰椎发育不全是指寰椎前后弓部分或全部缺如和（或）寰椎侧块单侧或双侧发育不全,其在临床上并不少见。多合并其他畸形。

1）临床表现与诊断

多数独立存在的寰椎发育不全没有临床症状，只是偶然发现。合并其他畸形的大多数出现相关畸形的症状。

寰椎发育过小可表现出上运动神经元损伤的表现，如四肢无力、肌张力增高、腱反射亢进、病理征阳性等。

单侧侧块发育不全的患者发病较早，多数在儿童期和青少年期。主要表现为无肌张力的斜颈，可以伴有头痛和眩晕等症状。

颈椎正位和张口位X线片可显示畸形，CT三维重建可清楚显示骨骼畸形情况，MRI可以显示脊髓受压情况。

2）治疗

（1）无症状的轻度畸形可不予处理，但应密切观察，定期随访。

（2）存在神经压迫的寰椎发育过小的患者应当手术治疗。手术以后路减压为主，如有不稳定应该植骨融合重建稳定性。

（3）寰椎侧块发育不良出现进行性加重的斜颈应积极手术治疗。术前应行牵引复位，术后支架固定至骨性融合。

4. 枢椎齿状突畸形

在3~4岁时齿状突与枢椎椎体完全骨化，到5岁时连接在一起。

齿状突畸形分为以下三类：①齿状突缺如：较少见。②齿状突发育不良齿状突高度有不同程度的减低，顶端圆钝，因此寰椎横韧带不能维持寰枢关节稳定，易并发寰枢关节脱位。③齿状突游离：齿状突与枢椎椎体分离，其间的裂隙位置可高可低，虽齿状突与寰椎横韧带关系正常，但仍常合并寰枢关节脱位。

1）临床表现与诊断

初发症状可由轻微外伤引起或自然缓慢发生，病情进展缓慢，患者感到颈项僵硬，活动不灵，逐渐出现头颈偏斜、旋转受限。以后出现枕颈疼痛，随着脱位程度增加而出现神经症状，多表现为上运动神经元损伤的表现。

凡青少年，无外伤或在轻微外伤后逐渐发生头颈偏斜、颈部活动不灵，颈短及后发际低者，应考虑此病。

上颈椎与颅底区侧位、伸屈动力位侧位和张口位X线片常能明确诊断。测量寰椎前结节和齿状突间距离（寰齿间距，或AO距）可了解寰枢关节脱位的情况，正常AO距不超过2~3mm。

2）治疗

先天性齿状突发育畸形无脊髓神经受压者，仍有发生脊髓受压的潜在危险，原则上应该采用积极的治疗措施，应行医疗监护，必要时采用颈托固定，严密观察病情变化，一旦出现神经症状即采取积极的手术治疗。

有神经受压症状者，先进行颅骨牵引，待神经症状消失后，采用后路枕颈融合或寰枢椎融合。

牵引治疗1个月以上而脱位与神经症状仍无改善者，应行颅后凹枕肌下减压术，并做枕颈融合。

五、先天性马蹄内翻足

先天性马蹄内翻足（congenital talipes equino varus）是一种最常见的先天畸形，出生后即有畸形。据

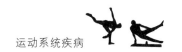

国外报道,占全人口的1‰~3‰。在我国虽然很常见,但缺乏资料统计。本病有遗传因素,马蹄内翻足的形成主要由于足部肌力不平衡所致,即内翻肌(胫前肌及胫后肌)强而短缩,外翻肌(腓骨肌)弱而伸长,跖屈肌(小腿三头肌)强于足背屈肌(胫前肌)。肌肉的不平衡久之形成骨关节畸形,在畸形的基础上负重造成畸形更加严重。

(一)病因

有不少的假说,如环境因素、胚胎发育畸形及遗传等但均难以肯定。

Bōhm认为胎儿足在胚胎内发育过程中是由马蹄、内收、内翻位逐步地向正常位发展的。在此演变过程中因某种原因或胚胎的原发性缺陷而产生畸形。

Dunn认为畸形是由于胎儿在子宫内遭受压迫,使足前部被压在内收、旋后及下垂位。

Stewart观察到夏威夷群岛的日裔居民习惯于采取足内翻坐位,其发病率较高。这可能因所采取的坐位,子宫内胎儿易受压而使发病率高。

Wynne-Davis从遗传角度进行了144例的家属调查得出结论,部分是遗传异常,但尚未找出显性、隐性基因遗传的规律。

其他学说如Stewart认为与肌肉止点异常有关。Moore发现神经有异常,Sherman认为是距骨畸形所引起的。

现今的观点是各种因素复杂地结合在一起,产生不同程度的畸形,决非单一的原因。

(二)病理改变

1. 包含四部分畸形

(1)前足内收内旋。

(2)后足内翻。

(3)踝关节下垂。

(4)胫骨内旋。

多数学者认为病变主要在跗骨,尤以距骨的变化最为明显,从而导致畸形。久之则使软组织发生挛缩,使畸形较为固定。在继续发育过程中,骨在受压力小的部位发育旺盛,而在受压力大处则发育受阻,逐渐形成骨性畸形。

2. 骨的改变

(1)正常足的距骨体与其头颈部的纵轴互成150°~155°角,畸形时则成115°~120°角,从而使距骨头部的距舟关节面从朝向前方变为朝向内距面。从侧位观,距骨纵轴从外上方转向下方,致使跟骨也有同样的转向及内侧旋转。距骨对胫骨则呈跖屈位。

(2)跟骨的外形不变,但因随距骨的变位而呈下垂内旋位,使跟骨成凹面向内侧的弓形。跟骨后外侧与外踝后侧,截距突与内踝尖端相接触。

(3)舟状骨较正常为小,并稍向内方移位,在距骨头内侧形成关节面造成内收畸形。

(4)其他诸骨如楔骨、跖骨等,在早期均无畸形改变。

软组织的变化均是继发的,随着年龄的增长,皮肤、肌肉、韧带、关节囊、血管、神经等组织相继出现不同程度的变化,如足内侧软组织即三角韧带、距舟韧带、跟舟韧带、胫后肌、屈趾长肌有挛缩或短缩;足背部及外侧的肌肉、韧带松弛;踝关节及距跟关节后侧关节囊、跟腓韧带、后距腓韧带及小腿三头肌发生短缩或挛缩;足底部距跟间韧带、跖腱膜、屈趾短肌及小趾外展肌短缩。

（三）临床表现

1)体征

足下垂,后跟向上,足外侧缘着地及足底向后,形似高尔夫球棒,故本病又称球棒足(图2-4)。由于上述现象而呈足跟内翻、足前部内收,距骨头在背侧及外侧隆起。

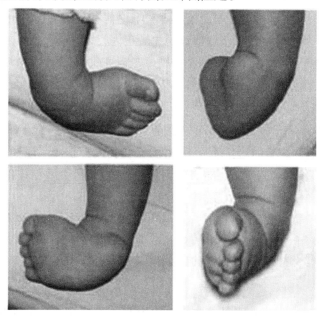

图2-4　马蹄内翻足

2)类型

分为两种类型:

(1)瘦长型(松弛型):足外形瘦小,畸形较轻,易于用手法将足置于中立位,小腿周径与健侧相似。非手术治疗效果佳。

(2)短肥型(僵硬型):足肥而短,足跟小,畸形严重,小腿周径较健侧为细,畸形不易用手法扳正,常需辅以手术治疗。

3)X线表现

正位X线片示距跟角(距骨轴与跟骨轴的相交角)<30°。距骨纵轴与跖骨纵轴的相交角为0°~20°。综合上述两角度测量结果对诊断有一定帮助。侧位X线片示距骨纵轴与跟骨跖面切线所成相交角<30°,否则有足下垂。

（四）诊断依据

(1)婴儿出生后即有一侧或双侧足部跖屈内翻畸形。

(2)足前部内收内翻,距骨跖屈,跟骨跖屈内翻,跟腱、跖筋膜挛缩;前足变宽,足跟变窄圣,足弓高,足外缘凸起;外踝偏前突出,内踝偏后且不明显。

(3)站立时足外缘负重,严重时足背外侧负重,负重区产生滑囊及胼胝。

(4)单侧畸形,走路跛行;双侧畸形,走路摇摆。

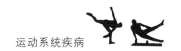

（5）X线摄片显示距骨与第一跖骨纵轴和跟骨与第4、5跖骨纵轴不平行而形成夹角；距骨与跟骨纵轴夹角小于30°（正常为30°～35°）。

（五）治疗

1. 非手术治疗方法

非手术治疗适用于新生儿、幼儿期患者，其方法繁多如手法矫正结合胶布固定、石膏逐步矫形、石膏楔形切开逐步矫形（Kite法）、Dennis-Browne夹板法等。不论何种方法，其治疗原则相似，即治疗愈早效果愈佳，在新生儿期即需开始治疗。矫形步骤应该是先矫正内收，后内翻，最后矫正马蹄畸形。因为内收畸形未予矫正时，舟状骨位于距骨头的内侧，矫正后则位于距骨前方，此时其前后足的负重线在同一直线上，使畸形不易再发。而在内收畸形未矫正时，其负重线和肌肉力线不在正常位，此时先矫正内翻畸形可因胫前、后肌的牵拉使内翻及内收畸形的矫正均发生困难。过度矫正内收畸形可使舟状骨移位于距骨的外侧，从而产生平足症。如不矫正内翻畸形、而先矫正马蹄畸形，此时约有一半的距骨在跟骨的前上方（在矫形过程中距骨逐步向后，跟骨向前移动至正常位），同时胫后肌、腓肠肌的牵拉使踝关节不能背伸，背伸的应力则集中在中跗关节而产生舟底（摇椅）足，使距、跟及跗骨关节粘连形成顽固畸形。医务人员及家属均应坚持治疗，并做好长期随访，千万不能半途而废。

改良Kite法，即逐步楔形切除石膏的矫形方法：在畸形足部先上一石膏靴，待干后在跗骨部做楔形石膏切除，然后合拢楔形空隙，用石膏加固，于内翻马蹄位做短腿石膏固定。如为短肥型者，则做屈膝长腿石膏固定。每周做楔形切除石膏矫形1次逐步矫正畸形，一般楔形切除1～2次后，就需更换石膏，经4～6次后即可矫正内收畸形。内收畸形矫正后，再矫正内翻畸形。同样先做一石膏靴，干固后在外踝部切去部分石膏。握住整个石膏靴尽量外翻（用力要柔和），在此位置上用上述的短腿石膏或长腿石膏固定。每周在外踝部做石膏楔形切除1次，一般经4～6次后便可矫正内翻畸形。在上述内收、内翻畸形矫正以后，在门诊手术室做跟腱皮下切断术，术后上一石膏靴，切除其踝部足背石膏，然后用一木板将踝关节背屈外翻（以防止舟底足的产生）用短或长腿石膏固定，4周后换石膏固定于中立位，治疗便告结束。此后必须作定期随访，如有复发现象即用石膏矫形，一般4周左右即可矫正。如不及时随访与处理，可因畸形复发而残留畸形。

2. 手术疗法

手术疗法：适用于非手术治疗失败或年龄较大的患者。手术方法很多，可分为软组织松解、肌腱移位及骨手术三种。

（1）软组织松解术：适用于3～7岁患儿。手术时必须将畸形完全矫正，不能将残留的畸形寄托于术后的石膏矫正。手术名目繁多，兹将下面几种作重点介绍。

①内收畸形的矫正：可做跖跗关节囊切开术（Heyman法）。足背做一横向的弧形切口或以2～3个纵形小切口暴露第1～5跖跗关节，将内、外、前方的关节囊切开，矫正内收畸形。做短腿石膏固定前足于矫正位3个月。

②内翻畸形的矫正可做足内侧松解术，Ober法与Brockman法最为常用。本文介绍Ober法，在内踝处胫骨下端至舟楔关节做弧形切口，暴露胫骨下端和内踝。于内踝上方做"Λ"形切开骨膜，将骨膜连同三角韧带向下翻转，同时将其周围软组织与踝部剥离，并继续沿距骨、跟骨、跟距关节，距舟关节剥离，切断跟距韧带。术中可将神经血管束和肌腱牵开，在必要时可"Z"切断肌腱，后再缝接，也可切断跟距窝韧带。畸形矫正后用石膏固定8周。

③马蹄畸形的矫正可做跟腱延长术。如有跟腱止点内移畸形者,跟腱延长时可做移位缝合。

(2)肌腱移位:在复发病例中畸形易用手法矫正,如因肌力不平衡而致畸形复发者,可按小儿麻痹后遗症的治疗原则进行手术。

(3)截骨手术:跟骨截骨术适用于3~8岁有足后部内翻畸形者。截骨方式有撑开或闭合性两种:即在跟骨内侧切开后填入一楔形骨块称撑开性截骨;跟骨外侧做一楔形切除,将切骨端闭合称闭合性截骨。

关节融合术适用于12岁以上已伴有骨性畸形者。常用的有跟骰、跟距及三关节(距舟、跟骰、跟距关节)融合。

以上所述的各种方法,必须根据患者的年龄、畸形的程度以及医生的经验和技术水平来选择最合适的方法。治疗不当可产生各种并发症。

六、成骨不全症

成骨不全症(osteogenesis imperfecta)又称脆骨病,是由于中胚层发育障碍造成骨骼脆性增加及胶原蛋白代谢紊乱,以骨脆弱、骨畸形、骨折为主要表现的常染色体显性或隐性遗传缺陷性结缔组织病。其特点是多发性骨折、蓝巩膜、进行性耳聋(中耳及内耳硬化)、牙齿改变(牙本质发育不全和牙咬合不正)、关节松弛和肌腱、韧带、皮肤异常病是一种因胶原异常或缺陷引起的主要表现在中胚组织的疾病。

(一)病因病理

病因、临床表现及分型 成骨不全的病因目前尚未完全明确。目前认为是由于基因分子的缺失即两个Ⅰ型胶原异质蛋白组成的密码前胶原α1和α2链各自的编码基因Collagen Ⅰ α1和Collagen Ⅰ α2发生点突变,导致三螺旋区域Gly-X-Y三联体的甘氨酸残基替换,进而阻止成骨细胞合成和分泌Ⅰ型胶原。因其以多发骨折为标志,故临床上又称为"脆骨症"。其他常见的临床表现包括骨质疏松、牙齿缺陷、蓝巩膜、耳聋、容易挫伤、关节松弛以及脊柱侧弯等。分子遗传学研究表明,成骨不全的临床表现与发生突变的基因及发生突变的位点具有相关性。在诊断分型方面,近年来通过对致病基因的不断认识,越来越多的亚型(Ⅰ~Ⅷ)得到认可。最新的脆骨症Plotkin分型包括:①成骨不全:包括来源于Collagen Ⅰ α1和Collagen Ⅰ α2基因突变的5个亚型;②类成骨不全:来源于其他基因突变的所有类型。本病分为早发型和晚发型在临床工作中更为简单实用。

(二)临床表现与诊断

骨骼的X线检查是诊断本病的主要手段。根据本组观察,除骨折外,多数患者都有脊柱侧弯或后凸、椎体扁平、四肢长骨稀疏、细长和弯曲等异常表现。有作者提出骨干可出现囊性变,骨折处面团状骨痂形成,反复骨折者,可见骨折端硬化,形成假关节,部分病例因骨质软化引起髋臼及股骨头向骨盆内凹陷,本组未见上述表现。根据典型X线表现,结合临床,一般可以确定诊断,由于该病发病率极低,易被忽视,故在临床上需与软骨病、佝偻病、坏血病、软骨发育不全等疾病要加以鉴别。因此对可疑病例应多部位摄片,加以全面分析,才不致漏诊。

(三)治疗

主要是预防骨折,要严格的保护患儿,一直到骨折趋减少为止,但又要防止长期卧床的并发症。对骨

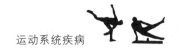
折的治疗同正常人。但骨折愈合迅速,固定期可短。在矫正畸形方面,近年来有人将畸形的长骨多处截断,穿以长的髓内针,纠正对线,并留在骨内以防止再骨折。如皮质太薄,手术有困难时,可用异体骨移植。50%~70%的病儿有脊柱侧突畸形,可用支架保护。若脊柱侧弯超过60°时,应矫正后做脊柱融合术。对老年妇女可应用雌激素以减少严重的骨质疏松。

七、先天性 Madelung 畸形

先天性 Madelung 畸形是桡骨远端骨骺尺侧部分发育障碍而桡侧部分及尺骨骨骺发育正常导致的桡骨发育弯曲短缩、下尺桡关节脱位及腕部畸形。也有人称其为先天性腕关节半脱位,桡骨远端骨骺发育缺陷和尺侧部比桡侧部短等。Dupuytren(1829)首先报道了这种畸形,Madelung(1878)又做了详细的描述。

(一)病因病理

原因不明,大多数学者认为本畸形与外伤、骨软骨发育不良、营养障碍、性腺发育不良、遗传性家族史等有关。约40%的病例有遗传史和家族史,为常染色体显性遗传,可合并脊柱侧弯、颈肋、肱骨缺损或下肢畸形等。

(二)临床表现与诊断

分型分期见表2-1。

表2-1 先天性 Madelung 畸形临床分型

分型	临床症状	X线片测量结果
I	较轻,畸形不明显	桡骨远端关节内倾角 <30°,前倾角 <20°
II	较重,畸形较明显	桡骨远端关节内倾角 31°~45°,前倾角 20°~30°
III	严重,有典型畸形	桡骨远端关节内倾角 >45°,前倾角 >30°

分型临床症状 X 线片测量结果 I 型较轻,畸形不明显桡骨远端关节尺倾角 <30°前倾角 <20°。II 型较重,畸形较明显桡骨远端关节尺倾角 31°~45°前倾角 20°~30°。III 型严重,有典型畸形桡骨远端关节尺倾角 >45°前倾角 >30°。Madelung 畸形的病理改变主要是由于桡骨远端骺软骨发育障碍造成的一系列变化,导致尺骨小头较桡骨远端尺侧相对较长,同时三角纤维软骨盘、下尺桡掌、背侧韧带均被拉紧拉长,使前臂旋转受限,尺骨小头顶撞于腕骨,腕出现背伸、桡偏或尺偏障碍。由于其典型的畸形外观及症状、影像学表现(如图2-5)马德隆氏畸形在诊断上并不困难。但腕部或桡骨远端外伤后也可出现同样的畸形,即外伤性的马德隆畸形。因此必须问清病史,并注意和畸形愈合的 Colles 骨折、Ollier 病所造成的假性马德隆畸形相鉴别。

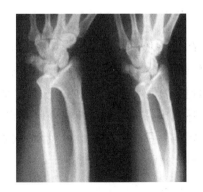

图2-5 Madelung 畸形正侧位 X 线片

（三）治疗

Ⅰ型 年龄较小,骨骺未闭合,可用手法整复畸形或尺骨远端骨骺阻滞、桡骨远端骨骺刺激加手法矫形,然后以管形石膏固定。

Ⅱ型 年龄较大,采取尺骨小头切除或尺骨短缩加桡骨远端楔形截骨术。

Ⅲ型 症状及畸形典型,采用尺骨短缩加桡骨远端楔形截骨翻转术。这两种术式的选择,主要根据桡骨远端的破坏或桡骨关节面的倾斜程度而定。

通常桡骨远端关节面倾斜度较小,两种术式均可选用。桡骨远端关节面倾斜度<45°时宜行尺骨小头切除术,使腕骨有向尺侧滑行的趋势;当桡骨远端损害明显或桡骨关节倾斜度>45°时,应做尺骨短缩术。

八、多指畸形

多指畸形是上肢及手部最为常见的先天畸形,约占新生儿畸形的2.4%,拇指畸形约占畸形的50%以上。多指畸形的病因主要由于遗传及环境的影响所致,一般认为与外胚层异常有关,顶脊的异常增厚、退缩迟缓与多指畸形的发生有重要关系。多指畸形影响患儿手功能,并可对患儿心理发育造成影响,应在适当时机实施手术。

（一）病因病理

病因未明,部分病例为遗传因素,且有隔代遗传现象。环境因素对胚胎发育过程中的影响,如某些药物、病毒性感染、外伤、放射性物质的刺激等,特别是近代工业的污染,都可成为致畸因素。肢芽胚基分化早期受损害,是导致多指畸形的重要原因。

（二）临床表现

多指畸形一目了然,多数可在分娩时发现而诊断,在组织的重复现象中包括多指症和镜手。多指畸形中,多生的手指可以是单个或多个、或双侧多指;多指畸形分为桡侧多指、中央多指及尺侧多指三类,以桡侧多指最为多见,其次是尺侧多指,而中央多指很少见。多生的手指可发生在手指末节、近节指骨,与正常指骨或掌骨相连,也可发生在掌指关节、指间关节的一侧。依据临床表现及X线检查,诊断明确。

（三）治疗

1.多指畸形的手术治疗

不仅要有明显的美容效果,更重要的是重建手部功能。多指的手术切除并不困难,但需根据多生手指的外形、位置、结构以及和正常手指的关系,结合X线检查进行全面的考虑,决定多生手指切除的部位和方式。单纯性多指做多指切除及局部皮肤整形;复合性多指除了多指切除以外,还需进行多余的掌骨全切除或部分切除。掌骨切除的多少需根据患手的形态与功能重建的要求确定。在切除多指的同时,有时需进行关节、骨骼畸形矫正、关节韧带修复及皮肤整形等。

2.手术时机

出生后6个月是建立手部基本功能的时期,患儿身体对手术的耐受力增强,手部组织发育也比较成

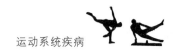

熟,手术中容易辨认及操作。同时,随着社会的进步,多指畸形将给患儿及家长带来一系列心理障碍,所以我们认为手术应在6个月至1岁进行为宜。术前应告知家长功能锻炼及残存畸形需再次手术的可能。

3.手术关键点及注意事项

婴幼儿时期的手术应以软组织手术为主,可促进拇指发育及功能的恢复,不宜行截骨等手术,以防止损伤骨骺,影响骨骼发育。手术中要充分利用切除指的皮肤及组织来增加保留指的外观;对于分叉型的掌(指)骨,要沿拇指轴线将骨突切除,注意不要损伤远端关节面;对于共关节型的多指,打开关节囊后,要行关节软骨的修剪,紧缩缝合要适度,在改善拇指轴线的同时保持关节活动度,防止术后关节活动受限;对切除指的肌腱要尽量保留,将其缝合至近节指骨基底以加强肌力;切除桡侧多指时,要将游离的拇外展肌缝合至指间关节侧方以加强外展肌力。

4.重视术后功能训练及延续治疗

功能训练是手术成功的重要因素之一,恰当的训练方法有利于手功能建立,促进患指肌肉、肌腱等软组织及骨骼发育塑型,改善患肢功能和外观。配合术后支具及功能锻炼,可较好地改善拇指的外观及功能。有些病例通过手术畸形得到矫正,但后来出现掌指、指间关节成角畸形,还有些畸形较重者术后残存掌指关节偏斜等畸形,这时后续治疗措施至关重要,可通过3岁后行掌骨截骨等手术方法进一步矫正,使治愈率进一步提高。

九、并指畸形

先天性并指畸形是两个或两个以上手指及其有关组织成分的先天性病理相连,是手部畸形中最常见的类型之一。发生率为1:2 000~1:2 500;男性发病率高于女性,占56%~84%;白种人发病是黑种人的10倍。

(一)病因病理

Swanson认为并指畸形属于肢体部分分化障碍。胎生第4周时上肢芽的末端开始出现手指轮廓,第8周时手指分化清楚。在7~8周时,胚胎受到极轻微损伤,使手指发育分化局部停顿,掌板分化障碍所致。多数为常染色体显性遗传。

(二)临床表现与诊断

(1)按并连组织的结构分型:①单纯性并指。仅有相邻手指的皮肤、结缔组织相连,指间隙皮肤宽窄不一,X线片示并指间界限清楚,故又称为软组织性并指;②复杂性并指。两指或多个手指间除有连续的皮肤软组织相连外,还有指骨间的融合,或神经血管及肌肉肌腱相连,故又称为骨性并指。

(2)按并连的程度分型:①完全性并指,从相邻手指的基底到指尖完全相连;②不完全性并指,仅相邻手指的部分组织相连;③复合性并指,即并指合并其他畸形,如尖头并指、短指并指、裂指并指、多指并指以及环形沟并指等。

(3)混合分型:单纯性完全并指、单纯性不完全并指、复杂性完全并指、复杂性不完全并指。

(三)治疗

1.手术时机

以学龄前后5~7岁施行手术为宜。过早手术因小儿手术技术操作困难,同时术后手指生长速度较瘢痕快,术后易发生瘢痕挛缩,影响手指发育,有时需两次手术,影响手术效果。但临床对妨碍手指发育及功能者可在两岁左右时手术。部分病人并指功能良好,无发育障碍,可不需手术治疗或待手发育成熟后手术。

2.手术技巧

根据指蹼解剖形状,按照相邻或对侧相应指蹼的高低设计三角形或矩形皮瓣,重建指蹼皮瓣的底边位于相邻掌指关节水平,此关节水平可以通过此处手背侧皮肤微小凹陷来确定,一般皮瓣设计的长宽比例为2∶1,其中第三指蹼的顶端较第二和第四指蹼的顶端更靠远端,其余指间连接皮肤沿掌、背侧做Z形切口,其掌侧和背侧Z形切口方向应相反,以便分指后皮瓣相互交叉。如果皮瓣太短,使得背侧皮瓣与掌侧皮瓣不相匹配,张力高,致使指蹼挛缩,而近端宽基底的皮瓣设计固定了指蹼的宽度,减少了指蹼远端的挛缩机会,从而很好地重建了指蹼。值得一提的是,指蹼的顶端要利用局部皮瓣来重建,要避免在此处植皮,防止指蹼挛缩。手术中要确定神经和血管分叉的部位,如果神经分支靠近远端,可以通过束间显微分离来达到指蹼分离的深度;如果血管分支靠近远端,影响指蹼的彻底分开,选择将血管分离给更靠近边缘手指为原则,结扎另外一个分支,血管损伤后要做显微吻合,以免出现手指的坏死,即使是另外的手指有游离缘或边缘并指,结扎前用血管夹钳夹血管观察血供,是很明智的做法。虎口挛缩可以通过Z字成形术解决,在严重的患儿,虎口加深的同时需做拇收肌的松解,此时用背侧来源的皮瓣覆盖虎口是很好的方法之一。

十、分裂手畸形

分裂手(sleft hand)是因为手分裂成尺、桡侧两部分而命名,在胚胎发育期,由于中央纵裂发育不良(central hypoplasia),即手部中央的骨质和相关的软组织成分或两者均受到抑制,其表现从不合并手指缺如的简单软组织分裂到手的所有骨质成分的抑制。典型病例为中指缺失,伴有第3掌骨发育不良或缺失。

(一)病因病理

肢体的生长发育是中胚层与外胚层相互诱导的结果。妊娠第7~8周时,手、足板的辐射状沟纹组织发生凋亡,形成分开的指(趾)。当由于某些因素的作用导致辐射状沟纹组织不发生凋亡或过分凋亡,指(趾)就会互相融合或缺损而发生并指(趾)、少指(趾)、短指(趾)或缺掌畸形。许多不同形式的指(趾)畸形和不同的基因突变有关。最常见的突变称作第一型(TypeI),和人类第七对染色体的特殊区域有关系。

(二)临床表现

分裂手表现为手指及手掌在手中部分裂为尺、桡侧两部分,多半是双侧。其不仅由于手指缺失程度及掌骨发育缺陷程度不一而表现出不同的症状,而且由于伴有不同程度的并指、多指、掌骨及指骨赘生,或赘生掌骨、指骨之间互相融合(图2-6)。

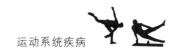

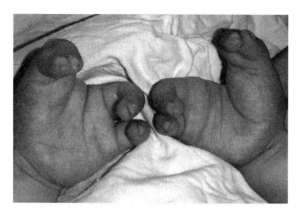

图 2-6　分裂手畸形

（三）治疗

分裂手以手术治疗为主,宜在婴幼儿时期完成。早期矫治可以提高疗效,手部可随着幼儿年龄的增长而塑形;同时学龄前矫正能更有效地减轻患儿的心理压力,有利于患儿的身心发育。手术目的以恢复手的抓、握功能为主,改善手的美观和外形为辅。尽量选择简单、损伤小的术式,必要时可分次手术。对于单纯型病例,主要治疗方案是闭合裂隙,重建指蹼,不需要截掌骨而扩大损伤。对于复杂型病例,需在掌骨颈部钻孔,再用钢丝或尼龙线将分离的掌骨向中央靠拢以及第 2 掌骨截骨移位,达到缺损指再造及功能重建的目的。我们选择单纯用尼龙线缝合两侧软组织,将分离的掌骨向中央靠拢,仍可达到掌骨头间韧带再造的目的。由于患儿手部组织结构细小,术中应避免损伤血管、神经、肌腱、骨骺等重要组织,以减少手术并发症,避免对患指的生长发育造成影响。

随着人类基因组计划的进展,分裂手畸形的基因定位、传递方式、基因测序和功能表达等研究将有助于产前基因诊断,以防止或减少下一代的发病几率,对下一代的优生优育有十分重要的意义。

十一、先天性掌挛缩畸形

先天性掌挛缩(wind blown hand),即风吹手,是一种先天性拇指、手指及手掌的屈曲畸形,伴有掌指关节及手指的尺侧偏斜。早在 1897 年就有人提出了风吹指(wind blown fingers)的概念来描述这种畸形,直到 1938 年 Freeman 等首先报道了该畸形是颅面—手—足畸形综合征的表现,过去被称为先天性掌腱膜挛缩,其实手术过程中发现掌腱膜没有明显挛缩增生表现,又曾称为柳条手畸形等。先天性掌挛缩可单独存在,也可以是综合征的症状之一,本畸形与手指屈曲畸形、指侧曲畸形及握拇指畸形、掌心拇指畸形等应属于一类,都具有挛缩畸形的特征。

（一）病因病理

本病与遗传缺陷有关,有遗传学研究发现其与染色体遗传基因病变有关。先天性掌挛缩及指侧偏畸形,出生时即出现,随着年龄的增加,其畸形更引人注目,儿童和成人的病变特点及程度相似。

（二）临床表现与诊断

拇指内收屈曲畸形,居于掌心,被动伸展拇指时有张力,虎口狭窄。示、中、环、小指不同程度的屈曲畸形,被动伸直手指时,手掌皮肤及其下方结构有明显的张力,各指蹼均过浅,呈蹼状,拇指及各手指常较正常人短,示、中、环、小指掌指关节向尺侧偏斜,并且掌指关节轻度旋前畸形。伸拇及伸指肌力正常或减弱,在各手指屈曲畸形中,其病理变化涉及掌指关节、近侧指间关节及远侧指间关节屈曲畸形,伸直受限,但常以近侧指间关节为甚,类似纽孔畸形。拇指及手指屈曲畸形,主要是皮肤的短缺,手指血管神经束也缩短。拇长屈肌特别拇短屈肌挛缩常有存在。各手指伸腱装置的中轴线偏向尺侧,掌指关节背侧的伸腱装置表现为桡侧的网状韧带宽松,尺侧较紧。除了手畸形外,前臂肌肉可能伴有发育不良。足部畸形也可能与本畸形伴发。表现为曲棍足,摇柄足及足趾跖挛缩等,可能伴有面部表情呆板,如有面具样,小口畸形,外观如同吹口哨形。胸部、肩部不对称以及脊柱侧凸也常有伴发(图2-7)。

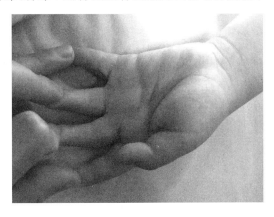

图2-7 风吹手拇指屈曲内收畸形,掌指关节侧偏畸形

（三）治疗

宜早期进行治疗,可在两岁内进行手术治疗,但大多数患儿家长不愿接受早期手术。可采用夹板治疗,由于患儿不易合作,难以取得良好效果。儿童期手术治疗以进行软组织短缩畸形矫正为主,青年及成人患者只有采用截骨矫形才能取得较好的效果。

十二、先天性扳机指畸形

扳机指主要是由于屈指肌腱在手指部腱鞘起始处反复磨损所致。先天性扳机又称先天性拇指(手指)腱鞘狭窄,是一种较常见的先天畸形。先天性扳机拇指与扳机指多为单独发生,也可能是既有扳机拇指又有扳机指,多半为单发性,个别为多发性。

（一）病因病理

发病原因尚不清楚,有时有家族遗传病史。但小儿扳机指的病因不同于成人,多数学者认为可能是由于拇长屈肌腱或指长屈肌腱纤维鞘壁先天性腱鞘狭窄,即A1滑车(第一个环形滑车)先天性增厚,腱鞘狭窄,造成指长屈肌腱或拇长屈肌腱在狭窄的腱鞘内滑动时受阻,拇指或手指掌指关节、指间关节伸直时,有枪械扳机样阻挡感,故称之为扳机指。久之,滑动受阻的屈肌腱近端肥大呈结节样。先天性扳机拇指或手指的病变与获得性的扳机指相似,以腱鞘狭窄为主要病因。推测由于胎儿于母体内拇指持续过度屈曲,使得掌指关节掌侧纤维入口处形成狭窄压迫近端,屈肌腱肿大,肌腱难以通过鞘管,拇指指间关节

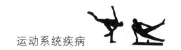

屈曲,如被动伸直指间关节会发出扳机样弹响,其通常表现为拇指持续屈曲畸形,而非真正的扳机指。对先天性扳机指,Camp – bell 主张进一步观察,因为许多小儿在 6 个月内可自愈,几乎所有患儿在两年之内都能自愈。

（二）临床表现与诊断

(1)拇指指间关节呈屈曲畸形,被动活动亦不能使其伸直,有时偶尔被被动伸直,但很快回到屈曲畸形位。

(2)拇指掌指关节掌侧可扪及一硬结,发生于单侧者,两侧对比更易发觉。

（三）治疗

因为在 1 岁之内出现明显症状的患儿 30% 可自行缓解,应进行观察和轻柔手法治疗。夹板固定无效。如果症状没有自行缓解,两岁左右应手术松解 A1 滑车。少数情况下,同时有多个扳机指,使儿童不能握拳,必须尽早手术松解(1 岁左右),避免神经意外损伤。

第二节　创伤性疾病

一、肱骨髁上骨折

（一）概述

肱骨髁上骨折系指肱骨远端内外髁上方的骨折。以小儿最多见,占小儿四肢骨折的 3% ~7% ,肘部骨折的 30% ~40% ,其中伸直型占 90% 左右。多发年龄为 5 ~12 岁。当肱骨髁上骨折处理不当时容易引起 Volkmann 缺血性肌挛缩或肘内翻畸形。虽然各种治疗方法都有改进或提高,使危害严重 Volkmann 的缺血性肌挛缩已明显减少,但仍不断发生肘内翻畸形,发生率仍然较高,治疗时必须加以注意。

（二）临床表现与诊断

肱骨髁上骨折多发生于运动伤、生活伤和交通事故。系间接暴力所致。各个类型骨折损伤机制不尽一致。通常将骨折分为伸展型、伸展尺偏型、伸展桡偏型和屈曲型。

1.伸展型

跌倒时,肘关节呈半屈状手掌着地,地面的反作用力经前臂传导至肱骨下端;在肱骨髁上部骨折,骨折的近侧端向前移位,远侧端向后移位(图 2 – 8)。骨折线方向由后上至前下方斜形经过。移位严重者,骨折近侧端常损伤肱前肌并对肱动脉造成损伤。骨折近侧端引起神经损伤多为正中神经、桡神经。

2.伸展尺偏型

外力自肱骨髁部的前外侧,肱骨髁受力作用,使肱骨髁上骨折的远侧端向尺侧和后侧移位。内侧骨质可能部分被压缩,外侧骨膜有时尚完整(图 2 – 9)。此类骨折的内移和内翻的倾向性大,骨折移位时必须加以整复,以避免肘内翻畸形。

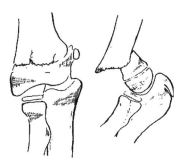

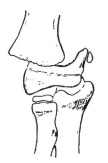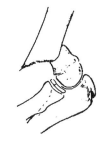

图2－8　伸展型肱骨髁上骨折　　　　　　　　　　　图2－9　伸展尺偏型肱骨髁上骨折

3.伸展桡偏型

外力自肱骨髁部的前内侧,骨折后,远侧骨折端向桡侧和后侧移位;这种骨折不易发生肘内翻畸形(图2－10)。

4.屈曲型

多系肘关节屈曲位,肘后着地。外力自下而上,尺骨鹰嘴直接撞击肱骨髁部,使之髁上部骨折。骨折远侧段向前移位,近侧段骨端向后移位。骨折线自前上方斜向后下方(图2－11)。肘关节肿胀,功能障碍,压痛明显,限于肱骨髁上部。肘后三角关系正常。可触及骨摩擦感和异常活动。

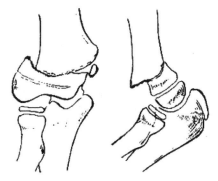

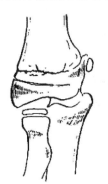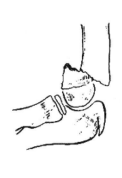

图2－10　伸展桡偏型肱骨髁上骨折　　　　　　　　图2－11　屈曲型肱骨髁上骨折

X线征象通常比较明显,但应与肱骨远端全骨骺分离相区别。

(三)治疗

传统治疗肱骨髁上骨折并不强求解剖复位,以对线为准则。但是手法复位外固定或切开复位内固定后骨折远端生理性前倾角增加或减少,直接导致肘关节永久性伸直或屈曲受限,骨折远端向内或向外倾斜导致肘内或外翻畸形。另外由于外伤骨折再加上手法复位或手术造成周围组织损伤、撕裂,血肿机化及软组织广泛瘢痕粘连,可导致伸肘功能障碍。因此,无论手术或非手术治疗均应避免加重软组织的损伤,给予良好的复位。

1.非手术治疗

无移位或轻度移位的肱骨髁上骨折儿童,在急诊室处理,上肢石膏外展架固定后,回家休息,并定期来院观察。对严重移位肱骨髁上骨折儿童均住院治疗。即施行手法复位,尺骨鹰嘴克氏针牵引及石膏外展架固定的方法。

其治疗步骤如下:

患儿急诊入院后,要详细问损伤病史,及检查有无血管神经合并伤,结合X线片确定骨折类型,备

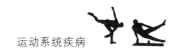
好手法复位及牵引用具。全身麻醉或臂丛麻醉。患儿仰卧于手术台上。对抗牵引下,先做远侧骨折端的侧方移位的整复,然后整复前后移位。

1)左肱骨髁上单纯性伸展型骨折

术者左手掌压于尺骨鹰嘴背侧,右手压于近侧骨折端上方的屈侧;两手相互对压,同时,助手将肘关节屈曲即可复位。

2)左肱骨髁上伸展尺偏型骨折

术者应以左手小鱼际抵于肱骨内髁处,右手大鱼际抵于肱骨近侧骨折端上方桡侧,两手用力加压将远侧骨折端的尺侧移位完全整复,然后术者左手转为手撑托于鹰嘴背侧,右手转为手掌压于肱骨近侧骨折端上方屈侧,再行两手对压,同时助手将肘关节屈曲将前后移位复位。

3)左肱骨髁上伸展桡偏型骨折

整复时术者以左手大鱼际抵于肱骨外髁部,右手小鱼际抵于近侧骨折端上方内侧加压整复,但不宜整复过度;术者再将左手转为手掌托于鹰嘴背侧,右手转为手掌压于肱骨近侧骨折端上方屈侧,两手对压整复前后移位,同时将肘关节屈曲即可复位。

4)左肱骨髁上屈曲型骨折

术者以上述手法复位侧方移位,然后以左手鱼际抵于骨折远侧端(肘窝部),右手鱼际抵于近侧骨折端的上方背侧,两手对挤加压并将肘关节展伸>90°即可复位。由助手维持病人肘关节略<90°位置,并维持对位。将肩关节前屈90°前臂与床面平行,消毒皮肤并铺巾,做尺骨鹰嘴克氏针牵引。送入病房后,做患肢尺骨鹰嘴持续牵引。牵引重量为2~3kg(图2-12)。3~5d肘部肿胀大部消退,做X线检查。若骨折无移位即可行上肢石膏及外展架固定。如果骨折再移位者,需在麻醉下再按上次方法复位。有条件采用上肢螺旋牵引架复位,复位后立即用石膏固定,并于石膏定型之前加压塑型。摄X线片复查,对位满意者拔除克氏针,加用外展架固定4~6周后拆除石膏及外展架并复查,开始加功能锻炼。

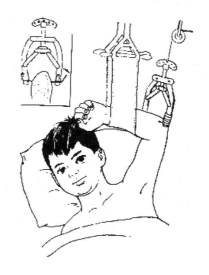

图2-12 小儿肱骨髁上骨折尺骨鹰嘴骨性牵引

2.手术治疗

1)血管损伤探查术

合并血管损伤应早期探查,当肌肉缺血超过6h,可引起永久性损伤。但应注意到,在桡动脉搏动消失而皮肤色泽和温度正常,经手法复位后,动脉搏动常可逐渐恢复正常。因这种并发血管损伤多为骨折近端的刺激使血管产生反射性痉挛,另外机械压迫也可阻碍远端血液供应引起损伤,真正闭合性肱骨髁上骨折引起血管断裂的病例较少。如考虑为肱动脉痉挛在行手法复位后,给予扩血管药物解除血管痉挛,密切观察末梢血液循环情况,如仍无改善,再行手术探查。需做探查术的指征应是在骨折复位后,肢体远端剧痛、苍白、麻痹、无脉、感觉异常等早期缺血性挛缩表现时,应不失时机地手术探查。

2)切开复位内固定

手术适应证:经手法复位失败者可以施行开放复位。

手术操作:臂丛麻醉。手术取肘后正中切口,术中可显露尺神经并保护。暴露骨折端并将其复位,应用克氏针贯穿骨折远侧和近侧骨折端。注意避免尺神经嵌压损伤。针尾可以埋于皮下或裸于皮外。复位后克氏针固定的方法有:内外侧交叉克氏针固定、外侧交叉克氏针固定、外侧平行克氏针固定。有生物力学测定的结果表明,双侧交叉克氏针在抗压、抗侧弯、抗侧方移位、抗旋转方面明显优于外侧交叉克氏针组和外侧平行克氏针组,可以在最大限度上避免骨折复位后的骨折远端倾斜、旋转移位引起的肘内翻。虽然在肘关节肿胀的情况下内外侧交叉克氏针的操作过程中有嵌压损伤尺神经的可能,但通过仔细的操作,可以避免尺神经的损伤。上肢石膏固定在肘关节功能位。四周拆除石膏并拔除克氏针,进行功能锻炼。

3. 肘内翻及手术矫正

1)肘内翻形成机制

目前为大多数认同的由于骨折的整复不良所造成的畸形愈合。多数学者认为其原因是肱骨髁上两骨折端成角移位造成的。Marg 的观察发现远端骨折端的内侧或外侧移位并不会导致提携角的变化,而远侧骨折端内翻或外翻成角度移位则是提携角变化的主要原因。也有学者认为远侧骨折端向尺侧移位是导致肘内翻的一个重要因素。由于肱骨髁上骨质扁平而薄,肱骨远侧骨折端向尺侧移位后很难维持在正常生理轴位上。即使解剖对位,因骨折端接触面小和肢体重力作用,很容易使远侧骨折断端向尺侧倾斜发生内翻,导致肘内翻畸形。桡偏型骨折的远侧端向尺侧移位或倾斜机会较少,故不容易形成内翻移位。为什么骨折端解剖对位,最终发生了肘内翻? 可能有如下两种可能:①肘部屈曲90°复位固定,不容易观察肘部提携角的变化;②在外展架固定时未注意把前臂远侧垫高,而导致骨折远侧骨折端在石膏内发生向内倾斜畸形。另外,远侧骨折端的旋转移位虽不是导致肘内翻的直接原因,但当远侧骨折端发生旋转时,远侧骨折端即便在近侧骨折端之上,骨折接触面实为一个不稳定的支点,容易受到肢体的位置和重力的作用而发生内翻成角是形成内翻畸形的基础。还有一些学者认为肘内翻的产生除了与复位不良有关外,亦与复位后固定方法的选择不当有关。由于复位后固定不稳定,往往可使骨折失去良好的复位从而导致肘内翻。

近年来在对肘内翻形成机制的研究中有学者提出尺侧骨皮质塌陷造成骨折远端向尺侧倾斜或尺侧骨皮质的挤压嵌插是发生肘内翻的原因之一。由于髁上区处于肱骨干由圆柱形向干骺端的扁平形的过渡区,该部位的骨皮质薄。基于这样的解剖特点再结合髁上区内侧应力集中、易被压缩的生物力学特性,肱骨髁上骨折髁上区内侧骨皮质易发生压缩的现象可以得到充分的解释。

2)手术指征

轻度的肘内翻(提携角丧失并有内翻10°以内),外观畸形不甚明显又不影响功能者不必手术矫正。Alongso-Llams 将肘内翻分成三度,并认为只有第三度(肘内翻在10°以上)才有手术矫正的指征。此外,肘关节经常性疼痛及无力者(常是肘内翻比较严重者),无疑应手术予以矫正。对于肘部畸形影响外观者,家长积极要求术者亦应考虑。

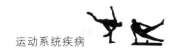

3）手术矫正时机

有学者认为肘内翻是由于外伤引起，而非发育障碍造成，通过大量的随诊发现没有术后畸形逐渐增大的病史或术后逐渐复发的情况发生，对儿童肘内翻角＞20°以上应早期手术矫正。国内文献报道肘内翻矫正最小年龄为2.5岁，学龄前儿童手术截骨容易，内固定简单，骨的生长愈合快，手术效果明显好于大龄儿童。

4）手术方法

肱骨髁上截骨术可矫正其异常形态，但主要是改变肘关节的非生理性力线，使肱骨内外髁附丽的肌腱、韧带及关节囊等软组织的生理张力恢复正常。因此，要求截骨平面不能过高或过低。理想截骨平面应选择髁上即关节囊附丽部的上方（肱骨内外上髁的上方）为最佳部位。

矫正的角度应该是所测量的内翻角（临床测量及肘关节完全伸展前臂旋后位所摄 X 线片测量的角度互为参考），参考健侧正常提携角的合角应防止矫正角度不足或矫枉过正。

二、肱骨内髁骨折

肱骨内髁骨折，系指累及肱骨内髁包括肱骨滑车及内上髁的一种较为少见的损伤。以少年和儿童多见，文献报道在儿童肘部损伤中不到3％。实际上是一种儿童肘关节内的骨骺骨折，属 Salter – Harris Ⅳ 型骨骺损伤。与肱骨外髁骨折形成互为对称的"镜像"（mirror image）损伤。由于骨化中心出现时间先后不同，儿童肱骨滑车骨化中心开始出现（男性 9～11 岁，女性 7～9 岁）晚于内上髁骨化中心（男性 6～8 岁，女性 4～6 岁），所以此类骨折 X 线片上常不易确诊，或误认为单纯的内上髁撕脱骨折，且年龄越小，诊断越困难。此外，当骨折线偏内侧进入关节面时，由于可见的骨折片小，也容易误诊为内上髁骨折。误诊误治，从而引起肘关节畸形及功能失常。

（一）病因病理

肱骨内髁骨折与肱骨内上髁撕脱骨折是两个不同解剖范围的损伤。前者属于关节内骨骺骨折，而后者是关节外骨折（内上髁），由于前臂屈肌猛烈收缩引起的撕脱性骨折。肱骨内髁骨折块包括肱骨滑车，通常占肱骨下端尺侧的2/3关节面，有时骨折块为单纯滑车而不含内上髁。肱骨内髁骨折的损伤机转不甚清楚。损伤暴力系传导至肘部，导致尺骨鹰嘴半月状关节面与肱骨内髁发生相互撞击，引起肱骨内髁骨折。Kilfoyle 认为该骨折的损伤机理从其病史中很难判定，但推测致伤时，跌倒手着地，肘关节呈伸展位。继之的肘后部着地。致尺骨鹰嘴关节面与肱骨内髁撞击导致骨折。Potter 也有同样的观察，但认为这种撞击作用，只有在肘部屈曲位时向内下方着地或伸展位时而肘关节呈内翻位才会发生。直接暴力作用常不能引起这种撞击作用。如果肘部虽伸展外翻致伤，可引起肱骨内上髁撕脱骨折。

肱骨内髁骨折线从肱骨内上髁的上方向肱骨远端鹰嘴窝延伸，累及或不累及关节，有移位或无移位。这一点证明损伤状况与肱骨内髁所接受外力大小有关，而骨折块移位与屈肌收缩牵拉有关。

（二）临床表现与诊断

根据骨折线的方向和内髁骨折块的移位特点分为三型（图 2 – 13）。

Ⅰ 型

系无移位骨折，其骨折线自肱骨内上髁的上方至冠状窝不延伸或延伸至滑车关节面。

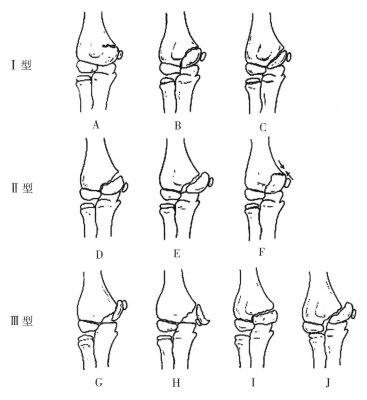

图 2 - 13 肱骨内髁骨折分型示意

A.骨折线自肱骨内上髁上方向下延至冠状窝,未波及骨骺和关节面;B.骨折线延至骨骺进入关节;C.骨折线自肱骨内上髁上方斜行进入关节;D.骨折块轻度向远侧移位;E.骨折块向内上方移位;F.骨折端互嵌压缩;G.骨折块沿肱骨远端向内上方旋转移位;H.骨折块向前内侧翻转移位;I.骨折块沿冠状面旋转移位;J.骨折块向外侧移位伴肘关节内侧脱位或半脱位

Ⅱ型

骨折线经过滑车骨骺及关节面软骨,骨折块向尺侧移位。

Ⅲ型

骨折线同Ⅱ型,内髁骨折块除有尺侧或前侧移位外,还有旋转移位。旋转移位有三种形式:

(1)骨折块向尺侧和前侧旋转。

(2)骨折块沿肱骨远端向前上方移位。

(3)骨折块多包含有大部分肱骨滑车或骨折块为单纯肱骨滑车并沿着肱骨下端冠状面向上方旋转移位。

肘关节剧烈疼痛、肿胀、伸屈受限。肘关节呈半屈状。肘部压痛,但以肘内翻压痛最明显。有时体检时可触及骨折块活动的摩擦感。

正位 X 线片可显示骨折线方向,骨折块大小和移位的程度;侧位 X 线片能提示骨折块向前、后方向移位状况。在 X 线诊断时必须注意,小儿肱骨内髁骨化中心未出现之前,在该部骨折应根据其他解剖标志加以判断,如肱骨小头肱骨内上髁及桡骨小头骨化中心的位置变化加以鉴别,必要时以相同条件拍摄对侧肘关节正侧位 X 线片,以便对比观察。

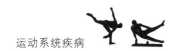

（三）治疗

肱骨内髁骨折既是关节内骨折,又是骨骺损伤,故治疗应遵循关节内骨折及骨骺损伤治疗原则。无论采取何种治疗方法应力求使骨折达解剖复位或近似解剖复位,复位不满意不仅妨碍关节功能恢复,而且可能引起生长发育障碍。继而发生肢体畸形及创伤性关节。

Ⅰ型骨折,采用上肢石膏将肘关节屈曲90°,前臂旋前位固定时间一般为4~5周。拆石膏后进行肘部功能锻炼。Ⅱ型及Ⅲ型采用闭合手法复位。局麻或臂丛麻醉。将伤肢置于肘关节屈曲90°,前臂旋前位。术者一手的鱼际抵住肘外侧(相当于肱骨外髁部),另一只手用拇指按压移位骨,使复位后再用鱼际抵住肘内侧,相当于肱骨内髁部,并向桡侧上方推按加压保持复位,上肢石膏加压塑形,以增强骨折复位的稳定性。

手术治疗

1）适应证

(1)旋转移位的Ⅲ型骨折。

(2)肘部肿胀严重,施行手法复位有困难的某些Ⅱ型骨折。

(3)手法复位失败的有移位骨折。

2）手术操作

臂丛麻醉或全麻。取肘内侧切口,暴露并注意保护尺神经,清除骨折部血肿或肉芽组织,确认骨折块移位方向,然后将骨折块复位。由于该部骨折端的接触面较窄,复位不易稳定。如果复位后因屈肌牵拉而致骨折块不稳定时,则需将骨折块内侧附着的软组织做适当剥离,但必须保留其肌腱附丽,因该部既有利于骨折块缝合固定,又可保存骨折块的部分血液供应。骨折复位后。采用巾钳的两爪将骨折块的内侧缘与肱骨下端内侧骨折断面骨皮质钳出一骨孔,经孔贯穿粗号丝线做缝合固定。在缝合线收紧结扎时,令助手用手指指腹抵紧已复位的内髁骨折块,以保持良好的对位。固定后将手指伸入关节内检查骨折对位。若仍存在移位,即使轻度移位,亦应重新复位固定,以保证关节面的完整。如果缝合固定不稳定,可应用二枚克氏针交叉固定,其尾端露于皮外。术后用上肢石膏固定4~5周。拆除石膏并拔除克氏针。

陈旧性肱骨内髁骨折,复位将是十分困难的操作。由于肱骨下端髁间窝的骨质很薄,很难确定其原骨折断面。对于畸形愈合者视其对功能影响大小,通常可做肘关节松解术,改善肘关节的功能,伴肘内翻畸形者,若影响功能可做肱骨髁上截骨术。

三、肱骨外髁骨折

肱骨外髁骨折是儿童肘部常见损伤,因其多属于骨骺骨折。损伤年龄在2~18岁,以6~10岁为最常见。骨折块通常包括肱骨外髁、肱骨小头骨骺,乃至滑车外侧部分及干骺端骨质。如果治疗不当,会发生骨折不连接、肘外翻畸形、迟发性尺神经损害、上下尺桡关节不稳等。

（一）病因病理

肱骨外髁骨折多系间接暴力所致。损伤多系跌倒手掌着地,间接使桡骨小头与肱骨外髁相互撞击,加上伸肌的猛力收缩和牵拉所致。骨折块也常因在损伤时尺骨冠状突撞击滑车,致使骨折块常包含有滑车的外侧部。由于肘关节在致伤瞬间所处的位置不同,骨折块移位的方向和大小有明显不同。移位的严重程度与外力和肌肉牵拉作用的关系也十分密切。前臂伸指总肌腱起点及覆盖骨折端之上方的骨膜未全撕裂,骨折块仅向外侧移位而无旋转。当时关节处于内收位时,骨折块可能完全分离并向前下方移位,伸肌收缩可使骨折块进一步移位及旋转移位,可向外方翻90°向后方翻90°。

（二）临床表现与诊断

1. 分型分期

肱骨外髁骨骺骨折属于 Salter – Harris IV 型（见"骨骺损伤"）。根据骨折后骨折块移位程度,分为四度（图2－14）：

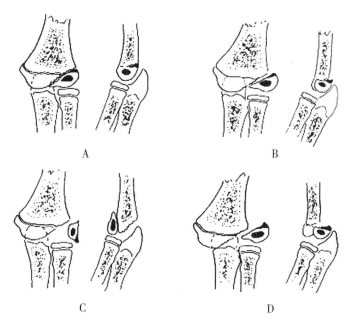

图2－14 小儿肱骨外髁骨折

A. 一度,无移位;B. 二度,骨骺向外后侧移位;C. 三度,骨骺翻转移位;D. 四度,骨骺骨折伴脱位

一度

外髁骨骺骨折后无移位。由于从桡骨传来的暴力冲击肱骨小头,造成肱骨外髁骨折,由于暴力较小而未使骨折移位。X线正位片显示肱骨外髁部裂缝骨折而无移位,侧位片无异常或见无移位裂缝骨折。

二度

外髁骨骺骨折,骨折块向外后侧移位,但不旋转。从桡骨传来较大暴力冲击肱骨小头造成肱骨外髁骨折,骨折块平行移位。X线正位片显示肱骨外髁骨折块向桡侧移位,或侧位片显示骨折块向前、后侧移位或无移位。

三度

外髁骨折块向外侧同时向后下翻转移位,严重者向后及向外各翻转90°,甚至达180°。是由于从桡骨传来较大暴力冲击肱骨小头的同时,肘关节极度内翻,桡侧伸肌强烈收缩而造成骨折块产生旋转移位。X线正位片显示肱骨外髁骨折块向桡侧移位,或侧位片显示骨折块向前、后侧移位的同时两骨折面大小不等,如侧位片显示骨折近端骨折线前高后低则为顺时针方向旋转,反之则为逆时针方向旋转。

四度

肱骨外髁骨骺骨折伴尺桡骨近端向后、外侧脱位,但骨折块保留在桡骨头上面不旋转。这是由于从

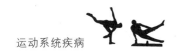

桡骨传来的较大暴力冲击肱骨小头的同时加上肌肉的牵拉,或跌倒时肘关节屈曲位肘尖着地,身体向患侧倾斜,内翻暴力致使外侧韧带将肱骨外髁拉折,骨折后由于桡侧伸肌的收缩牵拉而造成不同程度的翻转移位。X线正位片显示肱骨外髁骨折块翻转移位的同时伴有向桡侧移位,或侧位片显示骨折块翻转移位的同时伴有向前、后移位,如两骨折面大小不等则应考虑伴有旋转移位。

2.临床表现

肱骨外髁骨折后,肘关节肿胀,以肘外侧为最明显。肘部疼痛,肘关节呈半屈状。肘外侧局限性压痛。有移位骨折可触及骨折块活动感或骨摩擦感。成年人X线征象:骨折线或骨折块显示清楚,对移位的判断也比较容易。儿童期肘部的骨化中心出现和闭合时间相差较大,在X线表现,仅是外髁的骨化中心移位,在诊断时,必须加以注意。

(三)并发症

1.骨折不连接常合并肘外翻畸形

其原因系关节软骨翻转和骨折面无法愈合,外髁部位骨发育停滞而形成外翻畸形。骨折不连接,X线片上肱骨外髁骨骺与肱骨下端明显分离。Flynn认为肱骨外髁骨折不连虽在短期内可无临床症状,晚期绝大多数出现肘外翻畸形,随着生长发育,畸形进一步加重,尺神经受到牵拉,肘关节出现退行性变。应给予切开复位植骨内固定术。Roye认为:晚期肱骨外髁骨折完全的解剖复位,几乎不可能,建议固定在功能位,即最大屈伸活动范围的位置。Jakob等认为骨折不愈合多无临床症状,手术会影响肘关节功能,主张提前做预防性尺神经前移。若提携角过大影响功能,宜考虑髁上截骨术。

2.迟发性尺神经损害

肘外翻畸形时,提携角可达40°~60°。如骨折后10年或数十年,可能引起迟发性尺神经麻痹。尺神经在肘关节伸展时松弛,屈曲时紧张。肘外翻时,尺神经经肘关节内侧途径变长,即使肘关节伸展时尺神经也紧张,屈曲时尺神经受到牵拉更加明显。如此长期机械性刺激,可发生麻痹。这种情况应早做尺神经前置术。

3.肱骨下端鱼尾样改变

绝大多数病例骨折愈合后,X线片上显示肱骨下端呈"鱼尾"状畸形。原因是骨折块滑车部分软骨损伤后的营养发生障碍,发生缺血坏死引起。这种X线畸形并不影响关节功能,故临床意义不大。

(四)治疗

肱骨外髁骨折属于肘关节内骨折,在小儿,外髁是构成肱骨下端生长的重要解剖部位,小儿肱骨外髁骨折又是骨骺骨折。复位的满意与否直接影响到关节的完整性和骺板处骨桥形成的大小,骨折后发生创伤性关节炎多在伤后15~20年的远期出现。所以无论采取何种方法治疗,最终应能达到解剖复位或近似解剖复位。否则最终必将发生肘关节畸形和创伤性关节炎而导致关节功能障碍。

1.手法复位

1)一度无移位骨折

多数病例采用非手术治疗能获得良好效果。无移位的肱骨外髁骨折,应用上肢石膏托固定,伤肢肘关节屈曲90°,前臂略旋后位。4周后拆除石膏,并进行肘关节伸屈运动和前臂旋转活动。

2)二度移位骨折

宜首先选择手法复位。通常采用局麻或臂丛麻醉。不能牵引,以防骨块翻转,屈曲肘关节,前臂旋前位。术者以拇指将骨折块向肘关节间隙推按,其他4指拖住肘关节尺侧;术者另一手握伤肢腕部,屈肘90°轻轻向尺侧推,使肘关节桡侧间隙增大,以便推按骨块复位后,再使肘关节桡翻,促使复位的骨块稳定。

3)三度骨折块翻转移位

术者一手拇指扣压肱骨外髁骨折块,其他4指拖住肘关节尺侧;另一手握伤肢腕部,屈肘90°,使伤肘尺翻,增大桡侧间隙,先将骨折块推向肘内,再向肘关节间隙按压,使骨折块的骨折面对合近侧骨折面,再将肘关节桡翻促使骨折块复位稳定。如手法失败改用手术治疗。

4)四度骨折

即肘关节脱位合并肱骨外髁骨折时,若牵引会使骨折块翻转,故禁止牵引。术者一手拇指扣压肱骨外髁骨折块,其他4指拖住肘关节尺侧;术者另一手握伤肢腕部,先将肘关节桡翻,用力推压肱骨外髁骨折块及桡骨小头,同时挤压肱骨下端尺侧,肘关节脱位即可复位,骨折块也通常随之复位,使骨折转为一度或二度;如手法粗暴,复位时用力不适,骨骺骨折块可发生旋转移位,变为三度骨折,此时,宜按三度治疗。

复位后,用上肢石膏固定。在石膏定型之前,于肱骨外髁部加压塑形,以增强骨折复位的稳定度。

2.手术治疗

1)手术适应证

(1)严重三度骨折移位或旋转移位。

(2)移位骨折,局部明显肿胀,影响手法复位或手法复位失败者。

(3)某些陈旧性移位骨折。

2)手术操作

臂丛麻醉或全麻。取肘外侧切口,切开皮肤和皮下组织,即能暴露骨折部,清除关节内血肿,辨明骨折块翻转移位的方向和移位程度。然后拨动外髁骨折块,并使其复位,必须注意肱骨近侧骨折面,有半个滑车,骨折块尾端要和滑车对位。复位后,用巾钳在肱骨下端桡侧缘与骨折块外侧各钳出一骨孔,以短粗针贯穿10号丝线。收缩结扎线时,要保持骨折块对位稳定,并以手指抵紧。结扎固定后轻轻伸屈肘关节,了解其稳定情况。如不满意,则可在该缝合部的前、后各加强固定一针。逐层缝合创口。将肘关节屈曲90°,前臂中间位,石膏固定。4周后,拆除石膏做功能锻炼。

本法比用螺丝钉或克氏针内固定具有下列优点:①操作比较简便,容易掌握;②术中对骨骺很少加重损伤;③术中不需剥离软组织,可保留骨骺的部分血液供应;④能较稳定维持复位的位置,并对抗伸肌拉力。克氏针固定无此作用,故会移位;⑤此种方法,可以避免再次手术拔取金属内固定的创伤。

另一种内固定采用两枚细克氏针交叉固定,针的尾端露于皮肤之外。3周后拔除克氏针,石膏、夹板固定继续2~3周。

陈旧性肱骨外髁骨折的治疗。移位不严重,预计日后不致造成肘部形态和功能影响,可不必手术治疗。骨折块有翻转移位者,或畸形愈合估计将严重阻碍功能恢复,应予以手术治疗。

陈旧性骨折的手术治疗,切口同前,由于骨折部骨痂和瘢痕组织形成,对骨折面的判断常感困难,骨折块与周围组织的粘连,剥离和复位较困难。必须先找到关节的软骨面及肌腱的附着点,切忌在剥离骨折块时将周围软组织包括伸指肌腱附着部剥光,以至造成骨折块呈游离状,日后发生缺血性坏死。于分离分辨清楚远侧骨折块的部位后进行复位。为避免复位不准确。术中摄片以了解复位状况。复位满意后,可采用粗丝线缝合或克氏针交叉固定,并将周围软组织缝合。畸形愈合的主要表现为肘部外上方的骨性隆起,其原因是复位不完全或复位后再移位所致。此隆起经过塑型改造,对关节功能影响不大。若是骨折块翻转,关节面也翻转,则无法改进愈合,成年后,会造成严重肘关节畸形。故应早期手术治疗。

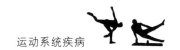

四、孟氏骨折

孟氏(Monteggia)骨折原系指尺骨上1/3骨折合并桡骨头前脱位的一种联合损伤。后来许多学者对这种损伤做了进一步观察和机制研究,使该损伤概念的范围逐渐扩大,将桡骨头各方向脱位合并不同水平的尺骨骨折或尺、桡骨双骨折都列入在内。该损伤可见于各年龄组,但以儿童和少年多见。要充分了解小儿肘部解剖特点及其临床特征。以免对小儿孟氏骨折缺乏足够的认识,而延误治疗。

（一）病因病理

Monteggia骨折的机制颇为复杂,直接暴力和间接暴力都可能造成。各型损伤其机制也不尽相同。

（二）临床表现与诊断

诊断要点概述

明确的外伤史,疼痛、压痛和清晰的X线片,诊断并无困难。仅在小儿多不能确切叙述外伤史和准确的疼痛部位,因此临床检查和X线摄片甚为重要。

儿童肘部X线解剖关系是根据关节端骨骺相互对应位置来判断的。在正常条件下桡骨头纵轴延伸线通过肱骨小头中央,否则即表示桡骨头有脱位。应注意观察尺骨干和尺骨近端有无骨折。同样,如尺骨骨折,就应注意桡骨头有无脱位,必要时加摄健侧肘部X线片与此对比。

在儿童,孟氏骨折另一特点是尺骨骨折可以发生在骨干中上1/3,但有相当多的病例发生在尺骨近端鹰嘴部。骨折可以纵行和横形劈裂,也可皮质呈皱褶状。这种特殊表现可能与儿童骨结构特点有关。当小儿跌倒致伤时,尺骨干较有弹性不发生骨折,鹰嘴部直接受到肱骨下端的撞击而劈裂。

分型分期

通常按损伤机制和X线表现,即尺骨骨折成角与桡骨小头移位方向作为分类依据。一般分为前侧型（Ⅰ型）,后侧型（Ⅱ型）,外侧型（Ⅲ型）和尺桡骨双骨折合并桡骨小头前脱位的特殊型（Ⅳ）。

Ⅰ型（伸直型）（图2-15）

桡骨小头向前脱位,尺骨骨折有移位则向掌侧成角,此型多见于儿童。跌倒时,肘关节呈伸展或过度伸展,前臂旋后位。外力自肱骨向下传导,地面的反作用力通过掌心向上传导。尺骨上端可发生骨折,暴力转移至桡骨上端,使桡骨小头脱出环状韧带向前外侧脱位,骨折端也随之向掌及桡侧成角移位。直接暴力作用于尺骨侧也可引起此种类型骨折。

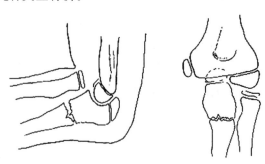

图2-15　孟氏骨折伸直型

Ⅱ型(屈曲型)(图2-16)

桡骨头向肘后外侧脱位,尺骨骨折如有移位则向背侧成角,此型多见于成年人。当暴力作用时,肘关节呈微屈状,前臂旋前位置,外力通过肱骨向下方向传导,地面反作用力自手掌向上传导,尺骨近侧可先发生骨折。桡骨头在肘关节屈曲和向后的外力作用下,即造成脱位,骨折端随之向背侧,桡侧成角移位。

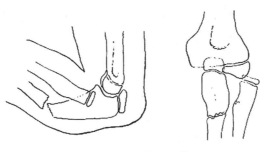

图2-16　孟氏骨折屈曲型

Ⅲ型(内收型)(图2-17)

桡骨小头向外侧或前外侧脱位,尺骨青枝骨折如有移位则向外侧成角、此型多见幼儿和年龄较小的儿童。在暴力作用的瞬间,肘关节呈伸展位,前臂旋前位。由于上下外力传导至肘部,在肘内侧向外侧作用,致尺骨鹰嘴发生骨折并向桡侧成角移位。同时引起桡骨头向外侧脱位,该型尺骨骨折多且纵行劈裂,折皱或横行劈裂,移位不明显,容易被忽略误诊。

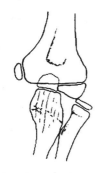
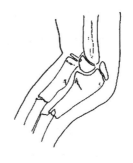
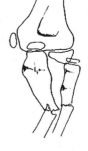

图2-17　孟氏骨折内收型　　　　　　　　　　图2-18　孟氏骨折特殊型

Ⅳ型(特殊型)(图2-18)

桡骨小头向前脱位,合并尺骨和桡骨中1/3或中上1/3双骨折。成人和儿童都可发生。通常认为此型骨折系肘关节伸展位时引起尺桡骨双骨折,同时造成桡骨前脱位。

(三)治疗

1.非手术治疗

手法复位

应用手法治疗新鲜闭合性孟氏骨折是一种有效而简便的治疗措施。尤其小儿肌肉组织较纤弱,韧带和关节囊弹性较大,容易牵引分开,桡骨头也易还纳。尺骨近端无移位或轻度移位者,复位更较容易。

根据不同的损伤类型,采用不同的手法操作(图2-19)。

(1)桡骨头脱位合并无移位的尺骨骨折:可不用麻醉。两位助手分别握住患肢上臂和腕部(肘关节的位置依骨折类型而定)进行牵引和对抗牵引。术者以拇指沿桡骨头脱位相反的方向按压并使前臂做旋

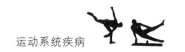

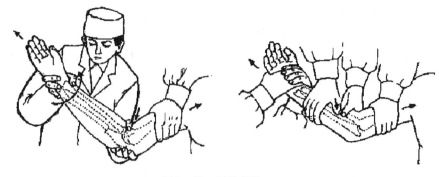

图 2-19　手法复位

前旋后动作,桡骨头即可复位。然后轻轻做肘关节伸屈活动,如不再脱位,即表示复位是稳定的。上肢夹板或石膏固定,前臂保持中立位或轻度旋后位。

(2)有移位骨折的各型损伤:臂丛或全麻。病人取仰卧位、肩关节外展 90°,肘关节屈曲程度视骨折类型而定。上臂绕以布带向地面悬吊重量做对抗牵引,助手的双手分别握紧伤肢拇指和 2~4 指向上做牵引,也可将患肢手指吊放盐水架上,万能石膏台更好,然后按各型采用不同手法:①前侧型:将肘关节屈曲 90°,前臂旋后,术者以拇指自前向后按压桡骨小头,同时将前臂做旋转动作,有时可听到桡骨小头复位声或有复位感。由于牵引和桡骨的支撑作用,尺骨骨折成角移位可同时获得复位。若骨折未能复位,可将肘关节屈曲略 <90°,在维持桡骨头复位的情况下将尺骨骨折折屈复位;②后侧型:牵引时将肘关节自 90°略加伸展达 120°~130°,术者拇指向前按压桡骨小头,然后将向后成角的尺骨骨折复位;③外侧型:牵引方法与前侧型相同。术者拇指加压方向应自外向内。此型多发生于年龄较幼者,尺骨骨折多为近端青枝骨折,移位不明显,但若偏歪会阻碍复位,故要加压整复;④特殊型:牵引后,复位的注意力仍在桡骨小头脱位。然后按尺桡骨双骨折处理。

复位后,采用上肢石膏管型或石膏托固定。石膏凝固前,术者以一手鱼际按压桡骨小头和尺骨成角部;另一手鱼际在对侧加压以对抗,慢慢放松牵引至石膏定形。然后将石膏剖开,剖开缝内填塞少许棉花,以绷带包扎,嘱病孩回家后将伤肢抬高。1 周后肿胀消退,应更换石膏,继续固定 3~5 周。在石膏固定期间做全身和局部未固定关节的功能活动。

桡骨头复位不稳定的处理。桡骨头复位时有轻度再脱出。Tampkins 认为不稳定原因可能是撕裂的环状韧带嵌顿,无损伤的环状韧带滑过桡骨小头嵌入关节腔或因软骨碎片等物的阻碍作用。但有时用轻柔手法或重复手法操作并将肘关节屈曲 90° 以内可获稳定,不应轻易放弃手法而切开复位。

尺骨骨折不稳定的处理。尺骨骨折复位后。常由于前臂伸肌收缩导致骨折向桡背侧成弓状畸形。为防止这一情况发生可将前臂固定在中立位或轻度旋前位以减少肌张力,并在骨折部的桡侧背侧石膏上加压塑型。如尺骨骨折轻度成角或侧方移位,不宜反复粗暴施行手法,以免增加局部软组织损伤。因为在生长发育过程中轻度畸形会塑型改造过来。

开放性损伤的处理。骨折端未直接暴露于外,可在清创缝合后采用闭合复位。骨折端如外露者应在清创同时在直视下将其复位但通常不必采用内固定。

2.手术治疗

手术治疗的目的在于矫正尺骨畸形及维持桡骨头稳定性并恢复其功能。

1)适应证

(1)某些经手法复位失败者。多系青壮年,陈旧性损伤,肘关节伸屈功能受限及前臂旋转障碍。

（2）开放复位和骨折内固定。手法复位失败宜早施行开放复位,某些陈旧性损伤,但时间尚短,桡骨小头尚可复位者(3～6周内)。

2)手术方法

臂丛麻醉。取肘外后侧切开,自肱骨外髁上方2.0cm,沿肱三头肌外缘至鹰嘴外侧,向远侧沿尺骨背至尺骨上1/3骨折处。剥离肘后肌及尺侧屈腕肌。注意保护近端的桡尺关节处的环状韧带附着处。在剥离肘后肌时,应自尺骨附着点开始,将桡骨头,桡骨近端和尺骨桡侧面加以暴露,防止桡神经深支损伤。观察桡骨头复位的障碍和环状韧带损伤状况。清除关节内血肿,将桡骨头复位,环状韧带修理缝合。然后复位尺骨骨折,如果复位后稳定,可不做内固定,依靠石膏外固定加以维持。如骨折不稳定,则可应用髓内针或钢板内固定。术后用上肢石膏将肘关节固定于屈曲略<90°,前臂固定于旋前旋后中间位抬高伤肢,活动手指,6周左右拆除石膏摄X线片检查骨折愈合情况。尺骨骨折愈合后加强功能锻炼辅以理疗。

3.尺骨畸形矫正、桡骨头复位及环状韧带重建术

适用于陈旧性损伤,尺骨骨折愈合畸形严重及桡骨头脱位者。以成人为多见。

手术方法:暴露法同前。将尺骨畸形截骨矫正,并尽量延长恢复尺骨长度,施行内固定以保证稳定。切除影响桡骨头复位的瘢痕组织,并使之复位。如果原环状韧带尚完整。可在切除瘢痕,分离粘连,加以修整,并可借助部分瘢痕组织将环状韧带修复缝合。

环状韧带已经破损,必须重建方能稳定桡骨头。取大腿阔筋膜,长宽1.2cm×7.0cm。筋膜条的深面在外,折叠缝合成长条状。于尺骨桡切迹下方钻孔,贯穿筋膜条,并围绕桡骨颈,达尺骨桡切迎孔附近,与穿进的筋膜条互相缝合,重建的环状韧带松紧程度,以不阻碍桡骨头自由旋转又不能滑出为宜。亦可就近将尺骨背侧桡侧缘的深筋膜和骨膜连在一起切成一个长条(约0.4cm×5.0cm),作为新的环状韧带绕过桡骨颈缝合,即造成一个新的环状韧带。

术后用上肢石膏将伤肢固定略小于功能位。抬高伤肢,活动手指,几天后即可带上肢石膏进行伤肢功能锻炼。6周左右拆除石膏,摄X线片检查骨折愈合情况。尺骨骨折愈合后加强伤肢功能锻炼,并辅以理疗。

五、桡骨头半脱位

桡骨头半脱位(或称Malgaine半脱位)多发生在4岁以下的幼儿。多由于手腕和前臂被拉所致、故又称牵拉肘。

（一）病因病理

幼儿期桡骨头发育尚未健全,小头和桡骨颈的直径基本相同。环状韧带相对松弛,对桡骨小头不能确实地稳定。当肘关节处于伸展、前臂旋前位,手腕或前臂突然受到纵向牵拉;桡骨头即可自环状韧带内向下脱位,而环状韧带近侧边缘滑向关节间隙并嵌入肱桡骨关节腔内。

（二）临床表现与诊断

明确的牵拉损伤史。患儿肘部痛并哭泣,伤肢不能活动、桡骨头部位压痛等即可诊断。

桡骨头半脱位后,患儿哭闹不止并拒绝伤肢的活动和使用、肘关节呈略屈或伸展位,前臂处于旋前

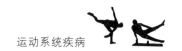
位。

桡骨头外侧压痛明显,在幼儿,表述不明确,必须轻柔仔细地检查方可确定。X线片通常无异常表现,但易与肘部其他损伤区别。

（三）治疗

采用轻柔手法都可达到复位目的,手法简单,效果满意。

复位方法:术者一手托起并握住前臂,将肘关节屈曲约90°,并将桡骨纵轴抵向肱骨下端;另一手掌托住肘内侧,其拇指置于桡骨小头部位加压。前臂迅速旋后,通常在扣压的拇指处有一弹跳感,即表示桡骨小头已经复位。随后即令患儿活动和使用伤肢。如果一次复位未获成功,则可采用上述步骤重复操作并注意拇指按压桡骨小头。

复位后,可用三角巾将上肢悬吊3~5d,令其减少活动。防止造成习惯性半脱位。对于经常复发的习惯性半脱位,家长们应注意,防止牵拉伤肢,或手法复位后,用上肢石膏托固定肘关节90°位,前臂稳定7~10d。这种半脱位,待5~6岁后极少再发。但有极个别病例因前臂牵拉力较大,使尺桡骨间膜变松,桡骨小头脱位于环状韧带之下方,即环状韧带挤夹于肱骨小头与桡骨头之间,这种病例复位较难,如上手法整复时,将肘关节屈曲90°位,使桡骨头沿其纵轴方向抵紧于肱骨小头,多旋转几下,常可获得成功。尚无报道需手术治疗者。

六、儿童 Perthes 病

Perthes 病又称儿童股骨头缺血性坏死、股骨头无菌性坏死、股骨头骨软骨病、股骨头幼年变形性骨软骨炎,1910 年由 Legg（美国）、Calve（法国）、Perthes（德国）3 人分别报道而又称 Legg – Calve – Perthes 病（简称 Perthes 病）,迄今已有近百年的历史,是发生在儿童股骨头局部的自愈性、自限性疾病。所谓自愈性或自限性是指股骨头的坏死,最终可经自然修复而愈合,但其后遗的股骨头畸形,可导致髋关节负重和活动功能的损害,甚至致残致畸。少数病例成年后发生严重骨关节炎而被迫接受全关节置换术,因而对其治疗不容忽视。发病年龄为2~12岁,以4~8岁为多见。男、女儿童的发病率为4:1。多为单侧发病。

（一）病因病理

Perthes 病的病因目前尚不清楚,多数学者认为与股骨头血运障碍有关。股骨头血供主要有三条,即关节囊外动脉网所发出的股骨颈升动脉、圆韧带动脉和干骺端动脉。股骨颈升动脉环绕股骨颈,在后、外、内侧,股骨颈升动脉发自关节囊外动脉网内侧。在前方股骨颈升动脉发自动脉网的外侧,4 条股骨颈升动脉间吻合交通,但男孩其前方血管网稀疏。4~8 岁儿童干骺端血运受骺板阻挡,同时圆韧带血供暂停,股骨头更多依赖于股骨颈升动脉供血,如果前方血管网阻塞,侧支代偿不足,就可能发生股骨头缺血性坏死。血管损伤、血栓形成、血液黏滞度增加及动脉缺血等均可导致股骨头血运障碍。国内外学者通过股骨上端骨髓测压及造影研究,发现患侧骨髓内压呈高压状态。如果股骨近端骨内压增高,可导致关节囊静脉瘀血性梗阻,进而造成股骨头骨骺内毛细血管梗阻,从而产生股骨头缺血性坏死。通过基础研究和尸检观察,学者们推测 Perthes 病可能由下列因素所致:①血管发育异常、体位及外伤造成的血运障碍。②髋关节炎性病变导致关节囊内压力增高,影响股骨头供血。③过度生长的股骨头受压引起缺血。④血液黏滞度的增高引起血管栓塞导致股骨头缺血。⑤内分泌异常。有研究表明 Perthes 病患儿血中生长素水平低于同龄儿,致使股骨头骨化延迟,软骨增厚,质地变软,使股骨头骨骺周围血管长入困难,诱发或加重股骨的缺血。甲状腺素紊乱可能与此病也有一定的关系,股骨头骨骺受累程度与血浆甲状腺素水平成正比。⑥髋关节是一个活动量大的负重关节,男孩好动,自我保护能力差,反复轻微损伤也可能是发病因素之一。⑦其他。Barker 所做的流行病学研究发现该病与患儿生活环境有关。在欧洲社会经济较差家庭的儿童发病率要高于其他人群儿童,同时也发现华人和非洲儿童发病率同样较低,提示该病的发生可能与种族基因变异有关。

股骨头缺血性坏死的病理过程,包括骨质坏死,继之死骨吸收和新骨形成,以及股骨头再塑型等一系列病理变化。一般可分成四个阶段。

1. 初期即滑膜炎期

关节囊肿胀,滑膜充血水肿和关节液渗出增多。但滑液中不含炎性细胞。此期持续 1~3 周。

2. 缺血坏死期

股骨头前外侧骨骺最早受累,或整个骨骺均因缺血发生坏死。此时骨结构保持正常,但骨陷窝多空虚,骨髓腔由无定形的碎屑填充,骨小梁碎裂成片状或压缩成块。由于股骨头发生缺血性坏死,使骨骺的骨化中心软骨内化骨受到暂时性抑制,而关节面表层软骨由滑液营养可继续生长。X 线片上可见股骨头骨骺较小和关节间隙增宽。坏死的骨小梁因碎裂、压缩和新骨沉积在坏死骨小梁的表面,使其密度增高。同时干骺端疏松脱钙,干骺端脱钙是由于局部充血所致,是富有血管的软组织侵入、吸收坏死骨的组织反应。此期大体形态和股骨头轮廓无明显的变化。坏死期较长,经历 6~12 个月。临床上一般无症状。Salter 称此阶段为临床静止期,是潜在的股骨头缺血坏死。若此时能恢复血供,可望不遗留严重畸形。

3. 碎裂或再生期

由于死骨的刺激,毛细血管和单核细胞所组成的连接组织,侵入坏死区,吸收坏死的骨小梁碎片,并在髓腔内形成纤维组织。破骨细胞增多且功能活跃,参与吸收坏死的骨小梁。与此同时,丰富的成骨细胞活动增强,在坏死的骨小梁之间和其表面形成正常的类骨质。这些血管组织来自圆韧带、骨膜和干骺端。干骺端血管或进入骨骺板或与骨骺板周围的组织相连接。起初新生的类骨质所形成的骨小梁较纤细,以后转变成板层骨。坏死区周围软骨仍无明显的变化,但其基底层软骨因远离关节面,得不到滑液的营养,可失去活性。这个阶段新生的骨质强度较低,逐渐塑型成正常骨或根据承受应力的状况而改变形状。Salter 称之为"生物性塑型"。上述过程历时 2~3 年。

4. 愈合期

因为新形成的骨小梁是一种不成熟的板层骨,且纤细脆弱,容易与尚未吸收的坏死骨小梁压缩在一起。压缩区多局限在股骨头的前外侧。蛙位 X 线片上表现为杯状缺损。而正位 X 线片上,这个杯状缺损与完整的骨质重叠,则显示出囊性改变。如整个骺核受累,多出现不同程度的变形,类似蘑菇样外观(mushroom shape),最终股骨头明显增大,由一个位于髋臼中心的圆形股骨头(coxa magna),变成扁平状股骨头(coxa plana)。

Salter 强调股骨头颈变形是由于坏死期并发了软骨下骨折,启动了坏死骨的吸收和原始交织骨沉着。同时可发生滑膜反应和肌肉痉挛,继而发生内收肌和髂腰肌挛缩,使股骨头向前外侧半脱位,髋关节活动受限。如股骨头的应力集中区承受过多的应力,使股骨头呈扁平状或马鞍状畸形,进一步使股骨头向前外侧半脱位。股骨头持续性缺血不仅导致骨骺的缺血坏死,也造成骺板的缺血坏死使骺板过早闭合,将影响下肢的纵向生长,特别是股骨颈的生长受到抑制,而股骨大转子生长不受干扰,结果股骨颈变短,而大转子则可超出股骨头顶端的水平。此畸形虽不同于髋内翻,但在功能障碍上,犹似髋内翻,不利于外展

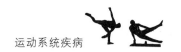

肌的活动,形成屈髋步态,称为功能性髋内翻。综上所述,儿童股骨头缺血性坏死的发病机制可归纳如图 2 - 20。

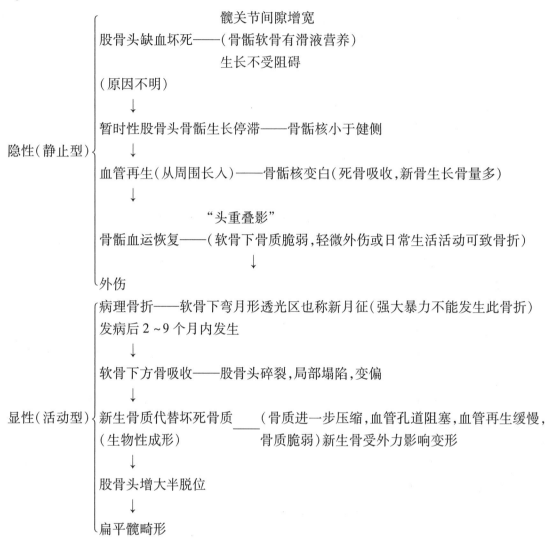

图 2 - 20　儿童股骨头缺血坏死的发病机制及 X 线所见

(二)临床表现与诊断

1.分型分期

现临床上常用分型如下:

1)Catterall 分型

Catterall 根据病理改变,结合 X 线片上股骨头受累的范围,将股骨头坏死分成四型。对临床选择治疗和判断预后,具有指导意义,已被临床医生广泛接受和应用。

Ⅰ型:股骨头前部受累,但不发生塌陷。骨骺板和干骺端没有出现病变。愈合后也不遗留明显的畸形(图 2 - 21)。

Ⅱ型:部分股骨头坏死,在正位 X 线片可见坏死部分密度增高。同时在坏死骨的内侧和外侧有正常的骨组织呈柱状外观,能够防止坏死骨的塌陷。特别是侧位 X 线片上,股骨头外侧出现完整的骨组织柱,

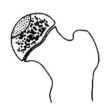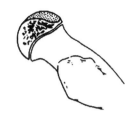

图2-21　Catterall　Ⅰ型,股骨头前外侧坏死

对预后的估计具有很大的意义。此型干骺端发生病变,但骨骺板由于受伸到前部的舌样干骺端的正常骨组织所保护,而免遭损害。新骨形成活跃,而股骨头高度无明显降低。因骨骺板保持着其完整性,其塑型潜力不受影响。病变中止后,如果仍有数年的生长期,预后甚佳(图2-22)。

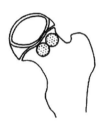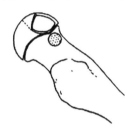

图2-22　Catterall　Ⅱ型,股骨头受累范围扩大

Ⅲ型:约3/4的股骨头发生坏死。股骨头外侧正常骨组织柱消失。干骺端受累出现囊性改变。骨骺板失去干骺端的保护作用,也招致坏死性改变。X线片显示有严重的塌陷,且塌陷的坏死骨块较大。此过程越长,其预后越差(图2-23)。

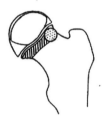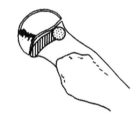

图2-23　Catterall　Ⅲ型,股骨头大部分坏死

Ⅳ型:整个股骨头均有坏死。股骨头塌陷,往往不能完全恢复其正常轮廓。此期骨骺板直接遭受损害,若骺板破坏严重则失去正常的生长能力,将严重地抑制股骨头的塑形潜力。因此,无论采用任何治疗方法,最终结局都很差。虽然,经过适当的治疗,则能减轻股骨头的畸形程度(图2-24)。

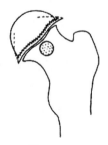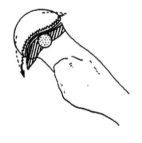

图2-24　Catterall　Ⅳ型,股骨头全部坏死

2)股骨头外侧柱分型

1992年由Hering提出的一种新的分型方法。在标准的正位骨盆X线片上把股骨头骨骺分成内、中、

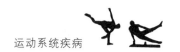

外三个柱状区域。外侧区占股骨头宽度的 15% ~ 30% ,中心区约 50% ,内侧区为 20% ~ 35% ,作者也将这几个区称为外侧柱(lateral pillar)、中间柱(central pillar)及内侧柱(medial pillar)。然后根据外侧柱受累的程度将本病分为三型。A 型:外侧柱未受累,预后好,股骨头无扁平;B 型:外侧柱受累,其被压缩塌陷的程度低于正常外侧柱 50% ,预后尚好,股骨头无扁平;C 型:外侧柱受累,其高度 >50% ,预后差,股骨头扁平。总之,外侧柱受累程度越重,预后越差(图 2 - 25)。

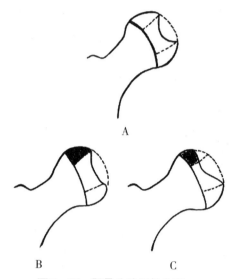

图 2 - 25 股骨头外侧柱分型

A 型,股骨外侧柱无受累,只累及中间柱;B 型,股骨头外侧柱受累,但压缩 <50% ;C 型,股骨头外侧柱受累,压缩 >50%

2. 临床表现

起病隐匿、跛行和患髋疼痛是本病的主要症状。轻度跛行步态,即患儿为缓解疼痛所采取的保护性步态,缩短患肢负重间期。患儿所述的疼痛部位往往在腹股沟部、大腿内侧和膝关节。跑步和行走过多时,可使疼痛加重,休息后明显减轻。

体格检查可发现髋关节各个方向活动均有不同程度的受限,尤其是外展和内旋活动受限更为明显,而且髋关节活动能诱发疼痛。早期髋关节周围肌肉出现痉挛和轻度萎缩。在滑膜炎阶段,髋关节前方有深压痛,并出现轻度屈曲和外展畸形。

3. 影像学检查

1)X 线检查

是临床诊断股骨头缺血性坏死的主要手段和依据。定期投照双髋关节正位和蛙位 X 线片,可动态观察病变全过程中股骨头的形态变化,且每一阶段的 X 线片均能反映出病理改变。

2)MRI 检查

近年来随着磁共振成像技术的应用,对诊断骨缺血性改变有重要价值,可以早期作出诊断。缺血区表现为低信号区,并能清楚显示股骨头髋臼缘的软骨区域及其厚度。磁共振成像的髋关节如同关节造影所见,可以明确显示股骨头的形态是否正常。磁共振成像对判定缺血性病变先于 X 线检查,且无放射性损伤。

4. 鉴别诊断

临床诊断儿童股骨头缺血性坏死并不困难。当 3 ~ 12 岁特别是 4 ~ 8 岁儿童,出现不明原因的持续性髋关节疼痛、跛行和髋关节外展和内旋活动受限时,应考虑罹患本病的可能。确定诊断主要依赖 X 线检查。病变早期 X 线表现患侧关节囊肿胀和股骨头向外侧轻度移位。应该定期拍摄前后位和蛙位 X 线片。一旦 X 线片上出现骨骺的密度改变,诊断便可基本成立。条件允许时,做磁共振或骨扫描检查能提前作出诊断;但是需要与病毒性滑膜炎、感染性关节炎、股骨颈骨髓炎和髋关节结核等疾病进行鉴别。感染性疾病,实验室检查血常规可见白细胞增加和血沉增快。而股骨头缺血性坏死化验检查均正常。此外,感染性疾病局部体征和全身症状都比股骨头缺血性坏死显著。定期进行 X 线检查则更容易鉴别。对个别诊断确有困难的病例,可行关节穿刺做关节液化验检查,对鉴别诊断颇有帮助。

髋关节暂时性滑膜炎易与本病混淆。近年来发现一些临床诊断为髋关节暂时性滑膜炎的病例,有10% 左右发展成股骨头缺血性坏死。这说明两者有着密切的关联。两者系同一疾病抑或两种独立的疾病,还是在病程中的某一阶段有相似的临床表现,目前尚难以定论。一般认为,髋关节暂时性滑膜炎是一种独立的疾病,好发于 3~8 岁的儿童,临床表现髋关节疼痛和跛行,与股骨头缺血性坏死相似,早期 X 线检查亦难以区别。条件允许时,应早期进行核素检查以资鉴别。因为股骨头坏死的早期就有局限性放射性减少,而暂时性滑膜炎核素检查完全正常,当可区别。

(三)治疗

Perthes 病病因不明,病理变化不清,使得治疗缺乏依据,治疗方式多样,疗效不太令人满意。本病为一自限性疾病,自然病程 2~3 年,待股骨头血运重建后病变可以自愈,这是治疗本病的基本出发点。治疗的目的在于消除影响骨骺发育和塑形的不利因素,使股骨头能获得良好的包容,获得生物学塑形,预防病变进行性加重。创造防止和减轻股骨头继发畸形的条件,减轻临床症状,改善髋关节功能,防止股骨头畸形及继发退行性关节炎,使坏死的股骨头顺利完成其自愈性过程。治疗一般从三方面设计:①避免负重,保持髋关节正常活动,防止塌陷;②增加包容,防止继发畸形;③增加血运,促进骨再生。

1. 非手术治疗

非手术治疗适用于年龄小于 6 岁,Catterall Ⅰ~Ⅱ型、Herring A 型、Salter A 型的患儿。常用的方法有卧床休息、外展位牵引、石膏固定、外展支架或矫形器矫正等。多数学者强调,在股骨头骨骺缺血坏死早期,将股骨头完全放置在没有病变的髋臼内,既能缓解疼痛,解除软组织痉挛,又可使髋关节获得正常范围的活动,防止变形、塌陷。推荐外展40°~45°,内旋10°~15°为宜。此时,外展肌基本失效,减少了对关节的应力,同时股骨头也包容在臼内。支具包容下患儿可借助拐杖行走,髋、膝关节可自主活动。动态中的髋外展一方面能使股骨头包容均匀、压力平衡,刺激骨和血管再生,有利于股骨头生长发育和生物塑形;另一方面,有利于保持良好的活动范围,促进关节滑液的流动,保证软骨和滑膜的营养,减少发生退行性病变的发生。其他辅助治疗包括高压氧、中药、手法推拿、局部理疗等。高压氧治疗的原理是通过高压氧促进成骨细胞生长发育,促进新骨形成、骨的修复及股骨头的生长。中医则认为 Perthes 病属中医"骨蚀"范畴,早期主要为"瘀痹",后期则发展为"萎痹"。治疗应以活血化瘀、补益肝肾为主。局部理疗可明显改善髋关节的活动范围,提高髋周肌力。

2. 手术治疗

手术治疗主要应用于年龄大于 6 岁,Catterall Ⅱ~Ⅲ期、髋关节半脱位、Herring C 型、有临床危象征(髋关节疼痛、功能受限)的患儿。包括包容手术和非包容手术,主要可概括为四类:①增加对股骨头的包容;②减少对股骨头的机械压迫;③降低骨内压和关节内压;④改善股骨头血循环。应该强调的是,在选择任何手术治疗之前,均应使患侧髋关节达到或接近正常范围的活动,并要维持数周,方可考虑手术治疗。

1)非包容手术

主要包括滑膜切除术、血管植入术、股骨大粗隆开窗减压术、带肌蒂、血管蒂骨瓣移植术。随着关节镜

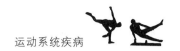

技术的发展,也有人进行关节镜微创治疗 Perthes 病的尝试。关节镜技术和介入治疗又为 Perthes 病的微创治疗提供了新的参考。晚期、无法包容及包容治疗未达目的的病例治疗困难,若不进一步治疗预后很差,此时可考虑行姑息性手术,每种手术都有其针对性,如缓解疼痛、增加股骨头覆盖、纠正外展乏力等。

2)包容手术

主要针对 Catterall Ⅲ、Ⅳ型及 Herring C 型、Salter B 型,发病年龄大于 8 岁,有临床危象的患儿。手术包容可通过股骨、髂骨或两者的联合而获得,各种术式目的都是为了获得最佳的髋臼形态和股骨头包容。包容手术主要包括以下几种:

(1)内翻截骨术:常用的是股骨上端内翻截骨术,也可同时行旋转截骨术。原理是通过截骨增加股骨头在髋臼内的包容,改变股骨头负重力点和降低骨内压。该术式的不利方面是,术后肢体会出现暂时的长短不齐,且随生长发育颈干角会有所降低,如果合并骺板损害,患者可能出现永久性患肢短缩,同时可能出现暂时或永久性髋外展乏力。

(2)骨盆截骨术:是通过改变髋臼的方向增加股骨头前外侧覆盖来增加包容。该手术主要适用于股骨头髋臼比例不称、股骨头半脱位的患儿,术后使股骨头相对髋臼屈曲、外展、内旋位。手术可纠正患肢短缩,无需支具。

(3)Staheli 手术:主要适用于行骨盆截骨术不能达到髋臼完全覆盖股骨头者。

(4)其他:交锁三联骨盆截骨术和改良 Chiari 髂骨截骨、髋关节部分滑膜切除、股骨颈钻孔减压、髂腰肌延长和股内收松解的组合手术治疗 Perthes 病,也取得较好疗效。

虽然手术包容疗法很多,但尚没有一种治疗 Perthes 病最好的方法。包容手术中到底哪种更合适?还有待进一步研究。无论选择何种包容术式,若出现反复疼痛发作或关节活动功能丧失,必须立即采取有效措施如休息、牵引等,并重新对包容进行评估。

由于 Legg-Calve-Perthes 病原因不明,国内学者对本病的治疗方法也就多种多样,继股骨上端内翻截骨、骨盆截骨、髋关节滑膜切除术之后,又有股骨头骨骺内血管束植入、带血管蒂骨片移植、股骨头内坏死骨刮除植骨、股骨大粗隆劈开减压术等相继用于临床治疗。这些治疗方法也都取得一定的疗效,但是,应该看到由于应用每种术式治疗病例有限,疗效评价标准不统一,因而确切的疗效尚难以肯定。我们认为不宜采用过于复杂而创伤大的手术治疗 Perthes 病,也不应简单地认为既然是骨缺血坏死,就想尽办法去增加血运,有骨内压增高就采取减压措施。而忽略了发生在儿童期的股骨头缺血坏死是一种自限性疾病这一重要特征。

（四）预后

Perthes 病的治疗,不管采用哪种方法,都不可能在短时间内修复,多需观察两年左右,尤其是 Catterall Ⅳ型或外侧柱塌陷大于 50% 者,无论何种治疗都无法避免髋关节功能障碍。明确病因及针对病因采取最佳治疗方式是当前迫切需要研究解决的问题。

七、关节软骨与骨骺损伤

（一）应用生理解剖

1. 关节软骨的生理

正常关节软骨表面光滑,呈现蓝白色,半透明,光滑而富有光泽。节软骨自关节面向深部可分为 4

层:浅表层、中间层(又称为移行层)、深层(又称为放射层)及钙化层。各层均由大量的细胞外基质和散在分布其中的软骨细胞组成,软骨细胞只占1%,软骨基质占99%。软骨基质由胶原纤维、蛋白聚糖和水分构成,其中胶原纤维占15%～20%,蛋白聚糖占2%～10%,水分占70%～75%。蛋白聚糖镶嵌于胶原纤维网状结构中,在关节软骨受挤压时,网状结构中的水分挤出,而在休息时又可从关节滑液中吸收水分,并使软骨细胞获得营养。正常情况下,软骨细胞分泌合成的软骨基质和软骨基质的降解保持平衡,使得关节软骨光滑有弹性,其功能为传导及分布载荷,维持和承受接触应力。

2. 骨骺的生理

儿童关节由骨端软骨和骨骺软骨板组成,周围有关节囊和韧带,关节周围韧带比骨骺软骨板坚强,儿童骨骺软骨板软骨包括生发细胞层、增生层、成熟层及肥大细胞层等,各层细胞不断分化、增生、退化、成骨,此过程不断进行,形成骨的生长发育,直至骨骺与干骺闭合。全身大多数部位干骺端中心的血液供应来自本身的营养动脉,其周围的血来自外周骨膜的分支;骨骺的血液供应来自关节周围不同部位骨膜的营养分支。受压骨骺的滋养血管有两种进入方式,一为直接进入,即滋养血管在远离骺板处穿透骨骺的边缘进入骨骺;另一为间接进入,比较少见,即滋养血管通过骺板的边缘进入骨骺,此种情况骨骺分离时血管常受损伤,引起骨骺和骺板缺血。全身有股骨头骨骺、肱骨内外髁骨骺和桡骨头骨骺等关节内骨骺属于这种血供方式。

骨骺损伤是少年儿童在发育过程中骨骺部的一种特殊性损伤,对此类损伤如不能及时正确的诊断治疗,可能会造成肢体畸形甚至影响正常发育。随着体育事业的发展和竞技体育竞争日益激烈,慢性骨骺损伤的发病率一直处于较高水平,因此,是多年来骨科和运动创伤学界研究的重点课题。

(二)病因与病理

1. 关节软骨损伤分类

急性或持续性的关节软骨损伤可分为三类:①微损伤,这种损伤仅表现为软骨基质和软骨细胞超微结构的改变,软骨面仍然完整;②软骨面破裂,但未伤及软骨全层;③骨软骨骨折,骨折线或关节软骨面的裂隙延伸至软骨下骨。

2. 病理机制

1)关节生物力学性质的改变

正常软骨超载及承受不利的力学环境均可引起关节软骨伤。人的关节面可以承受约25MPa的冲击力,超过临界值的单次冲击或多次大幅度但小于临界值的钝性损伤均可导致关节软骨的不可逆性损害。

2)创伤(包括劳损)

创伤是引起关节软骨损伤最常见的原因。创伤后的关节常遗留关节软骨的缺损,缺损区蛋白多糖丢失及胶原纤维网络结构受到破坏,会影响软骨细胞的代谢,使基质合成受阻,加剧这种病理性变化,导致缺损区的范围及深度逐渐扩大,最可深及软骨下骨。Kim等发现,关节内骨折后关节软骨细胞在骨折区大量凋亡,说明基质中存在诱导软骨细胞代谢的成分,在基质成分丢失的情况下可诱导软骨细胞凋亡,这一点在创伤性关节炎的发病机制中有着重要的意义。

3)关节制动

大量的实验研究和临床观察表明,出生后,运动机械应力的刺激,使关节软骨的分层逐渐清晰,运动对关节软骨的形成有重要意义。关节长时间固定而缺乏活动,可导致关节软骨变性。这可能是由于软骨压力泵作用丧失,关节周围软组织挛缩,滑膜浸润软骨或与之粘连,使关节面压力增加,阻止了滑液在细

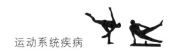
胞间质的弥散。软骨营养缺乏性损伤或滑液与纤维蛋白原相互作用,可降低趋化因子和促细胞分裂因子的作用,从而使得软骨细胞退化。曲绵域等在动物实验中证明,缺乏关节运动刺激也可导致软骨损害,关节活动过度可引起软骨变性。因此,国内外许多学者研究结果表明,关节缺乏和缺少运动及过度运动,都可引起关节软骨的病理改变。

运动引起的关节软骨损伤可因一次暴力急性损伤和逐渐劳损引起。开始的病理变化是不一样的。一次急性暴力致伤可引起软骨剥脱、软骨骨折,甚至骨软骨骨折。挤压暴力引起软骨的胶原纤维损伤,软骨细胞坏死,再进而引起软骨的一系列病变。慢性劳损则是软骨经常受到微细损伤积累的病理变化。运动员的关节软骨损伤可发生于各个关节。最易罹患的关节是膝关节(尤其髌股关节),踝关节以及肘关节。正常关节软骨组织由软骨细胞和软骨基质组成。软骨细胞分泌基质,基质中的胶原纤维自软骨下骨板向斜上方延伸达软骨表面。各不同方向的胶原纤维组成无数个"网状拱形结构",并于表面形成一切线纤维膜,类似一"薄壳结构"。软骨基质保护软骨细胞并维持关节软骨的正常形态及功能(图2−26)。

胶原纤维的排列形式对软骨承受压力有重要意义。关节面一处受压,通过软骨的弹性变形减轻压力。更重要的是胶原纤维的"网状拱形结构"及"薄壳结构"将压力沿胶原纤维方向传至"四面八方",平均地分散达于骨板。因之减小了局部压强,不致损伤软骨。软骨的受压变形及减压复形也是维持关节软骨营养的主要方式(图2−27)。

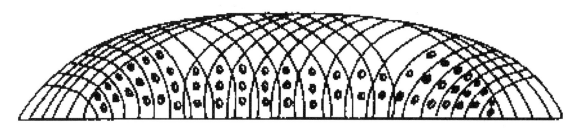

图2−26　正常关节软骨胶原纤维模式排列图

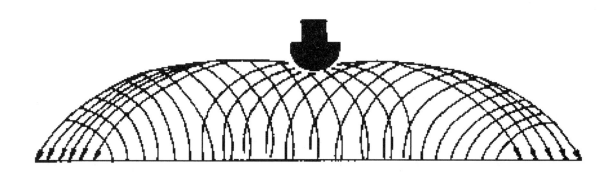

图2−27　正常关节软骨受到压力时,力沿胶原纤维方向分散传递到广泛区域,减少局部压强

关节软骨损伤后胶原纤维破坏,则损伤部软骨正常弹性降低,且胶原纤维形成的"网状拱形结构"及表面的"薄壳结构"破坏。所受压力不再能分散传递,则局部受到超常压力进而损伤软骨下骨质(图2−28)。软骨进一步损伤,细胞坏死。软骨正常弹性的改变也影响了软骨的营养作用,加重了软骨的退行性变。胶原纤维的损伤及软骨细胞死亡,失去分泌基质的能力,则基质退行性变加重。这都引起软骨一系列的病理变化。事实上关节软骨损伤后不只是软骨本身病变,病理改变的范围要广泛得多。局部超常压

力直接传递至软骨下骨,引起软骨下骨病变;损伤软骨脱落的细胞形成抗原以及骨的病理反应刺激滑膜炎性反应;滑膜的病变及血循环的改变等又引起周围腱及腱止装置(末端)的病理变化(末端病)。

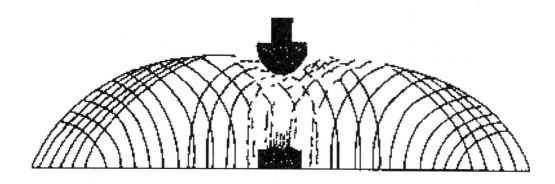

图2-28　关节软骨损伤后,由于胶原纤维破坏,压力不能向四周传递,局部压强过大

因此关节软骨损伤后可引起一系列综合性的病理改变(图2-29)。运动性的关节软骨损伤主要发生于年轻人。损伤病变多不一致,同一关节面上一部分可能是严重病变,其他部分可能很轻或正常。另外,一个关节面软骨损伤后,往往相对应的关节面软骨也产生或继发病变。

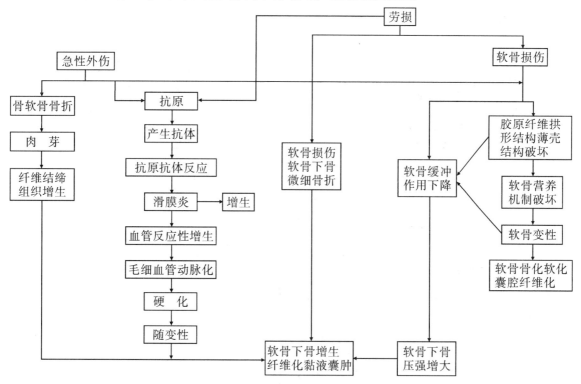

图2-29　关节软骨损伤及其病理发展

3.骨骺损伤的分型

骨骺损伤多由一次性瞬时的直接或间接暴力作用,使骨骺部受到撞击、挤压、拧扭、牵拉而使骨骺、骺板或干骺端产生骨折或骨骺滑脱或骨骺撕脱(牵拉骨骺)骨折。根据骨折部位和形状,一般采用 Salter - Harris 的分型方法,将骨骺损伤分为5型。

Ⅰ型　该型从X线片上看不到骨折线(图2-30),损伤完全通过骨骺和骺板,不波及干骺端(临床上

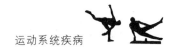

称骨骺滑脱）。这种损伤多由剪切暴力所致,多见于幼婴儿。

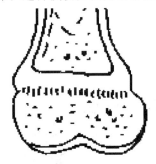

图 2 - 30 骨骺损伤 Ⅰ 型

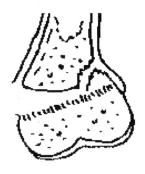

图 2 - 31 骨骺损伤 Ⅱ 型

Ⅱ型 这是骨骺损伤中最常见的类型。其特点是骨骺分离加干骺端部分骨折(图 2 - 31),因有三角形干骺端骨折块,使其诊断比 Ⅰ 型容易。骺板分离部分与 Ⅰ 型相同。损伤机制由剪切力加上弯矩造成,多见于 10 岁以上的儿童,这时他们的骺板相对比较薄。

Ⅲ型 这类损伤,从关节面经过骨骺,即关节内骨折加骨骺分离(图 2 - 32),这种损伤不常见,由关节内切剪刀引起,通常出现在胫骨远端。

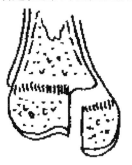

图 2 - 32 骨骺损伤 Ⅲ 型

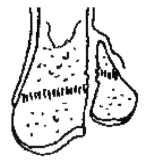

图 2 - 33 骨骺损伤 Ⅳ 型

Ⅳ型 损伤涉及关节面,骨骺、全层骺板和部分骺端(图 2 - 33),即关节内骨折加骺板和干骺端骨折。

Ⅴ型 此型损伤多由强大的挤压暴力造成,引起骺板的软骨细胞压缩而严重破坏即压缩性骨折(图 2 - 34)。较少见,但后果非常严重,常导致骨生长畸形。由于损伤没有移位,X 线诊断困难。因此凡小儿肢体坠落性损伤或涉及骨骺附近的损伤,而 X 线拍片无明显异常,但疼痛和肿胀持续一段时间,应考虑有骺板挤压伤的可能。

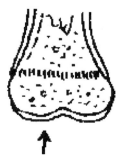

图 2 - 34 骨骺损伤 Ⅴ 型

由于在损伤过程中,往往是撞击、挤压、拧扭等几种暴力综合作用的结果,故在临床实践中,上述 5 种类型骨折,并不单独存在,常为几种类型合并损伤,例如,第 V 型往往合并于其他 4 种类型之中,因此,在治疗时,对预后应留有充分的余地,不能绝对化。在 Salter - Harris 的 III、IV、V 型损伤中,均波及骺板的生发细胞层(即静止细胞层),无论破坏骺的血运或软骨细胞,都可引起软骨细胞不同程度的坏死或蜕变,影响骺板的正常发育。损伤较轻或仅为血供不足,则软骨增殖能力减退,局部生长速度减慢;如损伤较重,则软骨增殖就会停止,骨骺早闭,该骨端不再纵向生长。

（三）临床表现与诊断

关节软骨与骨骺损伤的诊断比较困难,临床上容易误诊和漏诊,其主要原因是关节软骨与骨骺部位软骨成分在 X 线上不显影。目前对于关节软骨与骨骺损伤的诊断主要依据其临床症状、体征,并结合 X 线片、MRI 等辅助检查。其诊断要点如下:

（1）急慢性运动损伤或外伤史。

（2）急性损伤可有局部肿胀、疼痛、压痛、畸形、关节功能障碍等表现;关节软骨的退变会出现关节反复疼痛、肿胀、行走困难、晨僵、交锁、关节活动受限及关节活动摩擦感等表现。

（3）影像学诊断要点:MRI 诊断关节软骨损伤分级分为 5 级:0 级,正常关节软骨,软骨弥漫性均匀变薄但表面光滑,仍认为是正常关节软骨;I 级,软骨分层结构消失,软骨内出现局限性低信号区,软骨表面光滑;II 级,软骨表面轮廓轻至中度不规则,软骨缺损深度未及全层厚度的 50%;III 级,软骨表面轮廓重度不规则,软骨缺损深达全层厚度的 50% 以上,但未完全剥脱;IV 级,软骨全层剥脱、缺损,软骨下骨暴露伴或不伴软骨下骨质信号改变。目前,诊断软骨损伤的金标准是关节镜手术,由于 MRI 对软骨损伤诊断准确率较高,所以 MRI 是早期诊断关节软骨病损的最有效的无创技术。在儿童要熟悉正常骨骺继发骨化中心出现的时间及愈合时间。有助于辨别是正常骨化中心或是骨折片;X 线片中要仔细观察继发骨化中心与干骺端的对位关系,以及与关节上下相应骨端的关系,对无干骺端骨折的骨骺损伤,主要根据骨骺的位置来确定损伤;观察干骺端的三角形骨片,X 线片中可见三角形骨折者,则可诊断骨骺损伤;对无明显 X 线征象的患者,特别是高度怀疑骨骺损伤,可行 MRI 检查,了解软骨的压缩或其他损伤情况。

（四）治疗

1.关节软骨损伤治疗

1）非手术治疗

适用于对轻度的软骨损伤或作为术后的辅助康复治疗。包括口服非甾体抗炎药缓解疼痛或营养软骨药物保护软骨、减轻体重、改变活动方式、康复训练、中医药治疗等。其他还有关节腔内注射玻璃质酸钠、局部封闭、理疗和支具保护等。总的来说,非手术治疗能够暂时缓解疼痛症状,但不能从根本上恢复软骨的正常结构和功能,因此不能阻止病程的发展。

2）手术治疗

目前外科治疗软骨损伤的方法有关节镜下关节腔冲洗软骨清理成形、钻孔微骨折、自体或异体骨软骨移植和软骨细胞移植。多种方法均可促进软骨损伤的修复,均存在不足之处。软骨下骨钻孔术和微骨折术是目前临床上常用的方法,这种方法短期疗效肯定,复组织多为纤维软骨,期疗效较差。软骨膜、骨膜和软骨移植因来源有限使应用受到限制。组织工程化软骨结合了细胞培养、组织材料和生长因子等因素,在实验中取得了较理想的结果,目前受到极大关注,今后发展的方向,但目前工程化软骨的细胞行为,

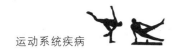
架材料的选择,长因子的有效调控等有待进一步阐明,且处于动物实验阶段,不能应用于临床。这就要求广大医务工作者及科研人员不断努力,探索创新,相信在不久的将来,能克服这一难题,使广大患者解除病痛。

2.儿童骨骺损伤

1)非手术治疗

儿童骨骺损伤是发生于儿童的一种特殊类型骨折,骨折移位不大、比较稳定,可采用手法复位、小夹板固定。闭合手法复位要轻柔,切勿粗暴操作。必须要在充分牵引下复位,复位时间宜愈早愈好,时间的拖延会增加复位困难,并且造成人为损伤。

2)手术治疗

对于不稳定型损伤,要求恢复骺板对位和关节面平整,可采取切开复位内固定。切开复位时,不应剥离骺端表面软组织,以免损伤骺板周围环,忌用器械插入骺板断面复位,以免造成医源性损伤。内固定宜用体积较小的克氏针,尽可能避免任何形式的穿过骺板的固定,如有可能,应使钉穿过干骺部,这比穿过骨骺板要好。

3.慢性骨骺损伤

对于慢性骨骺损伤在于早期诊断和及早治疗,如果发展到了中晚期,不仅严重影响正常的训练和比赛以及运动成绩的提高,甚至身体发育都会受影响。因此,预防就显得尤其重要。在大运动量训练时应严格掌握局部的负荷量,尽量避免挤压、撞击等应力长时间过于集中,最好是支撑与悬吊动作交替进行。注意技术动作的合理性与科学性,改进训练方法,加强保护。训练时可适当使用支持带或弹力绷带包扎或固定关节部,以减轻骨骺部的负担。在早期诊断的基础上,应采取积极治疗与调整局部负荷量相结合的方法,防止其进一步发展或恶化。由于骨骺是处于生长发育阶段,一旦损伤后,只要采取及时有效的措施,都能取得较好修复愈合的效果。

大量临床实践证明中医中药对于骨骺损伤有其独特的治疗效果。早期以活血消肿类中药外用(外敷或熏洗),如黄柏、玄胡、木通、血竭、木香、川芎、当归、三七等。中后期以续筋健骨活血类中药外用,如红花、续断、白及、儿茶、羌活、乳香、没药、杜仲、当归、黄芪、赤芍等。如何运用中医中药早期预防和治疗慢性骨骺损伤,防止其病变进一步发展,无疑是一个有待研究和开发的课题,具有广阔的前景。病变发展到中晚期,如关节功能障碍,疼痛较重,软骨脱落,关节内骨折,形成关节鼠者,则需手术治疗。如关节鼠摘除、骨桥切除术、骺板牵拉延长术以及对成角畸形者采取截骨矫正术等。

八、寰–枢椎半脱位

寰–枢椎半脱位(atlantoaxial subluxation)多见于儿童,也可发生在成年人。其脱位可因创伤引起,称创伤性寰–枢椎半脱位,系指由于某种暴力所致;也可因炎性浸润所致,称非创伤性寰–枢椎半脱位。

(一)病因病理

1.创伤性寰-枢椎半脱位

头部遭受打击伤、体育运动伤和交通事故是常见的损伤原因。通常造成损伤的暴力并不大,有时轻度的扭转外力即可发生半脱位。寰–枢椎间解剖功能比较复杂。小儿时期该关节的稳定几乎完全取决于该区的韧带结构,且有保护并保证关节广泛的活动功能,主要为旋转,而伸屈及侧方活动亦少许存在。

颈部旋转功能约有 50% 发生在寰枢节段。寰-枢椎管矢状径远较其他颈椎椎管大并在旋转时或遭到某种外伤,造成轻度移位时,能够安全调节而不发生严重神经损伤。单纯外伤性横韧带断裂及寰–枢半脱位比较少见,因为同样暴力更容易造成齿突损伤。如果两者都损伤,齿突损伤容易发生在韧带损伤之前。

2. 非创伤性寰-枢椎半脱位

非外伤性寰-枢椎关节脱位是指寰椎自发性地向前方或侧方移位,通常由寰椎横韧带的炎症性软化,如上呼吸道感染,喉部或淋巴结感染等上颈部的炎症性病变所致以及齿状突与枢椎之间的先天性融合不良引起,一般好发于儿童。其他也见于粘多糖病或类风湿病患者。

（二）临床表现与诊断

1. 创伤性寰-枢半脱位

明确的外伤史,为除外上颈椎的其他部位损伤,必须借助 X 线摄片。X 线开口拍片主要特征表现是枢椎齿突与寰椎两枚侧块间距不对称,但小儿开口拍片时合作不好使之投影位置偏斜,引起二者间隙异常,或不能满意显示该区解剖结构。必要时多做几次拍片,排除因投影位置异常造成的误诊。侧位 X 线片能清楚显示齿突和寰-枢前弓之间的距离变化。正常情况下在 3mm 以内。必要时做 CT 扫描,可以与寰椎椎弓骨折及上颈椎畸形鉴别。对于严重的陈旧性半脱位应注意。有人报道一组 17 例不可复位的寰-枢椎半脱位,全部病例表现为斜颈及运动受限,颈部活动时疼痛,其中由于长期斜颈畸形导致面部发育不对称。由于斜颈出现对侧胸锁乳突肌痉挛,患儿常用手托住头部或喜欢卧床。

典型的临床表现为头颈部倾斜。如果单侧向前移位时,头部向健侧倾斜,并有颈部疼痛和僵直、枕大神经痛等,但脊髓压迫症状和体征极少发生。有时微小的创伤就可造成寰-枢关节旋转移位,头在旋转位置上,取代了寰椎在枢椎上面的运动,二者仅能有少许活动。

2. 非创伤性寰-枢椎半脱位

无确切的外伤史,有鼻咽部或颈部感染疾患（如急性扁桃体炎、急性中耳炎、急性咽喉炎、咽后脓肿、急性颈淋巴结炎、急性乳突炎下颌齿槽炎枕骨骨髓炎等）;临床表现为项颈部疼痛、僵硬、头部不能转动,常需用手支托头部或下颌;斜颈,头部向患侧及前方倾斜,其下巴旋向对侧,颈椎各方向的旋转运动均受限制;颈部第 2 颈椎棘突隆凸、偏歪,并有明显压痛。

X 线侧位片示前弓后缘与齿状突前缘距离（寰齿间歇,ADI,ADI 测定,男：≤3mm,女：≤2.5mm）增宽,或于前屈、后伸位其距离有明显增宽移位。中立位 ADI 正常,颈椎前屈位增宽表示有寰椎横韧带松弛或断裂。X 线正位片（C1 -2 张口位）显示,单侧前脱位时,关节突间的关节间隙不对称,患侧变窄、消失或重叠,齿状突与寰椎两侧侧块之间间隙改变。齿状突缺如或发育不良时,枢椎椎体上方无骨性隆起或仅呈乳头状隆起。

（三）治疗

寰–枢椎半脱位的治疗比较容易。其方法包括手法复位、牵引和固定,也有些病例未采取任何治疗在几天后自然复位。通常应用枕颌带（Glisson）取正中位牵引,牵引重量根据年龄而定,成人用 2.5 ~ 3kg,儿童用 1.5 ~ 2.0kg 即可。在牵引过程中拍片复查,并根据复位情况调整牵引重量和方法。一般 2 ~ 3d 即可复位,维持牵引 2 周,并头颈胸石膏固定或颈部支架 2 ~ 3 个月。顽固性半脱位及陈旧性半脱位,可应用颅骨牵引,复位后可考虑应用寰枢融合术。

1. 手法复位

患者取坐位,首先做颈部肌肉的放松按摩,而后术者一手置患者下巴下方,一手置脑后枕骨处,双手

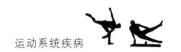

用力持续向上牵引;待颈部肌肉松弛后,在持续牵引状态下,用置脑后枕骨处的手拇指顶住第2颈椎棘突,轻轻左右旋转,并向侧方、前方顶推偏歪之棘突,同时后伸,复位后患者即感疼痛锐减,斜颈消失。复位后以颈托或石膏围领固定2~3周。

2．颈椎持续牵引复位

用Glisson牵引,复位后除去牵引,颈托或石膏围领固定。

3．功能练习

取除固定后做颈部操,前屈、后伸,左右侧屈和旋转,以增强颈部的稳定性和灵活性。

4．药物治疗

寰-枢椎半脱位的药物治疗应根据创伤性与非创伤性的不同病因灵活选用。创伤性半脱位是以损伤的病理变化为依据,遵循早、中、晚三期辨证论治的用药原则;非创伤性半脱位则是炎症性改变所致,以抗感染为主,可选用抗生素对症治疗。

取除固定后以舒活酒外搽按摩颈部,以恢复颈部活动功能。

5．手术治疗

1）适应证

经常复发或非手术方法治疗无效者及脱位合并脊髓受压严重者宜手术治疗。

2）术式

（1）颈椎融合术:适合于经常复发和齿状突发育不良的患者。

（2）寰椎后弓切除减压术:适合于脊髓受压严重者。

（3）寰-枢椎内固定术:适合于手法复位不成功者。

（四）护理要点

（1）治疗期间避免咽部和颈部的炎性感染。

（2）早期禁止做颈部前屈运动,防止复发。

第三章

青少年期运动系统疾病

第一节 生长发育疾病

一、胫骨结节骨软骨炎

胫骨结节骨软骨炎(Osgood ~ Schlatter病)为胫骨结节骨化失常所致。好发于10 ~ 15岁男孩,一侧多见。本病特点是胫骨结节部肿胀与疼痛。多见于足球、体操、武术及举重等青少年运动员。

(一)病因病理

胫骨结节是股四头肌通过髌骨和髌韧带附着的骨骺。由于胫骨结节尚未与胫骨融合,而股四头肌的发育较快,肌肉的收缩使胫骨结节舌状骨骺部撕脱拉开,影响血循环,致使胫骨结节发生缺血坏死。

本病发病时外伤性牵扯与局部的缺血改变同时存在。属髌腱下止点的末端病,只是作用于胫骨结节部的舌状骨骺而已。骨骺因腱止点的牵拉与血管损伤出现无菌性坏死,而腱则因外伤或引起镜下撕脱骨软骨骨折,或髌腱因损伤缺血产生软骨岛,逐渐出现腱的异位钙化或骨化。其上下滑囊也和末端病一样多同时出现炎症。有时甚至有较多积液。

(二)临床表现与诊断

好发于青少年,有剧烈运动史,绝大多数病例起病缓慢,逐渐发生;一侧或双侧胫骨结节上端前方局限性肿胀,膝痛,训练时加重,休息后减轻,压痛明显,晚期胫骨结节肥大突起;股四头肌抗阻运动引起局部疼痛加重。

X线检查:髌周软组织肿胀,胫骨结节骨骺呈舌状,骨骺骨质致密,骨骺边缘不规则,或见骨骺与骨干分离;晚期髌韧带可出现钙化或骨化。

Salter—Harris X线分型　Ⅰ型:单纯性骨骺分离;Ⅱ型:骨骺向前掀起,呈舌状分离;Ⅲ型:骨骺向前掀起,伴有贯穿其中的骨折线;Ⅳ型:掀起的骨骺骨折移位,呈舌状或三角形骨块。

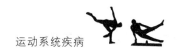

（三）治疗

以减少运动量为主,本病可以自愈。根据症状轻重,采取制动或不制动。在急性期,应将膝部保持伸直位固定 2~3 周,局部行封闭止痛。慢性者应减少跳跃动作,可不停止训练,同时可用热敷及按摩消除局部肿胀。经保守治疗无效者应考虑手术治疗。

二、生长痛

生长痛指儿童生长发育过程中短暂间隙性的肢体疼痛,是一种生理性疼痛,多发于 2~13 岁儿童,女孩多于男孩,主要表现为小儿无明显原因的膝关节周围或小腿前侧疼痛,但局部无红肿压痛,关节活动正常。1823 年 Duchamp 首先描述了生长痛,1930 年 Hawksley 指出本病与风湿病的鉴别诊断。

（一）病 因

发病原因尚不清楚。普遍认为与以下三因素有关:

(1)小儿下肢骨骼生长迅速,而其周围的神经、肌肉、肌腱、关节囊等生长速度相对慢一些,导致骨骼拉扯着周围组织,出现牵拉疼痛。

(2)小儿新陈代谢较旺盛,容易造成某些代谢产物(乳酸等)聚集在组织间,刺激到神经末梢时,引起疼痛。

(3)随着年龄增大,小儿生理性的胫骨内弯和膝关节外翻没有及时矫正,为了保持关节的稳定,小腿肌肉必须经常保持紧张状态,故出现疼痛。

最近研究发现生长痛与骨龄发育迟缓有关,与体内锌、钙元素的失衡有一定的关系。活动过多、天气变化、病毒引起的上呼吸道感染,过敏体质的儿童容易出现生长痛。

（二）临床表现与诊断

1. 临床表现
主要表现为肢体疼痛,以膝关节和(或)小腿深部肌肉疼痛为主,亦可累及腓肠肌、腘窝、股部和腹股沟。一般以酸痛、钝痛为主,疼痛多发生在午后休息时或晚上睡觉前,多能自行缓解,不发作时,孩子一切正常。

2. 实验室检查
血沉正常,抗"O"试验多数正常,类风湿因子阴性。

3. 影像学检查
X 线拍片检查正常。

4. 诊断
1)有或无明显诱因的短暂间歇性肢体或关节疼痛,无游走性,可自行缓解,缓解后无后遗症。疼痛史 >6 个月,发作次数 >5 次。

2)未见膝关节红、肿、热和活动受限;不伴有发热、皮疹等全身症状。

3)实验室检查和 X 线检查未见异常。

4)疼痛多发生在儿童和青少年,至青春期逐渐消失。

（三）鉴别诊断

对生长痛的诊断要非常谨慎,不要把其他器质性或感染性疾病误诊为生长性疼痛,对长期肢体关节疼痛者,应该排除风湿性关节炎或类风湿性关节炎,对有发热者,要排除化脓性或感染性疾病,对近期有外伤者,一定要拍X线片,是否有骨、关节病变。常与下列疾病鉴别:

1.骨软骨炎

是一种无菌性局部缺血营养障碍性骨软骨坏死性疾病,好发于小儿大腿根部,多为单侧发病,男孩多见,与活动过度致局部损伤有关,疼痛呈逐渐进行性加重,常呈跛行。

2.髋关节结核

此病多见于学龄前小儿,发病较缓慢,以单侧多见。早期患侧肢体酸痛,因此小儿在走路时步态发生改变,以后疼痛逐渐加重,尤其是夜间睡眠时被痛醒,此为本病的主要特征。

3.佝偻病

佝偻病除了关节和下肢疼痛外,还伴有多汗、睡眠障碍。体检还可见鸡胸、肋骨串珠、"X"或"O"形腿。

4.风湿性关节炎

发病前多有发热,溶血性链球菌感染病史。病变主要侵犯心脏、血管、关节等组织器官,关节疼痛多数为游走性,以膝、踝等大关节为主,局部可出现红肿热痛。抗"O"增高,血沉加快,心肌损伤,心电图异常。经治疗后,症状在一周左右可消失。

5.类风湿性关节炎

关节疼痛以小关节为主,多数呈对称性。病程发展缓慢,呈渐进性反复发作。当病变损害大关节时,应注意与生长痛相区别。本病早期多有全身发热,伴有皮疹或淋巴结、肝脾肿大,血沉加快,白细胞增多,C反应蛋白阳性。病程长者可引起关节畸形。

6.其他

化脓性关节炎、骨软骨瘤、骨肉瘤、急性白血病、损伤、先天性疾患、姿势性缺陷等亦可引起与生长痛相似的疼痛症状。不过,这些疾病引起的病性疼痛特点是活动时疼痛加重,甚至活动受限,但休息时疼痛减轻,应注意区别对待。

（四）治疗

无需特殊治疗。疼痛发作期间,最重要的是休息制动保暖,可局部按摩、内服非甾体类止痛药、维生素C,补充钙锌剂等对症治疗。

三、膝关节内、外翻

膝关节内翻又称"弓形腿""罗圈腿",指双下肢自然伸直或站立,两内踝靠拢,而两膝不能靠拢者;双腿内翻者为"O"形腿,单下肢腿内翻者,为"D"形腿。膝关节外翻又称"碰膝症""外八字腿",指双下肢自然伸直或站立,两膝靠拢,而两内踝不能靠拢者;双下肢外翻者为"X"形腿,单下肢外翻为"K"形腿。膝关节内、外翻为较常见的下肢畸形,好发于儿童和青少年。

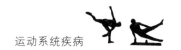

（一）病因病理

膝内外翻致病原因很多，佝偻病最常见，也可见于骨质软化病、原发性甲状旁腺功能亢进、干骺端软骨发育不全、骨骺损伤、关节面骨折及其结核、肿瘤等致股骨或胫骨发育异常的疾病。

早期病变发生于透明软骨，表面变成暗黄色，呈颗粒状。组织变化主要是软骨内基质和水分降低，使浅层胶原纤维出现纤维变性，导致软骨软化，丧失弹性，不能承受所受的压力，易发生磨损、裂缝。随着病损加重，软骨继续磨损，出现深层骨质裸露和表面肉芽组织形成，后者可化生形成为纤维软骨，同时出现边缘软骨的增生性修复，并最终形成骨刺。软骨磨屑脱落于关节腔内，可激活一系列炎症因子，产生滑膜炎，临床表现为膝关节肿胀、疼痛以及活动受限。

（二）临床表现与诊断

1. 症状

双膝内翻者正面看似"O"形，膝关节突向外侧，双踝靠拢时，双膝内缘不能相接。如使双膝并拢则两小腿将相互交叉。还可继发胫骨旋转及足外翻或扁平足。行走时下肢不稳，呈摇摆步态，犹如先天性髋脱位者。与膝外翻相似，由于力学因素的改变、易引起软组织劳损性疼痛，后期可形成退变性关节炎，引起疼痛肿胀，影响功能。

双膝外翻者可表现步态蹒跚，单侧者则表现跛行。常可合并其他畸形，如扁平足、胫骨外旋、髌骨脱位等。畸形严重者可继发内翻足及前足内收畸形。也可并发脊柱侧凸与骨盆倾斜。内侧副韧带与前十字韧带可被拉长而松弛，造成膝关节不稳、易疲劳易受伤，膝关节内侧或大腿内侧肌群疼痛等。有时整条腿痛或腰痛。患者站立时，因双膝相碰，常使一侧稍屈而处于另一膝的前方；另一膝则过伸面处于后方。此种姿势也容易引起疲劳。在快步行走或奔跑时，双膝易碰撞而摔倒。膝外翻者大多股骨内髁大于外髁，并在股骨髁上开始外翻，成角部在髁上。由胫骨引起外翻者少见。如任其发展，30岁以后可形成退变性关节炎，出现关节肿胀疼痛等表现。

2. 体征

1）视诊：应检查膝关节有无内、外翻，屈曲和反屈畸形，检查双侧股四头肌是否萎缩，膝关节是否肿胀。膝外翻时，靠拢股骨内髁，检查踝间距离，以反映畸形的严重度。膝内翻时，靠拢双踝，检查胫骨间距离可反映畸形的严重度。

2）触诊：应在韧带附着点和关节间隙寻找压痛点，膝内翻的压痛点多位于内侧关节间隙或外侧韧带附着处。而膝外翻者痛点则位于外侧间隙或内侧韧带附着处。如畸形继发骨关节炎者，则在髌骨上下缘均有压痛，按压髌骨可出现摩擦音。此外，触诊还应包括检查骨发育异常引起的关节附近骨骺增大以及关节内游离体等。

3）动诊：应检查膝关节的伸屈活动范围，伸屈活动时的肌力以及髌骨是否发生脱位。被动活动膝关节应注意有无弹响，捻发音或摩擦音，弹响可能与同时伴有的盘状软骨损伤或肥厚的肌腱摩擦骨突有关，而捻发音或摩擦音可能由同时伴有的髌股关节软骨退变引起。此外动诊检查还应包括过伸、过屈、侧方挤压、抽屉试验以及麦氏征（McMurray）等检查。

4）量诊：膝内翻测量包括：①双侧胫骨内髁间距离：并拢双踝，测量双侧胫骨平台内缘间的长度，以厘米（cm）为单位，距离越大则表示内翻越严重；最大成角处距离：对双下肢内侧向外凸的顶点间距离，即最大成角处的距离进行测量；③内翻度数：于最大成角处用量角器测量内翻度数或用量角器测量正常下肢力线与小腿轴线间的夹角作为膝内翻度数,此夹角越大,表明内翻越严重。

膝外翻测量包括:①双侧内踝间距离:并拢双膝内侧,对双侧内踝间距离进行测量,距离越大,提示外翻越严重;②外翻度数:以股骨轴线为基准,用量角器测量小腿外翻的度数,或用量角器测量正常下肢力线与小腿轴线的夹角、作为外翻度数,此夹角越大,表明外翻越严重。

3. X线检查

检查应包括骨盆和双下肢正位像,仔细观察有无其他骨病,测量胫股角及胫骨干骺角,对鉴别生理性膝内翻或婴儿胫骨内翻有重要意义。由于站立位能确切反映膝内、外翻的严重度,故摄片通常应取站立位。

(三)治疗

1. 病因治疗

膝内、外翻畸形可由多种疾病引起,当这些原发疾病引起的早期畸形尚不明显时,如能针对原发疾病及时治疗,有时可避免畸形发生,即使畸形已经产生,有些畸形还可终止发展。病因治疗实质是内科治疗,即通过内科治疗使疾病获得痊愈或稳定。如维生素D缺乏性佝偻病,可通过改善喂养,增加阳光照射,以促进维生素D和钙的吸收。

2. 外科治疗

1)生理性膝内、外翻的处理

生理性膝内、外翻可在儿童生长发育过程中自行矫正,因而除父母观察了解外无需处理。对较重的或体弱多病的生理性膝内、外翻儿童,尚需采用支具,以早日矫正畸形。

2)病理性膝内、外翻的手法治疗

(1)手法矫正术:适用于3岁以下,膝内、外翻畸形较轻,病变尚未痊愈的病儿。将肢体的远、近两端固定,于畸形的凸侧用手掌轻轻推压,压力以患儿能够接受为度。每日可做3~4次,每次5~8min,连续施行,不可间断,历时较久后,畸形可逐步矫正。

(2)夹板矫正术:此法适用于4岁以下畸形不严重的病儿。白天可用手法矫正按摩,在间歇期间或夜间可用夹板矫正。将夹板置于肢体畸形之凸侧,夹板两端用10cm宽的布带缠绕固定,布带压力由小到大,以便患儿能够逐步适应,久之畸形可渐渐自行矫正。

(3)布带捆绑矫正法:适用于双侧膝内、外翻者,在关节突出部位垫上棉垫,"O"形腿者在膝部用宽布带扎紧,"X"形腿则在膝上和踝部用宽布带扎紧,松紧度以患儿能接受为度。

(4)鞋垫矫正法:对已会行走的幼儿可用此法矫正,一般4岁以上不再用此法。用垫高鞋底内侧或外侧的方法矫正膝内翻或膝外翻,对膝内翻者可垫高鞋底之外侧0.5~0.8cm,对膝外翻可垫高鞋底之内侧,使之逐步矫正。

(5)手法折骨术:仅限于畸形主要在胫腓骨,且远离关节的膝内翻畸形,以3~5岁病儿为佳。对畸形主要在胫腓骨的膝外翻畸形,也可用手法折骨术矫正,但需先用手术切断腓骨。对佝偻病者,需在佝偻病基本治愈或在病情基本稳定后才能进行。胫腓骨折断后,可用一长绳,一端置于患侧髂前上棘处,另一端置于第1、2趾间缝内,将绳与患肢拉直,当绳索恰在髌骨上而平分髌骨于左右两半时,为该下肢轴线已正常的标志,即可包管形石膏,待骨折愈合后拆除石膏。

3. 病理性膝内、外翻的手术适应证

1)>5岁,畸形严重,或骨质已较坚硬,手法折骨未能成功者。

2)畸形最显著处恰位于关节附近而不能施行手法折骨者:>12岁,双膝内翻者的股骨髁间距>

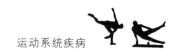

10cm,双膝外翻者的踝间距 >10cm;单侧膝内翻者,其股骨髁间距 >5cm,单膝外翻者,其踝间距 >5cm。

3)佝偻病或骨质软化症患者,经内科治疗病变完全静止,血钙磷及碱性磷酸酶正常,并在 X 线片上显示骨质有明显恢复者。

4)成骨不全者,宜在青春期后进行手术。

四、特发性脊柱侧弯

特发性脊柱侧弯(AIS)又称原发性脊柱侧弯,指病因不明的无任何先天性脊柱异常或并有神经、肌肉或骨骼疾病的结构性侧弯,是脊柱侧弯中最常见的一种,女孩比男孩发病率高。

(一)病因病理

特发性脊柱侧弯的病因尚不明确,但已提出多种理论。其病因学说有遗传因素、神经因素、肌肉收缩机制、骨骼肌类型、内分泌异常及结缔组织影响等。

脊柱侧弯病因不同,但其病变相似。伴随着侧弯的发生,脊柱的形态发生了一系列的改变:脊柱侧弯不仅在身体冠状面上出现左右不对称侧弯畸形,更重要的是在中央矢状面上也出现脊柱前凸的不对称表现,在横断面上椎体的形状与侧凸有密切关系。胸椎发生前凸畸形时,则胸椎多向右侧旋转;而腰椎畸形向左侧旋转较多。镜下观脊柱肌肉组织变性,横纹肌消失,肌纤维增生;严重的脊柱侧弯可导致心肺功能的改变。

(二)临床分型

(1)根据年龄分型:0~3 岁为婴儿型;4~9 岁为儿童型;>10 岁为青少年型。

(2)根据顶椎位置分型:颈段(顶椎位于 C1~C6);颈胸段(顶椎位于 C7~T1);胸段(顶椎位于 T2~T11/T12 椎间隙);胸腰段(顶椎位于 T12~L1);腰段(顶椎位于 L1/L2 椎间盘~L4);腰骶段(顶椎位于 L4~S1)。

(3)King 分型:见表3-1。

表 3-1 King 分型

弯曲曲线类型	主要特点
King I 型	胸腰段双侧弯,均超过中线,胸椎侧弯角度小于腰椎侧弯,胸椎的柔韧性大于腰椎
King II 型	胸腰段双侧弯,均超过中线,胸椎侧弯角度大于腰椎侧弯,胸椎的柔韧性小于腰椎
King III 型	胸椎侧弯,伴随的腰椎侧弯不超过中线,站立位片腰椎无旋转
King V 型	累计较多脊柱的长胸弯,顶椎通常在 T10,L4 倾斜进入弯曲之内,外观畸形明显,L5 位于骶骨中央
King VI 型	胸椎双侧弯,均为结构性,T1 向上胸弯的凹侧倾斜,T6 常为两弯的交界椎

(4)伦克(Lenke)分型:根据侧弯类型、腰弯修正及矢状面胸弯修正进行分型,是一种更全面更新的分型系统。

(三)临床表现与诊断

1.病史

详细的病史采集时诊断特发性脊柱侧弯必不可少的一部分。应询问发病年龄、畸形发展的速度、并发症、系统回顾(出生史、发育史、既往病史、家族史)。

2. 体格检查

(1)评估畸形:站立位检查:观察两肩是否等高、两肩与躯干距离是否相等、通过 C7 棘突或枕外粗隆的沿垂线偏离臀沟的距离测量、测量冠状面侧凸、侧弯弧度的柔软和僵硬程度。

亚当斯(Adams)前屈检查:弯腰90°,评估上胸段、胸段、胸腰段和腰段的旋转畸形,评估弯腰时的对称性。

(2)神经系统检查:感觉运动功能检查(通常正常)、腹壁反射(腹壁反射不对称可提示脊柱内的病变)、膝踝反射、背部皮肤的色素病变及皮下结节常常表示神经纤维瘤病、毛发斑及皮肤凹陷提示椎管闭合不全。

(3)心肺功能检查:注意有无心肌畸形,心肌肥厚等情况、应进行肺功能,血气分析检查。

(4)其他检查:测量下肢周径,长度是否相等;判断有无不对称的足部畸形,排除椎管内病变。

3. 影像学检查

(1)X 线平片:①站立前后位像。②侧位像。③侧方弯曲像。④旋转位像。

(2)CT

可了解各椎体旋转情况,充分显示骨结构和椎管内容物。

(3)MRI

对于先天性脊柱畸形、幼年或儿童期发病者有神经功能障碍,脊柱闭合不全的皮肤表现的患者应行 MRI 检查,排除脊髓病变。

(四)骨扫描

脊柱侧弯合并疼痛怀疑肿瘤或感染者应行骨扫描检查。

(五)治疗

治疗的目的:控制畸形进展,矫正畸形,改善外观,消除心理障碍。治疗方式有:观察,非手术治疗和手术治疗。

1. 观察

一般柯布角(Cobb 角)<15°患者可密切观察,可每隔 4~6 个月拍片复查,观察病情有无进展。

2. 非手术治疗

非手术包括支具治疗,电刺激疗法,医疗体操法。一般认为支具治疗疗效明显,当侧弯进展至头侧端椎上缘的垂线与尾侧端椎下缘垂线的交角(Cobb 角)25°以上,但<45°时,应用支具治疗。常用治疗青少年特发性脊柱侧弯的支具有:波士顿(Boston)支具、查尔斯顿(Charleston)支具和密尔沃基(Milwaukee)支具。

3. 手术治疗

手术指征:发育未成熟者胸弯柯布角(Cobb)角>40°~50°,发育成熟者胸弯柯布角(Cobb)>50°,胸腰弯或腰弯柯布角(Cobb)>40°伴有严重的冠状面失代偿,非手术治疗无效且伴有侧弯引起的疼痛,显著外观畸形的患者应考虑手术治疗。

手术方式:前路内固定融合术(最常用),后路内固定融合术通常用于双弯或三弯。

手术并发症:术中并发症——神经血管损伤;早期并发症——术后感染;后期并发症——迟发感染,

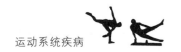
假关节形成,内植物并发症。

（六）预防

轻微侧凸可通过姿势训练,端正坐位姿势,并指导进行深呼吸运动或参加游泳锻炼,训练胸部肌肉以纠正畸形。学生可因地制宜在课间休息时间利用单双杠进行引体向上练习,在家可经常用双手抓门、窗框等进行悬吊牵引,同时需到专科医院就诊,严密观察,密切随访。

五、椎体骺板骨软骨炎

椎体骺板骨软骨炎又称椎体骺板缺血坏死、舒尔曼（Scheurmann）病（由 Scheuermann 于 1921 年首先报道。）本病是造成青少年后凸畸形最常见原因,发病年龄为 13～17 岁,男性多于女性,在体操运动员,舞蹈杂技演员中多见。

（一）病因病理

本病病因和发病机制尚不明确。Scheuermann 认为是由于椎体环状纤维软骨骨突缺血性坏死引起;许莫氏（Schmorl）认为椎间盘物质突入椎体导致终板软骨形成障碍,最终导致椎体楔形变;有学者认为机械应力导致前纵韧带紧张;还有人认为椎体前方持续存在血管沟,形成结构上的薄弱点;此外还有人认为椎体终板软骨的胶原及基质异常,导致胶原和蛋白多糖比例下降。损伤因素在运动员发病中占重要因素。可能与直接暴力、劳损应力及牵拉应力有关。

病理改变分三期:

(1)坏死期环状软骨缺血或外伤发生碎裂,局部终板薄弱,髓核压入松质骨并引起局部的生长障碍。

(2)修复期新生骨样组织钙化,新骨形成。

(3)愈合期病情轻者可不留任何后遗症,病情重者可出现驼背畸形。

（二）临床表现与诊断

下胸段和胸腰段后凸畸形,持续的背酸痛,运动后加剧,休息后缓解,畸形严重者可出现下腰部疼痛。X 线片可见低位胸段和高位腰段有数节椎体呈楔形变,常有连续 3 节椎体楔形变,该椎间隙变窄,后期终板不规则且有硬化。

诊断依据:

(1)青少年。

(2)后凸顶点处三个或三个以上椎体前缘楔形变 >5°。

(3)后凸畸形 Cobb 角 >45°。

(4)后凸椎体的终板不规则,椎间隙变窄。

(5)排除其他外伤和病理因素。

（三）鉴别诊断

1. 脊柱结核

脊柱结核全身症状明显,如潮热、盗汗、消瘦等,常有腰痛及腰部活动受限。X 线片多有椎间隙变窄,椎体中间的骨破坏,腰大肌影常变宽。

2.姿势性驼背

本病通过正确的生活方式和体疗等方法很容易矫正,X线片未见异常。

（四）治疗

对骨未发育成熟,后凸畸形轻微的患者应保守治疗。后凸畸形严重造成持续性功能障碍性疼痛者经保守治疗6个月以上后凸畸形仍＞75°,或有美容需求者,可行前路或后路的椎体间融合手术。

（五）预防及训练安排

运动员专项训练年龄不要过小,训练过程中应避免被动的突然超常范围的腰部用力,应加强背腹肌训练,加强肩、上胸及髋的韧性训练以代偿腰病而丧失的腰椎柔软度。

第二节　骨肿瘤

一、内生软骨瘤病

内生软骨瘤（enchondroma）是一种发生在骨内的,由成熟软骨构成的良性软骨肿瘤。肿瘤多发生在骨的髓腔,既可单发亦可多发。单发病变以手近节指骨最多见;其次为掌骨;足跖趾骨、肱骨、股骨和胫骨均可发病。好发于30～40岁,男女比例相似。多发病变称为欧利（Ollier）病,在长、短管状骨中均可发病,可单侧发病亦可双侧发病。好发于10岁以内儿童,男性多于女性。多发性内生软骨瘤合并软组织血管瘤为马弗西（maffucci）综合征,男女发病相等。

（一）病因病理

病因不明确。可能是骨骺内的残留透明软骨未骨化,随着骨的生长,透明软骨逐渐从干骺端移向骨干继续生长,直到骨成熟。

病检标本肉眼可见内生软骨瘤为蓝灰色、质硬、沙砾样组织,病灶呈结节或小叶状,可见囊性变。镜下观肿瘤由软骨细胞和软骨基质构成,活跃期可呈"分叶状"或"花样分布"排列。

（二）临床表现与诊断

单发病变多无症状或症状轻微,仅表现为患处轻微不适或压痛;多发病变常可发现局部包块,疼痛明显,关节活动受限,畸形改变及病理性骨折。

X线表现:单发性内生软骨瘤X线表现为骨髓腔内一个局限性的、边缘整齐的、呈分叶状的椭圆形透明阴影;阴影内可见散在的沙粒样致密点;常为中心位,骨皮质变薄;肿瘤周围可见增生硬化现象。多发性内生软骨瘤X线表现为多发而不局限,骨骼畸形,病理性骨折。

CT表现:能更清楚显示松质骨内的破坏、破坏区边缘的情况和腔内钙化情况。可见"扇贝"征,"拱桥"征,皮质穿透钙化点。

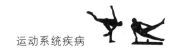

MRI 表现:T1 像为低信号,髓腔显示良好;T2 像钙化区为低信号,无钙化区为高信号。

(三)治疗及预后

若诊断明确且无临床症状者可不予外科手术治疗,但应随诊观察。对有症状,或出现畸形,或出现病理性骨折者,应行病灶刮除术和自体骨植骨术。对于骨盆和肩胛骨的内生软骨瘤应按恶性肿瘤进行处理。单发内生软骨瘤恶变率极低,儿童术后复发率较高。

二、骨囊肿

骨囊肿(bone cyst)也称孤立性骨囊肿(solitary bone cyst)、单房性骨囊肿(unicameral bone cyst)、单纯性骨囊肿(simple bone cyst)等,是一种骨髓内,通常是单腔的,囊肿样局限性良性瘤样病损,囊肿腔内含有浆液或血清样液体。常见于儿童和青少年,男女之比约为 2∶1;好发于长管状骨干骺端,依次为肱骨近段、股骨近段、胫骨近端和桡骨远端。

(一)病因病理

其确切病因仍不清楚。大多数学者认为:局部静脉梗阻致骨内压增高,囊液内的前列腺素和 IL～1B 三者均可造成骨吸收。

术中见病变部位的骨膜几乎无变化,病灶多为单房,囊内含有透明或半透明的黄色或血色液体;镜下囊壁骨质为正常骨结构,纤维囊壁为疏松结缔组织或为粗厚而富有血管的结缔组织,主要由成纤维细胞或多核巨细胞构成。

(二)临床表现与诊断

多数患者无任何症状,有时局部有隐痛、酸痛及轻压痛或肢体局部肿胀,关节活动多正常,肌肉可轻度萎缩,偶有跛行。绝大多数患者在发生病理性骨折后就诊。

X 线片表现为干骺端圆形或椭圆形界限清楚的溶骨性病灶,骨皮质有不同程度的膨胀变薄,无硬化性边缘,单房或多房性。少数病例凭 X 线片诊断常有一定困难,特别是非多发的部位,可以加用 CT 及 MRI 检查。

(三)鉴别诊断

临床上确诊骨囊肿不困难,但需与动脉瘤样骨囊肿、骨巨细胞瘤、内生软骨瘤及非骨化性纤维瘤等疾病相鉴别,必要时行 MRI 检查或骨穿刺活检确诊。

(四)治疗

治疗的目的旨在彻底清除病灶,消灭囊腔,防止病理性骨折及畸形的发生,恢复骨的坚固性。骨囊肿可以自愈,对于无病理性骨折风险的患者可只进行临床和影像学随访。激素治疗有一定的疗效,多数可恢复正常骨结构。对于保守治疗无效者,可行刮除植骨术,但易复发。

三、外生骨疣

外生骨疣(osteocartilaginous exostosis),又称骨软骨瘤(osteochondroma),是一种常见的软骨源性的良胜肿瘤,为错构瘤,系由骨组织及软骨帽构成,肿瘤向皮质外生长,其骨组织由表面生长着的软骨帽逐渐骨化而成,骨骼成熟时其生长亦停止。外生骨疣为单发性骨软骨瘤,发病率占大多数;多发性骨软骨瘤也叫骨软骨瘤病,多数有家族遗传史,具有恶变倾向。本病多发生于20岁以前的青少年,男性多于女性,多见于四肢长骨的干骺端,和上下肢带骨,膝关节最常见,其次为腕关节、踝关节、肱骨近端和股骨远端。

（一）病因病理

主要有两种病因学说。Virchow 于 1891 年提出骺板细胞分离学说,认为骺板的软骨细胞从骺板分离,旋转90°后沿长骨长轴相垂直的方向生长,即横向生长形成肿瘤。另一学说认为起源于骨膜的软骨细胞巢不断增殖,骨化所形的肿瘤。后来 D. Ambrosia 和 Ferguson 通过骺板软骨细胞移植,成功地产生了骨软骨瘤模型,从而支持骺板发育缺陷的理论。

外生骨疣大体标本切面见骨性包块表面被覆着一层半透明的软骨组织,表层可能覆盖与相邻组织之间间隔的纤维膜。儿童期软骨帽较厚,成年人软骨帽变薄。

镜下,生长活跃的肿瘤可见多数的双核软骨细胞;肿瘤停止生长时软骨细胞亦停止增殖并出现退变;当软骨层生长紊乱时,软骨中可有钙质碎屑沉积;若发生恶变时具有软骨肉瘤的特征。

（二）临床表现与诊断

可长期无症状,多因无意中发现骨性包块而就诊,表现为关节周围无痛性的、逐渐长大的质硬包块。若肿瘤压迫周围组织或其表面的滑囊发生炎症,则可产生疼痛。

X 线片检查见长管状骨的骨表面上有一骨性突起,与干骺端相连,由皮质骨和松质骨构成。单发或多发,在软骨盖帽处出现不规则的钙化影。当发生恶变时,可见骨质破坏并出现大量的棉絮状钙化影。CT 和同位素骨扫描有助诊断。

中国肿瘤协会 1999 年诊断标准:

(1)通常发生在青少年,分单发和多发。

(2)主要症状是无痛性肿块,多发者可有肢体畸形、矮小和家族遗传史。

(3)X 线特点是长骨干骺端从骨皮质凸向软组织的骨性突起,有蒂状或宽广的骨基低,受累骨与骨软骨瘤的皮质骨是连续的,病变松质骨与骨干髓腔相通。

(4)瘤骨可发生骨折。

(5)表面滑囊发炎和肿瘤恶变少见。

（三）鉴别诊断

本病应与骨瘤和骨肉瘤鉴别:骨瘤为良性骨肿瘤,质硬,基底部与骨组织相连,切面为骨组织;骨肉瘤是常见的恶性骨肿瘤,生长迅速,骨质破坏时可见骨膜反应呈柯德曼(Codman)三角或日光放射状阴影;两病均可通过病检确诊。

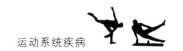
（四）并发症

外生骨疣发病过程当中可出现下列并发症：骨折、畸形、神经血管损伤、滑囊囊肿形成及恶性变。

（五）治疗

无症状者，仅需临床观察随访，一般不需治疗。若肿瘤生长过快，有疼痛或影响关节活动功能者；邻骨或发生关节严重畸形影响美观者；压迫神经、血管以及肿瘤自身发生骨折者；疑有恶变者；发生在骨盆和肩胛骨上的骨软骨瘤应行切除术。切除应从肿瘤基底四周部分正常骨组织开始，包括纤维膜或滑囊、软骨帽等，手术切除应彻底，以免复发。

第三节　创伤性疾病

一、椎体后缘骺环骨折

腰骶椎后缘骺环骨折是导致青少年腰腿痛的重要因素，是一种青少年特有的、有别于腰椎间盘突出症的病理改变。

（一）病因病理

外伤是导致青少年骺环骨折的主要原因，如果在次级骨化中心的骨骺环与椎体愈合前，发生骺环骨折，折块的移位或折块移位畸形愈合就形成对脊神经根或硬膜囊的压迫而导致腰腿痛。

骺环（椎环）是独立骨化的软骨环结构。椎体的发生发育与初级和次级骨化中心有关，初级骨化中心主要形成椎体的主体部分，次级骨化中心在出生后出现，椎体上下各一，其周缘部分为软骨环，形成骺环（或称椎环），其中心部分一直保留为软骨，形成椎间盘的上下软骨板，作为髓核的上下界，与相邻的椎体分开。5 岁以前，椎体上下次级骨化中心的骨骺和椎体相融合，该骨骺较为特殊，它对椎体的生长不起作用，独立骨化。到 18 岁，骺板完全消失，形成椎间盘的上下软骨板，原先的骺环也与椎体愈合，但也有时到成年以后仍未愈合。椎体间的挤压使髓核组织受挤而突破终板，在骺环与椎体连接处形成类似许莫氏（Schmorl）结节的病理变化，但因椎体后缘的骺环体积小，与椎体的愈合欠牢固，不能耐受髓核的挤压而向后或后外方移位突出，移位的骺环骨折块持续存在并逐步骨化，形成局部的骨性压迫，产生相应的压迫脊神经根或硬脊膜囊的症状。原先骺环所在处为髓核所占据，形成影像检查所见的椎体后缘骨缺损。随着病程的延长，移位的骺环折块固定于新的位置，并通过向后移位造成的后纵韧带及骨膜的牵拉和刺激，引起成骨细胞活跃增殖，可产生骨折块与椎体之间的骨桥，类似肢体骨折的骨痂，在该骨桥的前方（骨缺损区）为突出的椎间盘髓核组织。

（二）临床表现与诊断

有受伤史，一般为腰部直接挫伤或长时间高负荷腰部运动积累伤。症状表现为腰痛，伴随腰痛或单独出现的单侧或双侧下肢痛，可有腰部压痛，有/无放射痛，也可有脊柱活动受限，（间歇性）跛行，神经根损害所致的感觉障碍或肌力减退。

X线平片表现可见腰(骶)椎后上缘或后下缘骨缺损或于侧位片可见局部骨质透亮度增加,其后或椎间隙后方有形状类唇样改变,形状不甚规则的骨性高密度影突向椎管。

CT表现椎体后上缘、后下缘正中或偏后外可见骨缺损,缺损区为中等密度的突出髓核影,缺损区后可见高密度骨化影,呈硬化类"包壳"状改变,且压迫硬膜囊或神经根。

MRI表现有两种形式:①为腰骶椎后缘骨缺损,缺损区内为突出的椎间盘髓核所占据,于突出髓核后方有一片条状异常信号,T_1成像、T_2成像均呈低信号,为骺环折块移位后的骨化影,突出髓核与骨性组织的混合物一同压迫脊神经根或硬脊膜囊,其压迫位置与临床表现的神经节段吻合;②为骺环骨折块无移位及不完全骨化,于局部见一小片状异常信号,T_1成像呈低信号,T_2成像呈高信号,与髓核及椎体均以一低信号带相分离,相邻椎体松质骨内有炎性水肿改变。

(三)治疗

有腰骶椎后缘骺环骨折的患者,都有神经症状较重的特点,且因局部的骨性压迫不易通过非手术疗法解除,主张一旦出现手术指征时尽早手术,可以缩短疗程,提高疗效。

二、疲劳性骨折

疲劳性骨折或称压力性骨折,主要是指骨骼在长期反复的使用下无法承受猛烈的压力而导致骨骼部分或完全断裂的一种现象。它是由于过度使用的结果而造成骨骼疲劳衰弱的情形。

(一)病因病理

常见于军队新兵长途行军中,故又叫行军骨折。骨的某些相对纤细部位或骨结构形态变化大的部位都易产生应力集中,当受到长时间的反复轻微伤力后,首先发生骨小梁骨折,并随即进行修复。但如果在修复过程中继续受到外力的作用,使修复障碍,骨吸收增加,就可能因骨吸收大于骨修复而导致完全骨折。

(二)临床表现与诊断

其主要临床表现为:

(1)损伤部位出现逐渐加重的疼痛,这种疼痛在训练中或训练结束时尤为明显。

(2)体检有局部压痛及轻度骨性隆起,但无反常活动,少数可见局部软组织肿胀。

(3)X线摄片在出现症状的1~2周内常无明显异常,3~4周后可见一横形骨折线,周围有骨痂形成,病程长者,骨折周围骨痂有增多趋向,但骨折线更为清晰,且骨折端有增白、硬化征象。因此,当临床疑有疲劳骨折,而X线检查又是阴性时,其早期诊断方法是进行放射性核素骨显像。

(三)治疗

疲劳骨折治疗方法与暴力骨折相同。由于骨折多无移位,故仅需局部牢固的外固定和正确的康复功能锻炼,应注意的是,就诊较晚的疲劳骨折,因断端已有硬化现象,骨折愈合较为困难。具体建议如下:

(1)忌吃燥热和不新鲜的食物。

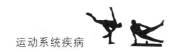

（2）忌服用激素类药物。

（3）饮食上注意营养丰富，均衡全面，适当补充维生素 D 和钙的摄入。

（4）锻炼时要根据自己体质掌握好运动量和运动要领，充分做好准备活动。

（5）注意锻炼方法，循序渐进。

（6）平时注意休息，不宜过多的活动和弯曲关节。

（7）从事高难度运动前最好接受运动医疗咨询，学习一些运动生理卫生常识。

（8）准备好运动时穿着服装，穿弹性运动鞋，避免在过硬场地进行跑跳运动。

三、足副舟骨损伤

足副舟骨是一种先天性发育异常。它是足舟骨粗隆第二骨化中心未与舟骨体融合的分离骨块，常位于足舟骨的内下方，由软骨板样组织把它们连接起来。舟骨发育异常有两种解剖类型：一种为圆形，与舟骨体无接触面、长于胫后肌腱上，其底面玻璃软骨构成的软骨面，在胫后肌腱走行的管道中滑动，此型实质是胫后肌腱内的一种籽骨；另一种为圆形或三角形，与舟骨接触，这一类型很易产生症状。足副舟骨损伤，可发生于篮球、排球、体操、跑、跳等运动项目。

（一）病因病理

有学者认为，足弓下陷劳损是导致副舟骨出现症状的原因；而运动员出现症状主要系"足内翻扭伤"所致，只有少数与劳损有关。根据临床解剖，有副舟骨时，副舟骨与胫骨髁之间的距离很近，足若突然内翻，两者即相互挤压与撞击，损伤副舟骨、副舟骨与舟状骨间的软组织，甚至挤伤胫后肌肌腱。在因劳损引起副舟骨损伤主要因经常用足尖跑、跳，胫骨后肌牵拉副舟骨所致或芭蕾舞演员过多的提踵练习，胫骨后肌经常处于过度紧张状态，副舟骨因牵拉而致伤。

早期病理变化不明显。以后可见骨髓纤维变、骨小梁坏死及排列紊乱；副舟骨与舟骨之间连接组织玻璃软骨变性；胫后肌肌腱腱鞘慢性损伤性炎症。

（二）临床表现与诊断

多有踝关节跖屈内翻位扭伤史，足内侧缘疼痛，肿胀，行走后疼痛肿胀加重，不能用前足掌跑跳。慢性者诉副舟骨处清晨痛，活动后减轻，跑跳时疼痛加重；足舟骨结节部高突畸形，按压疼痛明显，足内翻时副舟骨痛，足内收对抗阻力痛。部分病人并发足弓下降，有不同程度的平底足。影响运动员的训练。

X 线检查：照片显示有副舟骨，早期骨质无异常改变。病程长者，副舟骨疏松、边缘硬化，囊性变。

（三）治疗

由于大部分患者变成慢性病变，首先要改变甚至停止训练；外敷新伤药等中药，内服活血化瘀，通络止痛药；理疗及局部封闭治疗。非手术治疗无效，影响训练者应手术治疗。

四、膝关节半月板损伤

膝关节半月板损伤是最常见的膝关节损伤之一，多见于足球、篮球、排球、体操等运动员。

半月板是位于胫股关节间隙内的纤维软骨,外表覆以薄层纤维软骨,内部为混有大量弹性纤维的致密胶原纤维,切面呈三角形。每个膝关节都有内、外侧半月板,内侧半月板呈"C"形,外侧半月板呈"O"形,具有稳定关节;承受载荷、吸收震荡、保护骨关节面;吻合股骨髁和胫骨髁关节面;协助润滑关节;调节关节内压力等作用。

（一）损伤机制

当膝关节半屈曲时,小腿固定,大腿在做内收外展或内外旋转的同时,突然伸直或屈曲膝关节,半月板受到股骨和胫骨的夹挤、研磨,可以造成损伤。如果膝关节半屈曲,小腿在外展、外旋位固定,而大腿在做内收、内旋时,伸直或屈曲膝关节,可以导致内侧半月板的损伤。若是膝关节在半屈位,小腿于内收、内旋位固定,大腿在外展、外旋时,伸直或屈曲膝关节,可能发生外侧半月板的损伤。在体育运动中,这种情况较多。例如篮球运动员抢篮板球落地后,立即转身起动,足球运动员两人对脚,铅球运动员投掷出手,后腿用劲蹬地时膝关节旋转伸直等,都可以造成半月板的损伤。

膝关节过度伸直,胫骨与股骨的夹挤,半月板前角可能撕裂,当足球运动员猛力用足背踢球而漏脚时,会出现这类损伤。

少数运动员没有急性损伤史,系由过多的磨损或多次微细损伤或退变而致病。

（二）分类

根据半月板的解剖特点分:前角损伤、体部损伤及后角损伤;中央区、中间区及边缘区缺损。

根据半月板损伤的程度分:完全型、不完全型、板内型及附着部型。

根据半月板损伤形态分:垂直撕裂、斜形撕裂、复合裂（包括退变）、横裂（放射状撕裂）及水平裂。

根据半月板损伤部位的修复潜能分:红区-白区撕裂、红区-红区撕裂及白区-白区撕裂。

根据 MRI 表现分为:

Ⅰ型:呈球状或不规则点状高信号,未延伸到关节表面（图3-1）。

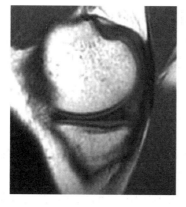
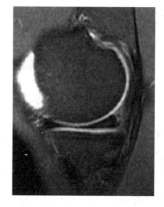

图 3-1 Ⅰ型

Ⅱ型:呈水平线状高信号,仍未延伸到关节表面但可延伸至半月板关节囊连接处（图3-2）。

Ⅲ型:延伸至半月板关节面的高信号（图3-3）。

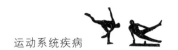
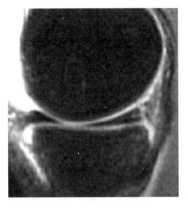
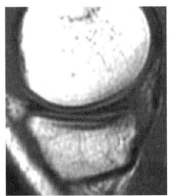

图 3-2 Ⅱ型

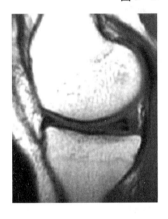
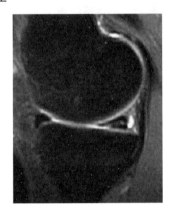

图 3-3 Ⅲ型

(三)临床表现与诊断

1.病史

创伤性半月板撕裂多数有确切的外伤史,往往是膝关节突然旋转扭伤,或跳起落地时扭伤,伤后立即出现疼痛,且逐渐肿胀,部分患者此后多次扭伤发生肿痛,并引起其他症状。退变型半月板撕裂一般没有外伤史,常见于老年人,并且同时合并关节软骨损伤和退变。需特别注意的是,膝关节复合伤常常伴有半月板的撕裂。

2.检查

膝关节检查包括望诊、触诊和特殊检查,评估韧带的完整性和半月板有无损伤。

(1)望诊:主要观察膝关节是否有积液及其周围肌肉是否萎缩和关节活动时是否有交锁现象。关节间隙的局部肿胀很有可能为半月板囊肿,半月板损伤患者大多可见股四头肌萎缩,以股内侧肌最明显。

(2)触诊:主要检查膝关节的压痛和有无包块。膝关节间隙压痛,压痛点固定而局限且恒定在伤侧,是诊断半月板损伤的重要依据之一。

3.特殊检查

膝关节过伸或过屈试验:过伸或过屈时膝关节间隙疼痛提示半月板前角或后角损伤。

膝旋转挤压试验(McMurry test):患者仰卧,充分屈膝屈髋,检查者一手握患者踝足部,另一手扶膝上,使小腿内收、外旋,两手协调配合使膝关节缓缓伸直,如感到关节内有响声并出现疼痛,表示半月板内侧损伤。如果将以上方法反方向进行,外侧出现疼痛和弹响,表明外侧半月板损伤。

膝提拉研磨试验(Apley's test):患者俯卧,健肢伸直,患膝屈膝90°,检查者一膝跪压大腿后方以固定,两手握住患足,向下加压旋转研磨,若外旋产生疼痛表明内侧半月板损伤,若内旋产生疼痛表明外侧半月板损伤;若向上提拉旋转,外旋引起疼痛者表明内侧副韧带损伤,内旋引起疼痛者表明外侧副韧带损伤。

斯坦曼氏试验(Steinmann's test):患者坐位或仰卧位,膝屈曲90°置于床边,检查者一手抓住胫骨上端,另一手抓住踝关节,并强力使小腿外翻或内旋,如产生疼痛常为半月板撕裂。

鸭步试验:主要检查青少年半月板后角损伤者。患者下蹲走鸭步,不时变换方向,若因疼痛不能全蹲,且走鸭步时出现膝痛和弹响声,则为试验阳性。

4.影像学检查

X线平片:对鉴别关节游离体,软骨损伤等有参考价值。X线片的标准序列应当包括双膝的屈膝45°负重位的前后侧位像和Merchant位的髌骨轴位像。

MRI:MRI检查无创,无辐射,能更好地显示半月板、骨、软骨及其周围软组织的病变,对半月板撕裂很有诊断价值,注意应与其他的影像学检查相互参考。

关节镜:当临床高度怀疑而经体检和其他辅助检查等无法肯定诊断,临床体检与辅助检查相矛盾,不能肯定半月板损伤的情况;半月板切除后长期不明原因或遗留其他症状;其他需要关节镜下同时处理的情况时,可进行关节镜检查明确诊断,同时行关节镜下手术治疗。

（四）鉴别诊断

1.侧副韧带断裂、交叉韧带断裂

运动员半月板损伤时,常合并侧副韧带断裂,交叉韧带断裂。要全面进行检查,不要漏诊延误治疗。

2.关节内骨折、软骨切线骨折

病人常有膝部扭伤,关节肿胀,有时有交锁。X线见关节内有小的游离骨片影。关节穿刺为血性,有油滴。

3.腘肌腱损伤

本病主要表现为膝后外侧疼痛,易与外侧半月板后角损伤混淆,体检时无半月板损伤体征,痛点局部封闭可鉴别。

（五）治疗

1.非手术治疗

1)穿刺抽液

急性期若关节积血明显,应在无菌条件下,用粗针头与髌骨内或外边缘的上方局麻刺入关节腔,抽出积血。

2)解除交锁

如有"交锁",应设法"解锁",以免长期"交锁"损伤关节软骨。

解锁的方法:①类似麦氏征的检查方法,病人患肢放松,术者一手捏住膝部,另一手握住踝关节上方,徐徐屈膝,并轻轻内、外旋小腿,疼痛严重者亦可采用冰敷局部后再行交锁松解;②内外摇摆晃动;③过伸过屈等。如解锁困难,不要勉强,以免损伤软骨。

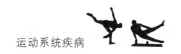

制动:穿刺抽液及解除交锁后应加压包扎固定2～3周。其目的有:①减少活动,压迫止血,减轻症状;②如半月板为边缘附着处损伤,经固定后有愈合的可能性。固定2～3天后即可开始超短波等治疗。有利消肿止痛。

3)推拿治疗

局部有肿胀者,可在肿胀周缘行推、揉、摩等手法,以利瘀肿消散吸收,并可在大腿和膝关节周围以滚、揉手法以促进血液循环加速血肿吸收。1～2周后行理筋手法:令患者仰卧,膝下垫枕放松,术者用手掌在膝部周围做大面积抚摸2～3min;用大力做深度揉捏3min;用掌根及鱼际部揉膝关节间隙和腘窝部各1min;弹拨手法于股直肌、髌腱、腘窝部和腘绳肌各20次;两手掌对置膝两侧,由慢渐快地搓2min。

指针:外侧半月板损伤点揉梁丘、犊鼻、足三里、阳陵泉等穴;内侧半月板损伤点揉血海、阴陵泉、曲泉、膝关等穴;表面抚摸结束手法。

4)药物治疗

非甾体类消炎止痛药,如布洛芬、双氯酚酸钠等,并可服用氨基葡萄糖、硫酸软骨素类关节软骨营养药,必要时亦可采用玻璃酸钠关节腔内注射。

内服中药,早期宜行气活血、消肿止痛,内服桃红四物汤(《医宗金鉴》)、续筋活血汤(《中医伤科学讲义》经验方)、七厘散(《伤科诊疗》);中期宜温经通络祛寒续筋,内服正骨紫金丹(《医宗金鉴》)、强筋丸(《伤科诊疗》)等;恢复期温通经络、补益气血、强筋壮骨为治则,根据辨证施治,选用健步虎潜丸(《伤科补要》)、正骨紫金丹(《医宗金鉴》)、六味地黄丸(《小儿药证直诀》)等;若晚期有滑膜炎、关节积液,则选用健脾利湿,佐以活血化瘀理气之品,以健脾除湿汤化瘀。

外用中药,早期宜行气活血、消肿止痛,外敷1号新伤药加减,或用:红花、鸡血藤、黄芪、黄柏、黄芩、牛膝、茯苓、防己、龙骨、牡蛎。关节积液者用:黄芪、白蔹、云苓、生南星、木通。亦可用郑怀贤教授的处方,如半月板1号,半月板2号,半月板3号。详见《正骨成药与方剂》(成都体院图书馆内部资料)。

熏洗药:半月板损伤经治疗1～2周肿胀消退后,可配合1号熏洗药熏洗。恢复期可用海桐皮汤熏洗。

5)功能锻炼

早期做股四头肌静力收缩,以后可采用负重伸膝、弓步桩、马步桩等方法。有条件者可采用康复仪器实施等动训练。

2.手术治疗

手术指征:急性损伤经非手术治疗6周无效者;MRI示Ⅱ度以上损伤;慢性损伤诊断明确,严重影响日常生活和训练者;关节镜检查需要手术者。

关节镜手术可做半月板镜下缝合、修补或切除。半月板修复标准为:①超过1cm的全层纵裂;②撕裂位置在靠近半月板滑膜缘的1/3区域(距离滑膜缘3～4mm范围);③撕裂的半月板不稳定;④准备缝合的半月板质地良好;⑤膝关节的稳定性良好,或者进行了韧带重建手术。关节镜下半月板切除术包括半月板部分切除术、半月板次全切除术和半月板全切除术。

(六)预防

(1)训练前应充分做好膝部准备活动。

(2)不应在疲劳时作高难度和高强度训练,以免引起损伤。

(3)加强股四头肌力量训练,增强膝关节的稳定性。

（4）防止暴力动作造成意外。

（5）训练结束后做后仰卧位膝关节放松训练。

典型病案：

宋某某，女，21岁，国家女篮队员，因"左膝关节反复疼痛，伴运动受限1年半"就诊。

该队员1年半前在与人相撞时左膝被撞伤，即感左膝疼痛，不能活动，在当地医院摄MRI示：①左膝外测半月板撕裂？②左膝关节积液。外敷中药后肿胀消散，随后参加训练。近1年半来，运动中感觉左膝反复疼痛，疼痛为串痛，并发现膝眼处有肿块。不做训练时无疼痛、肿胀，肿块也消失，训练量加大后症状即加重。

查体：左膝无肿胀，膝关节活动度0°~5°~120°，浮髌实验（—），麦氏征（—），前后抽屉实验（—），内外膝眼处可触及团样肿块，大小约1cm×1cm×0.5cm，表面柔软，推之可移。

MRI：左膝外侧半月板后角撕裂，关节积液。

诊断：

（1）左膝外测半月板后角撕裂（Ⅱ度）

（2）左膝髌下脂肪垫损伤

处理：

（1）左膝关节镜手术探查，镜下见脂肪垫肥厚致膝关节活动受限，清除炎变的脂肪垫；同时可见外侧半月板后角撕裂，并做缝合。

（2）手术后1~2月始进行匀速跑等康复训练，3月后半月板愈合稳定，进行正常篮球训练。

（3）术后1年随访，队员可正常训练、比赛，再次入选国家集训队。

五、膝关节交叉韧带损伤

膝关节交叉韧带损伤是常见而又严重的损伤，以前交叉韧带损伤为多，治疗不当可导致膝关节不稳而引起一系列后遗症，从而严重影响膝关节运动功能。在运动创伤中，可见于足球、滑雪、篮球、体操等运动项目，女性发病率比男性高。

（一）解剖及功能

1.膝前交叉韧带

膝前交叉韧带（anterior cruciste ligament，ACL）是关节内滑膜外致密胶原纤维韧带（图3-4）。平均长度为38mm，宽度为11mm，分为两束，即前内束（anteromedial band）和后外束（posterolateral band）。它是由许多附着部位不同、方向不同、长度不同的纤维束构成。其纤维走行呈螺旋形，附着于胫骨棘间及股骨外髁的内面。其骨止点扁长。在膝关节伸屈的过程中，两束交叉扭转，这样就增加了其稳定膝关节的作用。前交叉韧带就整体来说，在膝关节过伸或过屈时都紧张。半屈曲位时稍松弛。其主要功能是防止胫骨向前移位，同时又有防止膝过伸、过屈及防止膝内翻的作用。前交叉韧带的内外两束在完成以上功能的过程中，两者各负其责，相互配合。其中后外束在膝关节膝屈0°~30°度时最紧张（相比之下前内束则相对松弛），对防止小腿过度内收内旋及胫骨髁向前移位负主要责任。而前内束则于膝关节屈至90°位以后才紧张。有防止小腿外展外旋及胫骨向前错动的作用。这就是查体时分别于近伸直位、屈曲位检查的原因。

前交叉韧带起于胫骨髁间前窝，斜向上、后、外，止于股骨外侧髁的内侧面之后部。后交叉韧带起于

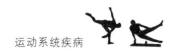

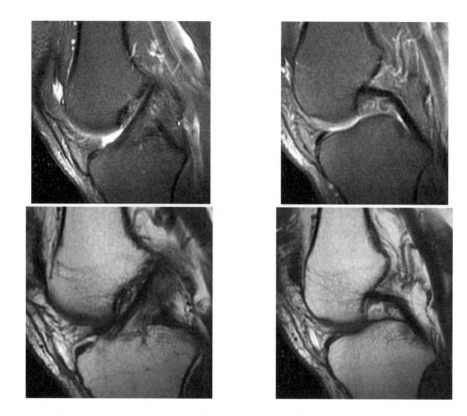

图 3-4 正常前、后交叉韧带

胫骨髁间后窝,斜向上、前、内,止于股骨内侧髁外侧面的前部。前交叉韧带有防止胫骨前移的作用;后交叉韧带则有防止胫骨后移的作用。此二韧带还能防止膝关节过伸,过屈和内、外旋转。膝关节完全伸直时,前后交叉韧带全部紧张,把膝关节拉紧,使膝关节达到最后的稳定。

(二)病因与病理

当膝关节伸直时,外力由后向前作用于胫骨上端,膝关节处于半屈曲位,外力由向后作用于股骨下端,都能使胫骨过度前移,造成前交叉韧带损伤(图 3-5)。足球运动员踢漏脚,膝关节由屈变伸,同时胫骨内旋,前交叉韧带受牵拉而致伤。例如,骑自行车与对面障碍物相碰,或跌倒被车杠压伤。损伤分为部分撕裂与完全断裂。完全断裂者,可以在韧带上或胫骨附着处撕脱,或伴有内侧副韧带和半月板损伤。在膝关节屈曲约90°时,暴力由前向后作用于胫骨上端,导致胫骨过分后移,后交叉韧带发生断裂。如摩托车运动员高速度行驶时,膝关节在屈曲位,小腿上端前方与障碍物相碰,可引起后交叉韧带损伤(图 3-6)。损伤也分为部分撕裂和完全断裂,甚至可伴膝关节后脱位。

(三)前交叉韧带损伤的临床表现与诊断

(1)好发于喜爱运动的青少年。

(2)有运动受伤史,常为落地伤或膝外翻伤。

(3)受伤时膝关节内弹响声及伤后立即出现肿胀。

(4)前向拉赫曼试验阳性。患者伤后关节肿胀严重者关节无法屈曲导致前抽屉试验无法完成,故临床上最有价值的试验检查方法为该试验。

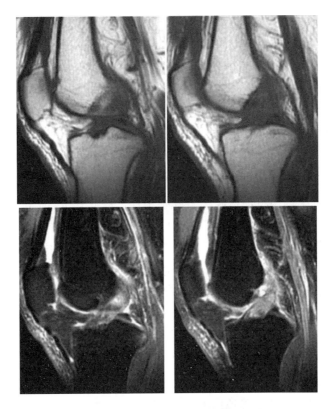

图 3 - 5　前交叉韧带断裂

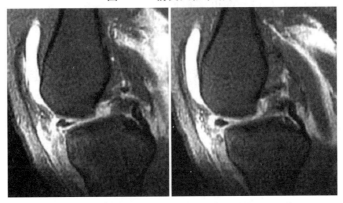

图 3 - 6　后交叉韧带断裂

（5）MRI 表现。可通过阅读 MRI 中前交叉韧带的直接征象与间接征象判定。

（四）前交叉韧带损伤的治疗

1. 非手术治疗

急性单纯 ACL 断裂或不全断裂、急性 ACL 损伤合并内侧副韧带（MCL）损伤，可先用石膏固定患膝于屈曲 30°位,在石膏成型前向后推患侧胫骨上端。3d 后开始股四头肌训练,固定 4 ~ 6 周。保守治疗是相对手术治疗而言的,所采用的方法还包括休息、冷敷、加压绷带包扎、外用中药、超短波治疗、按摩、局部封闭、膝矫形器（支具）控制,使用抗炎药等。有学者认为如果 ACL 损伤患者通过功能锻炼,或降低运动强度,能避免行走中的"打软腿",急停困难,奔跑不能等关节不稳症状,可以考虑保守治疗。

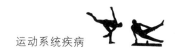

2.手术治疗

1)手术适应证:新鲜ACL损伤的手术适应证是:①股骨、胫骨止点撕脱骨折者,不能闭合复位,必须早期手术复位。②有膝关节交锁不能自解且伴有内侧半月板破裂者应手术探查。③有膝关节脱位,ACL断裂合并后交叉韧带(PCL)、LCL断裂,宜早期修复LCL,如PCLⅢ度损伤,则需先重建PCL,合并内侧副韧带损伤可先行保守治疗。陈旧性ACL损伤如有关节不稳,可加重关节软骨退变,半月板损伤,易导致创伤性关节炎,故对陈旧性ACL损伤处理,可做两种选择:对45岁以上,症状不严重,股四头肌萎缩,有膝关节炎表现者,行保守治疗;对无骨关节炎表现,症状重,45岁以下者,可考虑行修复重建手术治疗。

2)ACL重建时间:在确定重建前交叉韧带的手术时间上,从理论上分析,前交叉韧带急性损伤后6周之内行重建手术,手术的再次创伤将加速膝关节纤维粘连。因此,急性损伤6周内不宜实行重建手术。也有医师认为,当股四头肌力恢复,关节无肿胀,膝关节屈伸恢复后即可手术。有一些例外的情况,如损伤发生后立即行关节镜检查并发现前交叉韧带断裂合并半月板损伤者,应行前交叉韧带重建术。对于一些运动员需要恢复强力运动时,有些人建议可以采用Ⅰ期韧带重建手术治疗无骨片的韧带撕裂。总之,前交叉韧带重建术的时间原则是,韧带损伤失效6周以后,一经诊断确定即可实行重建手术。损伤时间在3个月或以上的称为陈旧性或慢性前交叉韧带损伤,一旦确诊即可重建韧带。

(五)后交叉韧带的临床表现与诊断

(1)有强大暴力外伤史,多为高能量伤所致,如急刹车损伤、重物砸伤等,胫骨前方受到向后的暴力打击。也可见足球等对抗性运动中的跪地伤。

(2)受伤时膝关节内弹响声及伤后立即出现肿胀。

(3)前后拉赫曼试验阳性。患者伤后关节肿胀严重者关节无法屈曲导致后抽屉试验无法完成,故临床上最有价值的试验检查方法为该试验。

(4)MRI表现。可通过阅读MRI中后叉韧带的直接征象与间接征象判定。

(5)膝关节的应力像检查。

(六)后交叉韧带损伤的治疗

(1)非手术治疗:关节穿刺术消除关节积血,绷带包扎并以脱脂棉垫于石膏托板固定伤膝

(2)手术治疗:单束(single~bundle)重建技术:即单纯重建PCL的前外束。在生物学功能和解剖形态上前外束都是PCL的主要组成部分;因此重建前外束可以有效地恢复PCL的稳定作用。

六、膝关节侧副韧带损伤

(一)膝内侧副韧带损伤

1.膝内侧副韧带不完全断裂

1)病因病理

当膝关节屈曲时,小腿突然外展外旋,或大腿突然内收内旋时产生。但其扭转力量较小,不足以产生韧带的完全断裂。这类损伤部位多在韧带的股骨附着处,也可在下部或后斜束(图3-7)。

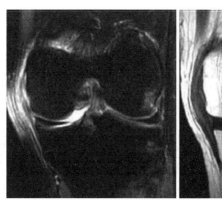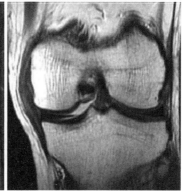

图 3 - 7　膝关节内侧韧带撕裂

2）临床表现与诊断

受伤时膝部内侧常突然剧痛,但又立即减轻,不过随后疼痛又逐渐加重(局限于膝内侧),且于韧带受伤处有压痛(尤以股骨上的韧带附着点为明显)。这时因局部损伤灶,通过传入神经刺激中枢神经系统,引起半腱肌及半膜肌反射性的保护性痉挛,致使膝关节保持轻度屈曲位置,被动使之伸直有抵抗感。如果在损伤处注射 1% 普鲁卡因 10ml,则肌肉痉挛立即消除,膝亦可以伸直。

在膝伸直时,以一手抵于膝的外侧,另一手持小腿向外侧搬动时,或于膝屈曲 30°,小腿外旋外展时,于韧带创伤处产生剧烈疼痛。

检查时如发现已产生膝关节肿胀,应即刻抽出积液、积血,然后于压痛明显处注射 1% 普鲁卡因,消除肌肉痉挛,再进行伸膝检查。如经处理后,膝关节可以伸直,且搬动时又无膝的异常活动,则可以确诊为膝内侧副韧带不完全断裂。

3）治疗

损伤的早期治疗,主要是防止创伤部的继续出血,并予适当固定,以防再伤。一般采用的方法,一是在受伤后,局部立即以氯乙烷麻醉降温,到皮肤上有一薄层雪霜出现时为止。然后以厚的棉花夹板包扎固定。另一方法是以橡皮海绵及弹力绷带压迫包扎,然后局部再以冰袋冷敷并抬高患肢。休息 30min 后以石膏托固定。一般 24h 后可打开固定物,一旦出血停止,治疗目的应转向如何使出血吸收(局部热疗外敷中药,按摩等)。创伤在 48h 之内,按摩与热敷只能在创伤的周围部分施行。

一旦创伤组织的修复程度足以使患者站立时,即可用粘膏支持带及弹力绷带裹敷固定,练习走路。尤其重要的是,应将鞋跟内侧楔形加高,这样可以防止膝因外展外旋而再伤。

2.膝内侧副韧带完全断裂

1）病因病理

病因与前者相同,只是力量较大。其损伤部位最常见于韧带的浅层前部,其次是韧带股骨内髁附着点,再次是胫骨内髁(韧带撕裂或撕脱骨折)。至于韧带的深层,可为股骨或胫骨的附着点撕裂,或是韧带与半月板的附着处撕裂(图 3 - 8)。一般而言,韧带的完全撕裂,大部分都合并关节滑膜撕破产生关节血肿,且常合并内或外侧半月板撕裂及前交叉韧带损伤或骨软骨骨折。

2）临床表现与诊断

医师及时在疼痛减轻时即刻检查,检查时应寻找压痛点,确定损伤部位。然后,令病人平卧把膝关节伸直 0° 及屈曲 30°,置床缘下检查是否有不正常的关节内侧开口活动。如有不正常关节隙开口感又无抵抗即属全断裂。最后,利用被动活动使膝关节屈伸及小腿旋转的方法,检查是否有"交锁"征象,以除外

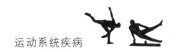

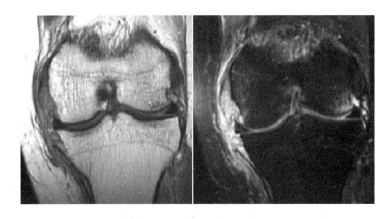

图 3 - 8 内侧韧带完全断裂

半月板损伤。

如果局部肿胀明显或关节内有大量积血,关节因保护性痉挛不能屈伸时,可以把积血在严格无菌操作下穿刺抽出,并于压痛较明显处注射利多卡因麻醉后在进行检查,或于麻醉后被动的将膝置于屈曲外展位,摄取两膝 X 线像,比较两膝的内侧裂隙,如果损伤侧较宽,即证明有膝内侧副韧带的完全断裂。如果开口角大于 10°,比对侧大于 5°,常说明前交叉韧带也同时断裂。

3)治疗

大多数学者认为这类撕裂,手术缝合是最好的治疗方法。根据医疗条件及病程也可做如下选择:内侧副韧带中部及中部以上的断裂,若医疗条件欠妥或者患者皮肤条件、身体条件不好,或者伤后一周以上,而且肯定断裂的韧带未嵌入关节间隙,可采用石膏管形或石膏前后托固定,不必手术。因为这些部位的断端不会距离太远。只要良好的固定可望愈合。相反如果是下止点的断裂,必须手术才能康复保证关节稳定。手术后将膝固定于屈曲 30°,与内收内旋位用管形石膏固定 4 ~ 6 周。

(二)膝关节外侧副韧带损伤

1. 病因病理

膝关节有明显的内翻位受伤史,当膝关节屈曲时,小腿的内旋、内收以及大腿的外展、外旋即可引起膝外侧副韧带的损伤。

膝关节外侧副韧带的断裂多发生于止点处,多伴有腓骨小头撕脱性骨折,故临床主要症状为膝关节外侧局限性疼痛,腓骨小头附近肿胀,皮下瘀血,局部疼痛,膝关节活动障碍,有时合并腓总神经损伤。

2. 临床表现与诊断

(1)有明确膝关节强力内翻或过度内旋的外伤史。

(2)膝外侧剧痛、肿胀、皮下瘀斑、活动受限或跛行,有膝关节不稳感。

(3)外侧副韧带损伤,股骨外上髁或腓骨小头压痛。

(4)侧方挤压试验阳性。

(5)合并半月板和交叉韧带损伤者,全关节肿胀,有不同程度关节积血。

3. 治疗

(1)非手术治疗:①固定:以铁丝托板、石膏托板将膝关节固定于屈曲 30° ~ 40°位 3 ~ 4 周。②药物治疗:内服活血消肿、祛瘀止痛药。外用消瘀生肌散。

(2)手术治疗:仅有韧带、关节囊或前交叉韧带撕裂时可直接缝合。若损伤严重不能直接缝合时,可根据旋转不稳定部位进行修补;若合并腓骨头撕脱性骨折而有移位或腓总神经损伤者,可行切开复位将撕脱骨块实施固定。同时探查腓总神经。术后配合中药、按摩、针灸、功能锻炼、理疗等。

七、剥脱性骨软骨炎

剥脱性骨软骨炎(exfoliative osteochonodritis),是一种关节软骨下骨无菌性坏死。多发于青少年,男性高于女性,可发生于任何关节,膝关节最多见,发生在股骨内髁关节面的外侧;其次为肘关节,几乎都发生在肱骨小头,踝、髋、肩等关节亦可发病;多为单侧。

(一)病因病理

病因不明确,可能与创伤、血运障碍、遗传等有关。

受累的软骨下骨为局限性坏死,其周围充血、结缔组织增生较多,形成死骨;死骨上的关节软骨可随死骨一起脱落,在骨缺损部位有纤维组织长入,逐渐形成软骨;死骨脱落形成关节内游离体,若游离体大,后期易发生骨性关节病。

(二)临床表现与诊断

1.股骨髁剥脱性骨软骨炎

多数有创伤史或训练史,膝关节可有少量积液,股四头肌萎缩,关节疼痛,压痛,上下坡痛,跛行,活动量大加重,休息则缓解。若形成关节游离体,可出现交锁症状。X线片可见圆形或卵圆形坏死骨块密度增高,边缘不齐,周围有环形透明阴影,当坏死骨块完全分离脱落时,关节内可见游离体(小的有时 X 线片上看不见)。

2.肘关节剥脱性骨软骨炎(棒球肘)

一般起病较隐匿,症状逐渐加重。早期肘部钝痛,间歇性肿胀和关节活动障碍,休息缓解。如果坏死的骨块脱落成游离体,可出现关节交锁。

体征:关节活动受限,局部压痛,关节肿胀,关节穿刺可抽出清亮渗出关节液。X 线表现:早期可看到肱骨外髁关节面不规则,软骨下骨质疏松。然后出现腔穴,外周有一透明带内含致密坏死骨,脱落后成游离体。

(三)治疗

1.非手术治疗

患肢充分制动,可用石膏固定。在非负重区,小的病损可限制关节活动。在负重区内,小的病损可固定 3~4 周,大的病损可固定到愈合为止。

2.手术治疗

骨块尚未完全分离之前,可行内固定术;已经形成游离体时,则可及时摘除,切除周围病变软骨和滑膜组织;关节镜下在软骨下骨部钻孔。

3.术后康复训练

应早期活动,晚期负重。应先训练关节周围的肌力,再恢复关节动作的训练,先进行周期性运动,逐渐增大训练量,以至全面正常训练。

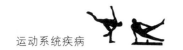

八、髌尖末端病

髌尖末端病（enthesiopathy of the pateller tendon）又称跳跃膝，是一种股四头肌、髌腱及伸膝腱膜在髌骨附着处的慢性损伤。往往与髌骨软骨病并存，亦可单独为病。多见于跳跃、排球、篮球及足球等运动员，为临床上常见的一种伤病。

髌骨前面被股四头肌膜紧紧包裹，髌骨边缘和股四头肌腱互相结合。在髌骨的外上方有股外侧肌腱附着，内上方为股内侧肌腱附着。股四头肌膜向下延续，越过髌骨前面以髌韧带止于胫骨粗隆。在髌骨内、外侧的腱膜各有一增厚部分，称为髌内、外侧支持带。该支持带由股内、外侧肌的腱性扩张部和外侧的髂胫束部分纤维所构成。以上组织在膝关节前部，与股四头肌腱及髌韧带一起形成膝前区的筋膜韧带结构，简称伸膝筋膜。股四头肌腱及腱性扩张部与髌骨周围的结合处，名为髌骨张腱附着区，或称髌骨末端。

股四头肌腱、髌韧带与髌骨的连接处无骨膜，属末端结构。在显微镜下，成人末端结构依次排列是：腱纤维→纤维软骨带→潮线→纤维软骨钙化层→骨质；而未成年人的末端结构则为腱纤维→纤维软骨→透明软骨→潮线→骨质。年龄越小，髌骨本身骨质的软骨成分越多，髌腱的主要任务是将比肌腱粗得多的肌肉所产生的收缩力传递到效应骨骼上去。而末端结构的一个重要作用就是缓冲，使腱所受的拉力渐进地加于骨骼上而引起损伤。

（一）病因病理

运动员长期大量训练反复牵拉髌腱及股四头肌腱在髌骨的附着处引起血供障碍而受伤，此种慢性劳损是引起髌尖末端病的主要原因。其次，急性创伤也可发生本病。例如，在比赛时，膝部被对方撞击或踢伤，治疗不彻底，转变为慢性损伤。

可出现以下病理改变：肉眼观腱及腱围变为黄褐色；腱末端部充血、水肿、肥厚，与髌腱粘连并有血管侵入出血；腱本身变粗变硬；腱内有玻璃样变、脂肪侵入及钙化。镜下见纤维的玻璃样变是本病的主要特征；潮线与钙化软骨层消失或变得不规则、断裂；潮线推进新生骨化骨现象；纤维软骨带有毛细血管增生，毛细血管小动脉化或出现玻璃软骨岛或玻璃软骨骨化；有时可见小骨折片被结缔组织包围，呈坏死骨——"镜下骨折"。

（二）临床表现与诊断

1. 病史
一般有跳跃或半蹲位运动过多损伤史。

2. 主要症状
半蹲位运动、上下楼梯或起跳发力、急停时感膝前疼痛，或突然打软。常感膝酸软无力，重者行走和休息时也疼痛。

3. 体征
可见股四头肌萎缩；髌尖及底部略肿胀；典型体征是髌骨边缘指压痛，以髌尖区，髌底缘指压痛最多见；髌腱变粗。抗阻伸膝试验，双腿或单腿蹲起试验等，均能引起伤部疼痛。髌腱紧张压痛试验：患膝伸直，检查者以拇指加压髌尖下方，患者感到明显疼痛；令患者放松股四头肌，用与前面相等的压力压迫时，疼痛减轻者为阳性。

X线检查:摄膝关节侧位与轴位片,能显示髌骨前面上、下缘骨质脱钙,絮状或块状骨化影,偶有骨赘发生。

(三)治疗

1.中药治疗

外敷乌红散或跌打补伤散(《实用伤科中药与方剂》)。内服劳损丸(《运动创伤学》),每次6g,每日2～3次。或服健步虎潜丸(《伤科补要》),每次6g,每日2～3次。

2.按摩治疗

病人膝关节微屈放松,术者外擦舒活酒(《中医治疗骨伤科经验》),在膝下至大腿中下部做按摩,手法为表面抚摩,深度按摩、揉、推压。然后用拇指尖在髌骨边缘痛点做刮的手法,力量大小以病人有胀感为度。配合指针掐、揉血海、梁丘、伏兔、阳陵泉、足三里等穴位。

3.物理疗法

超声波疗法:连续输出,声头滑动于髌骨周围,剂量0.75～1W,超声波每次10min,每天1次,10次为一疗程。

微波辐射疗法:圆形辐射器,对准患处,温热量,每次15～20min,每天1次,10次为一疗程。

短波或超短波透热法:用电缆法或电极对置法,温热量,每次15～20min,每天1次,10次为一疗程。

4.功能锻炼。

九、髌骨软化症

髌骨软化症(chondromalacia of the patella)又称髌骨软骨病,其主要病理变化是关节软骨的退行性变。本病多发于青少年,2/3为女性,常见于篮球、排球及体操运动员,是临床上最常见的一种伤病,常常影响运动员的训练成绩。

(一)病因及发病机制

1.创伤学说

包括突然猛烈的撞击引起关节表面的挫伤;机械力学和关节功能的改变,引起软骨反复的微小的损伤,如膝关节不稳,髌骨半脱位等。

2.软骨营养障碍与血运障碍学说

髌骨软骨是一种无血管的组织,营养来自滑膜液。膝关节活动能产生一定的压力和吸力,使软骨不断被挤压而产生的卿筒作用,是保证软骨获得营养的重要机制。如果软骨上施加的压力持续时间过长,或这种不超过软骨张力的压力反复施加于软骨上。即能破坏软骨的弹力,影响软骨由软骨周围基质摄取营养,最后发生软骨变性。有研究表明髌骨软骨周围供血障碍也是造成软骨退变和髌骨软骨病的重要原因之一。

3.髌骨先天缺陷学说

高位髌骨、低位髌骨、髌股关节排列紊乱、胫骨外旋、膝关节内外翻、Q角增大及股内收肌先天性高位附丽等均可引起髌骨关节压力分布不均,造成髌骨软化症的发生。

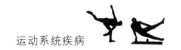

4. 软骨溶解说

滑膜受伤后渗透压改变,血中的血纤溶酶可以更多地进入滑液,其活性也增高,从而溶解软骨,使软骨中的硫酸软骨素含量降低,软骨变性失去弹力。近年来也有人注意到外伤使滑膜及软骨中的溶酶体膜破坏,放出组织蛋白酶,将软骨基质中的蛋白粘多糖破坏溶解。Chrisman 研究退行性关节炎的滑液,发现其中含硫量增加,认为可能是由软骨基质中硫酸软骨素被溶解进入滑液所致。

5. 髌骨骨内压增高

有学者测定髌骨软化症患者髌骨平均骨内压为 44mmHg* (正常为 19mmHg)。髌骨的血供主要在中部、内 1/3 和髌尖区,由于髌周动脉环和髌前丛在膝前软组织损伤或膝关节过度活动时易受损,从而影响髌内血供和静脉回流,发生骨内静脉瘀阻,产生骨内压。

有人认为,在运动员该病的发生主要因局部外伤和劳损所致,并与运动技术特点和局部训练量过大有明显关系。

本病主要损伤机制为膝半蹲位反复屈伸扭转,致使髌股关节面相互异常错动、撞击与捻转摩擦所致。例如,篮球运动员滑步防守与进攻、急停与踏跳上篮;排球运动员半蹲起跳与救球等。

(二)病理

早期软骨面色泽呈黄白或灰白色,表面有结节状或条索隆起;晚期出现软骨的局限性纤维变、裂纹及碎裂等。Outerbridge(1961)根据软骨损伤的大体外观将髌骨软化症分为 4 级:Ⅰ级指软骨变软或浮起、起泡;Ⅱ级是指软骨表面出现裂口,直径 <1cm;Ⅲ级是指软骨出现较深的裂口,深度达到软骨下面,直径 >1cm;Ⅳ级是指软骨下骨暴露。显微镜下可见软骨表面有鞍裂,第一和第二细胞带内的细胞消失,间质不染色,在第三细胞带内有成团的较小的染色深的软骨面。

(三)临床表现与诊断

1. 病史

受伤史:一般都有膝在半屈位受伤史或反复多次微细损伤史。

主要症状:初期,患者无明显疼痛与不适,大运动量训练后,膝关节酸软隐痛乏力,休息后症状消失。以后,疼痛逐渐增加,刚开始活动时膝部疼痛,准备活动开后疼痛减轻或消失,训练结束后又复加重,经过休息症状缓解。平时病人上下楼、起跳痛。有的患者自觉膝软无力,有打软腿现象。后期,膝部持续性疼痛,甚至行走或安静时也有痛感。随着病情的发展,膝伸屈活动功能受限,疼痛,形成假交锁。

2. 体征

少许患者后期出现股四头肌萎缩和关节积液。

髌骨边缘内侧指压痛:伤膝伸直放松,检查者一手把髌骨向内侧或外侧推,使其边缘翘起,另一手食指触摸髌骨内侧或外侧边缘之后方,压痛者为阳性。

髌骨压痛试验:患者患膝伸直,检查者用手掌垂直按住髌骨,适当施加压力,并向上、下、左、右推动髌骨,疼痛者为阳性。

髌骨软骨摩擦试验:检查者一手托住腘窝上方,另一手掌压住髌骨。嘱患者屈伸膝关节或检查者推动髌骨,髌骨下有砂纸样或不平破碎感为阳性。

---

* 1mmHg = 0.133kPa

压髌股四头肌收缩试验:患者膝关节伸直,检查者一手掌适当用力推压住髌骨向远端,嘱病人用劲收缩股四头肌,患者即感疼痛者为阳性。

3.影像学检查

X线平片:可观察髌骨位置有无异常,有无髌骨排列错乱。早期多无变化,晚期可见髌骨关节面上、下缘脱钙,软骨边缘骨刺。

CT:对诊断髌股关节排列错乱及股骨髁发育不良有诊断价值,可作为屈膝45°髌骨切线位X线摄片诊断的补充手段。

MRI:对诊断髌骨软化症有较大的诊断价值,可较早地显示髌骨软骨病损的程度、范围、大小及膝关节腔内其他重要组织结构情况。

关节镜:诊断困难时,可行膝关节镜确诊。

（四）鉴别诊断

1.髌下脂肪垫肥大

表现为髌骨下缘下1~2cm脂肪垫处髌腱后方及两侧有典型的压痛。关节镜检查阴性,无髌骨软化症的症状,可诊断为髌下脂肪垫肥大。

2.滑膜皱襞综合征

膝关节滑膜可以形成皱襞突入关节腔内,典型的情况时一突出在股骨髁上的滑膜皱襞检查时可能触到一个滚动的边,在屈膝时产生疼痛。

3.髌骨剥脱性骨软骨炎

常发生在膝部急性屈曲损伤时,在X线侧位像可见髌骨后侧面上有缺损,有剥脱的骨块与之相连,可形成游离体。

（五）治疗

早期症状轻的病人,一般先采用非手术疗法,主要是避免能引起疼痛的各种活动,如剧烈运动、过度屈膝、下跪和下蹲等;股四头肌等长收缩练习可增强四头肌张力;按摩可消除髌周及滑膜炎症,减轻疼痛;超短波可增加血液循环;中药外敷及直流电药物透入都有一定疗效;醋酸泼尼松龙关节内注射25mg每周1次,适用于关节肿胀积液明显,滑膜肥厚者,最多注射3次;可使用非激素类消炎止痛药物,如阿司匹林、双氯芬酸、炎必灵等减轻滑囊炎及缓解疼痛,运动员必须在症状消失或减轻后再恢复锻炼。经3~6个月非手术治疗无效病情较重者宜做膝关节镜检查。确诊为髌骨软化症者,可考虑手术治疗。

十、膝关节脱位

膝关节是人体最大关节,由股骨双髁和胫骨平台凹形成滑车关节,由髌骨与股骨之间形成鞍状关节,前者又被相应的关节面之间半月板分隔开部分,其关节面位于胫骨髁上缘。膝关节是一个复杂的关节,内有滑膜、半月板以及多组韧带,外有关节囊及韧带包裹。膝交叉韧带是位于关节内的前后两条韧带。前交叉韧带起于胫骨髁间嵴前区,向后、向上、向外呈扇形止于股骨外侧髁内缘的后面,能防止胫骨在股骨上向前移位,或股骨向后移位,同时能制止股骨内旋;后交叉韧带起于胫骨髁间区后面,向上、向前、向内止于股骨内侧髁外缘的后部,其功能为限制胫骨后移、旋转、侧方运动和膝关节的过伸。膝内侧韧带是

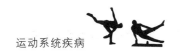

指膝内侧副韧带和内侧关节囊韧带,有保持关节稳定和调节关节活动的功能。膝外侧韧带指外侧副韧带,其近端附于股骨外上髁,远端止于腓骨头,是膝伸直时对抗内翻压力的主要力量。另外膝关节还有股四头肌、腓肠肌和腘绳肌等的保护,其结构比较稳定,只有受到强大外力时才可能发生脱位。

膝关节脱位是指胫股关节端移位,对应关系失常,多由强大直接暴力引起,临床少见。

【诊断要点】

1.诊断依剧

(1)有强大的直接暴力损伤史。

(2)膝关节严重肿胀、大片瘀血斑、剧烈疼痛、功能障碍、明显的畸形。

(3)检查可见异常活动、弹性固定感,膝关节压痛,抽屉试验阳性。

(4) X线摄片可明确诊断及分型。

2.症候分类

1)根据伤口有无开放分类

(1)闭合性脱位。

(2)开放性脱位

2)根据脱位方向分类

(1)Ⅰ型:外侧脱位。

(2)Ⅱ型:内侧脱位。

(3)Ⅲ型:后侧脱位。

(4)Ⅳ型:前侧脱位。

(5)Ⅴ型:旋转脱位。

(6)Ⅵ型:伴严重韧带损伤的可自发复位的脱位。

3)根据合并损伤分类

(1)前脱位:ACL、PCL同时断裂最为常见,也有单独ACL断裂者。MCL、LCL也多为同时断裂。

(2)后脱位:除ACL、PCL同时断裂仍占多数外,也有仅PCL断裂者,而MCL及LCL均断裂者较少见,可合并髌韧带断裂。

(3)外脱位:主要特征为ACL、PCL和MCL断裂,常同时有髌骨向外半脱位。

(4)内脱位:为数甚少。

(5)后外旋转脱位:ACL、PCL同时断裂或ACL单独断裂约各居其半,此类型可出现股骨内髁突出关节囊及股内侧肌,或髌旁支持带,形成扣孔交锁而无法闭合复位。

(6)骨折脱位:仅包括股骨或胫骨髁,或二者同时骨折,合并股胫关节完全脱位者。

【鉴别诊断】

(1)骨折:膝关节骨折常见者有髌骨骨折、股骨髁骨折和胫骨髁骨折,可参见有关章节。

(2)半月板损伤:大多为间接暴力损伤,主要表现为膝关节的疼痛、肿胀、屈伸活动受限,偶见交锁,检查可见麦氏(McMurray)征阳性,研磨试验阳性,半月板重力试验阳性,CT\MRI对半月板损伤有较高的检出率。

(3)叉韧带损伤:分为前交叉韧带损伤和后交叉韧带损伤。前交叉韧带损伤多由过伸、外展、外旋暴力引起,出现膝前方不稳,表现为前抽屉试验阳性;后交叉韧带损伤则多由屈膝位使胫骨上端后移的暴力引起,出现膝后方不稳,表现为后抽屉试验阳性。

(4)侧副韧带损伤:膝关节的内、外侧副韧带损伤是外伤造成膝关节过度内翻或外翻时,被牵拉的韧带超出生理负荷而发生撕裂、断裂等损伤。通常压痛点位于韧带的起止点或关节间隙处,侧副韧带分离试验阳性,在内翻或外翻压力下摄膝关节 X 线正位片,其关节间隙增宽大于 8mm。

【非手术治疗】

1. 手法复位

(1)牵引:在麻醉下,患者仰卧位,一助手双手固定大腿,另一助手双手握住踝部,在膝关节半屈位,顺纵轴位做对抗牵引。

(2)前脱位复位:在维持牵引下,术者一手把持大腿下端后侧做前提,另一手置于小腿上端前方向后压,同时用力,使之复位;或用两手拇指按住胫骨近端向后,余各指置于腘窝从后向前托股骨下端,即可复位。

(3)后脱位复位:在维持牵引下,术者一手置小腿上端后方向前托,另一手置大腿下端前面向后压,或双手拇指按股骨远端向后,双手余指托胫骨近端向前,同时用力,使之复位。

(4)外侧脱位复位:在维持牵引下,术者一手置于大腿下端内侧,另一手置于小腿上端外侧,两手同时用力做对向挤压,即可复位。

(5)内侧脱位复位:与外侧脱位复位相同,但着力点相反。

(6)旋转脱位:旋转脱位常同时合并侧方脱位,在顺势牵引下应顺纵轴反旋转方向牵引,尔后再按相应手法矫正侧方脱位。

(7)固定:复位后将膝关节屈曲 15°～20°,踝关节屈曲 90°,用托板超膝、踝固定 6～8 周。

2. 功能练习

固定期间应积极练习股四头肌,进行髋、踝关节的主动活动。待股四头肌肌力恢复及膝关节伸屈活动较稳定的情况下,方能负重行走。

3. 药物治疗

药物治疗原则,与其他关节脱位基本相同。

【手术治疗】

1. 适应证

(1)因关节囊撕裂的纽扣孔或股内侧肌的扣孔卡住股骨髁而闭和复位失败者。

(2)十字韧带及侧副韧带全部断裂,可考虑行早期韧带修补术,以免后遗膝关节不稳。

(3)合并关节内骨折,在脱位复位后其骨折复位不良或呈游离状时,应切开复位或将游离骨片切除。

(4)有腘动脉损伤者,应及时探查和处理,行血管吻合或移植术,以免因血运缺失而截肢。

术式:参见膝关节骨折章节。

【调护宜忌】

膝关节损伤早期应做局部冰敷,以减少出血和滑膜渗出,防止肿胀的发生和加剧;术后(手术和非手术)鼓励患者进行积极的股四头肌练习,以增强膝关节力量;解除外固定后可做局部按摩,并用中药熏洗和做理疗。

十一、髌骨脱位

髌骨(patella)是人体最大的籽骨,俗称"膝盖骨""镜面骨"。略呈扁平三角形,底朝上,尖朝下,是伸

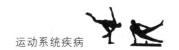

膝装置的重要组成部分。髌骨上缘与股四头肌腱相连,下缘通过髌韧带止于胫骨粗隆,两侧有内、外侧副韧带包绕,其后面的两个斜形关节面在中央呈纵嵴隆起,该嵴与股骨下端前面凹形髌股关节面相对应,可防止其向左右滑动。由于膝关节有10°~15°的外翻角,股四头肌腱拉力方向与髌韧带不在一条直线上,两者之间形成Q角,加之膝关节关节囊内侧较外侧松弛,当肌肉收缩时,髌骨有自然向外脱出趋向,故临床上髌骨向外侧脱位多见。

（一）病因病理

1. **外伤性髌骨脱位**

由直接暴力引起者多见,因间接暴力所致者少见。当膝关节屈曲位跌倒,髌骨内侧缘遭受向外的直接暴力冲击时,或膝关节处于外翻位跌倒时,股四头肌扩张部内侧发生撕裂,可发生髌骨外侧半脱位(图3-9A)。当膝关节处于伸展位,突然在髌骨内侧遭到强力外旋暴力伤,髌骨可滑过股骨外侧髁,亦可造成髌骨外侧全脱位(图3-9B)。少数患者股四头肌腱外侧发生撕裂,可发生髌骨内侧脱位;偶见股四头肌断裂,可发生髌骨向下脱位;或髌韧带断裂,发生髌骨向上脱位。

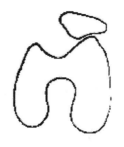 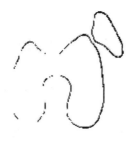

图3-9A　髌骨半脱位　　　图3-9B　髌骨全脱位

图3-9　髌骨脱位

2. **习惯性髌骨脱位**

习惯性脱位机理与外伤性脱位相同,但其病理基础则多为新鲜外伤性脱位处理不当,使关节囊内侧松弛,股内侧肌力减退;或因先天性或损伤性因素造成膝外翻者;亦可由于股骨髁骨折畸形愈合,股骨下端髌股关节面的外侧塌陷引起;少数情况下见膝关节结构异常,如股骨外髁发育不良、髌骨变小、膝外翻及小腿外旋畸形、关节囊松弛、股外侧肌的止点异常、髂胫束挛缩及髌韧带胫骨附着点偏外侧等。上述改变可单独或联合构成髌骨脱位或半脱位的病理因素。

（二）临床表现与诊断

1. **外伤性髌骨脱位**

(1)有明显外伤史。

(2)伤后膝关节疼痛、肿胀、压痛,膝关节功能障碍或丧失。

(3)膝关节呈半屈曲状,不能伸直,膝前平坦。于膝关节外方可触及脱位的髌骨,贴住股骨外侧髁处不能活动。

(4)如急诊时脱位的髌骨已复位,则仅表现为膝关节肿胀、疼痛、浮髌试验阳性。用手将髌骨向外推时疼痛加重,活动度明显增大。或试行屈膝时髌骨又再脱位。

(5)X线显示未复位的髌骨异常变位(图3-10)。

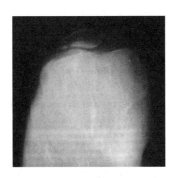

图 3 - 10 髌骨外侧脱位合并髌骨纵行骨折

2. 习惯性髌骨脱位

(1)膝关节曾有外伤性脱位史及反复发作的病史;若先天发育不良者,可无明显创伤或急性脱位病史。

(2)膝关节疼痛、肿胀、压痛不明显,屈膝时髌骨脱位,脱位时有响声,伸膝时可自动复位,且伴有响声。

(3)X 线轴位片可能发现股骨外髁低平、滑车凹部变浅等异常变化。

(三)鉴别诊断

半月板损伤:半月板损伤一般有疼痛、麦氏试验阳性、弹响征等,X 线片容易相鉴别。

(四)治疗

1. 非手术治疗

1)手法整复

单纯的髌骨脱位手法整复比较容易,一般不需要麻醉及助手。术者立于患侧,一手持踝部,另一手持膝上,在向远端牵引的同时,将膝关节伸直,脱位的髌骨即可复位或在顺势牵引的同时,略用力于髌骨外缘往内推,同时伸直膝关节,即可复位。若髌骨嵌夹于股骨外侧髁部,按以上方法整复不成功时,可令一助手固定大腿部,另一助手持踝部,将膝关节屈曲,使筋肉松弛。术者双手由外侧持膝,两拇指推压脱位的髌骨内缘向外推移,以松解嵌夹,立即让助手伸直膝关节,术者同时施力于髌骨外缘,向内侧推挤,即可复位(图 3 - 11)。

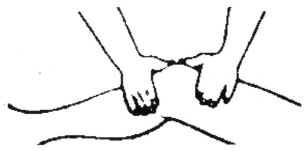

图 3 - 11 髌骨脱位手法整复方法

2)固定方法

外伤性脱位手法整复后可用长铁丝托板或石膏托外固定 3 ~ 4 周,固定时膝关节应保持屈曲20° ~

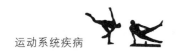

30°位。习惯性脱位者手法整复后用长腿石膏前后夹板固定于膝伸直位4~6周。

3）药物治疗

按伤筋早、中、晚三期辨证施治。

外伤性脱位复位固定后,将患肢稍抬高,可练习趾踝关节活动。2周后可逐渐行股四头肌功能锻炼,解除外固定后行局部按摩及逐渐锻炼膝关节屈伸功能,注意不要过早负重、用力伸膝及下蹲,以防发生再脱位。

2.手术治疗

外伤性脱位软组织嵌顿闭合复位不成功或因股四头肌腱、髌韧带断裂引起关节内脱位时应手术切开复位,行韧带肌腱修补术。习惯性脱位以手术治疗为主。习惯性髌骨脱位一般手法复位并不困难,但欲根治,应采用手术矫治,主要目的是纠正或加强伸膝装置的正常力线。要根据患者的年龄大小,并针对其发病原因和病理改变选择不同的术式:如髌韧带附着点异常者,宜施行髌韧带及胫骨结节移位术;伴膝外翻畸形者,应行股骨远端截骨术;股骨外髁冠状面低陷,可做楔形植骨术;先天性脱位患者,应做髂胫束及关节囊松解术、股内侧肌缩短术;反复脱位导致创伤性关节炎,可考虑做髌骨切除术。

（五）预后

大多数外伤性髌骨脱位经正确治疗,均可获得满意效果。如治疗不当,则会造成股四头肌萎缩、无力及膝关节强直甚或造成习惯性脱位。习惯性髌骨脱位若欲根治则应手术治疗。

十二、末节伸指肌腱断裂

末节伸指肌腱断裂又称锤状指、棒球指,为指伸肌腱Ⅰ区（从中节指骨中远1/3处至远节指骨基底指伸肌腱止点处）损伤,是很常见的肌腱损伤,常见于棒球、垒球、排球、篮球及鞍马运动员。

（一）病因病理

本病发生系外力突然加于手指末端背侧,使远侧指间关节急剧屈曲,导致伸指肌腱断裂或伸指肌腱从末节指肌附着点撕脱,手指末节下垂,不能主动伸直,形成"锤状指"畸形。

这种损伤,有两种不同的病理改变,一类是指的伸指肌腱由末节指骨的底部撕裂;另一类是伸肌腱将末节指骨底撕裂,发生撕脱骨折。两者都因伸指与屈指肌的力量失去平衡,产生锤状畸形。

（二）临床表现与诊断

有明显外伤史,损伤发生时即感手指末节突然剧痛,有时能听到清脆的响声,继而末端指节肿胀,基底部压痛,远侧指间关节不能伸直,半屈曲状,呈"锤状指"畸形。

X线平片:有时可见远节指骨基底部背侧撕脱性骨折片或半脱位。

临床上根据损伤程度将本病分为4度:

Ⅰ°:伸指肌腱在远节指骨附着处部分撕裂,远端指间伸指动作丧失<25°;

Ⅱ°:伸指肌腱从附着处完全断裂,可同时伴有背侧关节囊,远端指间伸指动作丧失可达40°~60°;

Ⅲ°:在Ⅱ°基础上伴有小骨片撕脱;

Ⅳ°:严重锤状指畸形,远端指骨背侧有较大撕脱骨折,其大小超过关节面1/3,可伴有指间关节脱位。

（三）鉴别诊断

指骨撕脱骨折:指间关节疼痛,瘀肿,远端指间关节不能伸直,X线摄片可确定骨折部位和性质。

（四）治疗

本病治疗越早越好,早期一般采用非手术疗法,即用金属夹板或石膏管型将指固定于过度背伸位,6周后除去固定,现场处理应严格遵守休息、冰敷、加压包扎、抬高患肢的R、I、C、E原则。

开放性指伸肌腱损伤应一期修复,伴有撕脱骨折超过关节面1/3,且远侧指间关节半脱位的闭合性指伸肌腱损伤,应行切开复位伸肌腱修复术;闭合性锤状指,不伴有半撕脱骨折者,或闭合性锤状指畸形伴有撕脱骨折不超过关节面的1/3且未有移位者,可行石膏或支具制动;闭合性锤状指,不伴有半撕脱骨折者,或闭合性锤状指畸形伴有撕脱骨折不超过关节面的1/3及移位者,可采用支具制动或克氏针贯穿固定术。

十三、伸指中央腱断裂

伸指中央腱断裂又称"纽孔畸形",为指伸肌腱Ⅱ区(从近节指骨远端1/3处至中节指骨中远1/3处)中央束损伤,是一种常见的肌腱损伤,常见于足球守门员、排球、篮球及手球运动员。

（一）病因病理

外力突然作用于中节手指指肌背侧,迫使近侧指骨间关节猛烈屈曲,将伸指肌腱中央束拉断,并从中节指骨底部撕脱。同时,两个侧束因手指过度屈曲也可能沿近侧指骨间关节向两侧及掌侧滑脱,形成"纽孔"畸形。

（二）临床表现与诊断

有明显外伤史,近侧指间关节肿胀,疼痛,压痛,近侧指间关节不能主动伸直(中央束和侧腱束完全损伤)或伸直不协调(中央束和侧腱束不完全损伤),呈"纽孔"畸形(掌指关节和远侧指间关节背伸,近侧指间关节屈曲)。被动扳直近侧指间关节时,可触及两侧束回移。

（三）治疗

闭合性损伤可非手术治疗:外敷新伤药,内服活血化瘀止痛药,石膏或支具制动。单纯中央束损伤轻微,可用中央腱束修复术;两侧腱束轻度短缩,但远、近指间关节被动活动正常者,可用侧腱束交叉缝合术;侧腱束损伤失去功能者,可用游离肌腱移植修复法。

十四、指屈肌腱断裂

（一）病因病理

手部肌腱的断裂大多由撕裂伤、切割伤、戳伤等引起,指深屈肌腱从前臂起,经腕管、手掌、指屈肌腱

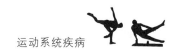

鞘止于手指远节的掌侧。

指屈肌腱分区:根据屈肌腱的解剖和生理特点,可将其分为5个区。①前臂区(Ⅰ区):从肌腱起始部至腕管近侧端,即前臂下1/3处。此区屈肌腱较多,有腱周组织及周围软组织保护,粘连机会较少。②腕管区(Ⅱ区):腕管内有9条肌腱及正中神经,空间较小。③手掌区(Ⅲ区):腕横韧带远侧至肌腱进入腱鞘前的区域。④腱鞘区(Ⅳ区):又称为"无人区",从腱鞘开始至中节指浅屈肌的附着处。⑤指深屈肌腱抵止区(Ⅴ区):从中节指骨近中份至指深屈肌腱抵止点。

（二）临床表现与诊断

指深、浅屈肌腱均断裂时,指骨间关节处于伸直位,做伸腕试验时,手指不能屈。固定近侧指骨间关节时,如不能主动屈曲远侧指间关节,则为指深屈肌腱断裂。检查指浅屈肌腱时,要排除伸肌腱的影响。用手握住一指的两个邻指于完全伸直位,如被检查的指浅屈肌腱未断裂,则能主动屈曲近侧指骨间关节,否则不能。固定拇指掌指关节,如不能屈曲拇指骨间关节,则为拇长屈肌腱断裂。

（三）治疗

1. 手术治疗

新鲜的手指肌腱断裂,应力争一期手术修复。晚期由于肌腱断端间的粘连及肌腱的回缩,给手术增加困难。根据指屈肌腱断裂的不同区域给予不同的手术治疗方式:①前臂区(Ⅰ区):从肌腱起始部至腕管近侧端,即前臂下1/3处。此区屈肌腱较多,有腱周组织及周围软组织保护,粘连机会较少。如条件合适,可在此区做一期缝合,效果较好。注意避免吻合口在同一平面,以减少粘连。必要时只缝合指深屈肌腱。②腕管区(Ⅱ区):腕管内有9条肌腱及正中神经,空间较小。处理:切开腕横韧带,只缝合指深屈肌腱及拇长屈肌腱。吻合口不可在同一平面,正中神经损伤时必须同时吻合正中神经。③腱鞘区(Ⅳ区):又称为"无人区",从腱鞘开始至中节指浅屈肌的附着处。此段深浅屈肌腱被限制在狭小的范围内,伤后易发生粘连,处理效果较差。④指深屈肌腱抵止区(Ⅴ区):从中节指骨近中份至指深屈肌腱抵止点。该区只有指深屈肌腱,断裂后应争取早期修复,直接缝合断端。

2. 固定疗法

固定肌腱于松弛位:屈肌腱须屈腕、屈指位固定。

3. 药物治疗

（1）内服药损伤早期及术后治以清热解毒、活血化瘀,内服五味消毒饮或桃红四物汤。

（2）外用药后期可配合中药熏洗,如3号熏洗药等。

十五、指总伸肌腱断裂

（一）病因病理

其发生系因外力突然加于指端,使指的末节突然屈曲致成。病理上有两种不同的改变,一类是指的伸指肌腱由末节指骨的底部撕裂;另一类是伸指肌腱将末节指骨底撕裂,发生撕脱骨折。两者都因伸指与屈指肌的力量失去平衡,产生锤状畸形。

（二）临床表现与诊断

一般在损伤即刻，在指的末节突然剧痛，有时可以听到清脆的响音，进而指节肿胀呈锤状，不能主动伸直。

（三）治疗

此症之治疗越早越好，但是应该照片以区别是否骨折。一般在早期都采用保守疗法，即用金属夹板或是石膏管型将指固定于过度背伸位。陈旧性损伤或骨折片错位，多不能复位，或撕断的伸肌腱嵌入指间关节时，都需要手术治疗，使骨片或肌腱与骨缝合。

十六、肱三头肌腱断裂

肱三头肌腱断裂亦称肱三头肌腱撕脱骨折，该腱的断裂均发生在远端肌腱附着的部位，在运动创伤中比较少见，常见于体操运动员。

肱三头肌共有 3 个头：长头起于肩胛骨盂下结节，内侧头起于桡神经沟内下方的骨面，外侧头起于桡神经沟外上方的骨面；三个头向下于肱骨干下 1/2，移行于扁腱，止于尺骨鹰嘴的上缘和两侧缘及前臂深筋膜，内侧头深面的少量肌纤维止于肘关节囊。肱三头肌和肘后肌共同完成伸肘功能。

（一）病因病理

1. 间接暴力

为最常见的致病机制，肘关节半屈曲位以手掌着地跌倒，肱三头肌突然猛力收缩致肌腱止点处撕裂。

2. 直接暴力

肘关节半屈曲位时，尺骨鹰嘴受到外力的直接撞击致肱三头肌附着部的断裂。据报道，肘关节突然屈曲亦可被动的将肱三头肌腱撕裂。损伤后，深浅肌腱均可发生断裂，但多见于浅层肌腱，常伴有尺骨鹰嘴的小块撕脱骨折，肌腱断裂后上移，肱骨内侧头突出明显，局部出血溢入皮下滑囊，后期形成慢性滑囊炎。

（二）临床表现与诊断

有明显外伤史，伤后受伤处活动有响声，肘后肿胀，疼痛，局部压痛明显，鹰嘴窝上缘凹陷，肘关节活动受限。较有诊断价值的方法是伸肘重力试验（图 3 - 12）：患者站立弯腰，伤肢向外侧平举，主动伸肘不能完全伸直者为阳性（＜150°）。曲绵域认为最后 30°肘关节是否能伸直是诊断肱三头肌腱断裂的关键。有撕脱骨折者 X 线平片侧位像见尺骨鹰嘴上方 1cm 左右有线状小骨块。

（三）治疗

由于肱三头肌是主要的伸肘装置，所以该肌断裂会直接影响训练及运动成绩，因而对运动员肱三头肌断裂一般行手

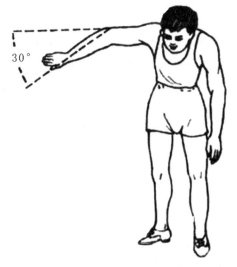

图 3 - 12　伸肘重力试验

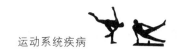
术治疗。新鲜损伤应在尺骨鹰嘴钻孔,以粗丝线将断端缝合于伸肘 50°~70°,固定 3~4 周;陈旧性损伤可用阔筋膜修复肱三头肌缺损部。

十七、股四头肌腱断裂

股四头肌在股骨前面形成 3 层:表层为股直肌,其腱纤维止于髌骨的上极,有一部分纤维止于髌骨的表面或越过髌骨面延续为髌腱。中层为股内、外侧肌,其终点止于髌骨的内、外侧缘及上极。深层为股中间肌。其腱性止点在髌骨上极。在股四头肌的下面还有膝肌,起自股骨前面,腱纤维分散越过髌上囊止于髌骨上面的关节囊,有学者对髌腱受力力学公式的推算,三级跳运动员的一次踏跳髌腱受力约 528kg 左右。跳高运动员吴某某跳高时髌腱受力约 285kg,这些数字显然也可间接说明,股四头肌腱在三级跳远、跳高时所受的牵拉力。所以股四头肌腱断裂在三级跳和跳高运动中多见。

(一)病因病理

发生的原因有直接暴力和间接暴力两种:

1. 直接暴力

系于膝屈曲时,该部直接受撞击或割裂所致。如举重杠铃直接砸伤,撞伤或跪伤也可引起。

2. 间接暴力

膝关节于半屈位时,股四头肌的突然收缩是最常见的受伤原因。

老人、肥胖体质、动脉硬化或微细损伤等可引起肌腱的退行性变(脂肪变、硬化、纤维变等),再遇有轻微外伤即造成"自发性断裂"。

股四头肌腱的断裂有的是全断裂,有的是部分断裂,而且可损伤不同的肌肉,据统计,股直肌头断裂最多见,其次为外侧头断裂,全断裂较少见。

陈旧性腱部分断裂,局部多形成瘢痕,并有腱组织的变性或钙化;陈旧性全断裂,主要病变是断端的瘢痕组织形成、牵缩及关节内的粘连。

(二)临床表现与诊断

股四头肌腱全断裂,早期多肿胀明显,关节积血,膝关节活动受限。晚期膝关节屈曲时可见断裂部的凹陷,并可触到股骨髁滑车软骨面。

部分断裂晚期多可摸到断裂的凹陷,及挛缩腱的瘢痕硬结,可有压痛,对膝关节的一般活动影响不大,但影响运动员的弹跳力。

属股四头直头腱单一断裂,一般局部出血较少,易摸到断端的凹陷。可以直抬腿(无力),同时看到直头上缩隆起的肌肉。

X 线侧位像对全断裂确诊常有帮助,可见股四头肌肌腱的连续性丧失或髌腱弯曲不直,对部分断裂诊断价值不大。

(三)治疗

1. 急性股四头肌全断裂和股直肌头全断裂

多数作者主张手术治疗,有以下几种手术方法:Melaughtn 法、Sruded 法、Callie 法、Dunn 法。

对新鲜的股四头肌部分断裂应否手术缝合尚无成熟经验,但在运动员中影响跳跃及半蹲者,应考虑早期缝合。

2. 陈旧性股四头肌完全断裂

对影响膝关节伸直活动应进行手术。

十八、肩袖损伤

肩袖损伤又称肩撞击综合征,系指肩峰下滑囊炎、肩袖肌腱炎而言。肩袖损伤是中老年常见的肩关节疾患,发病率占肩关节疾患的17%～41%。

肩袖由冈上肌、冈下肌、小圆肌与肩胛下肌共同组成的肌腱帽。肩袖的完整是盂肱关节稳定有力的保障。

（一）病因病理

其发生主要是由于肱骨大结节（相当于肩袖部）反复的超常范围的急剧转动（特别是外展）,劳损或牵扯并与肩峰或肩喙韧带不断摩擦所致。其发生大多有一次损伤史,如未及时合理处理,继续重复损伤动作,最后即变成慢性;部分病例逐渐发生,受伤史不明。

本病病理特点属滑车型末端病。

1. 肩袖肌腱

原发损伤首先见于肩袖,但也同时累及肩袖肌腱的上面或下面的组织,覆盖在上面的滑囊或在下面的软骨。肌腱纤维久之出现玻璃样变性、断裂或部分断裂,在裂隙中充满坏死组织或瘢痕组织。在小血管的周围有圆细胞浸润,呈慢性炎症。有时变性的腱纤维中,出现钙化或骨化现象。这种改变主要局限于冈上肌腱,有时肩胛下肌、小圆肌和冈下肌也同时累及。

2. 肩峰下滑囊

可于损伤当时出现急性滑囊炎（积血、积液）,也可随着肌腱内炎症的发展,引起慢性滑囊炎改变,如囊壁肥厚,出现玻璃样变性,在滑膜的表面有点状缺损及纤维素,绒毛膜增生及粘连等。因而活动时有响声,并影响肩的活动范围。

3. 肱骨的骨及软骨

晚期病例肌腱的附着点,纤维软骨化生成玻璃软骨,骨有骨质硬化,或出现囊变。腱下的关节软骨在受伤过程中,也常被磨损出现退行性改变,表面粗糙无光或有缺损。

4. 肩峰

骨膜纤维层增厚,或骨层细胞活跃,有的形成骨唇,髓腔也可有囊性变。

（二）临床表现与诊断

主要症状是肩痛,其次是肩活动受限制、肌肉痉挛和肌肉萎缩。但症状往往因病程的早晚,发病缓急,而表现程度不一。

1. 慢性病例

肩一般不出现疼痛,一般活动或令患臂外展,内外旋克服阻力时都无疼痛,只在某些特殊动作时出现疼痛。

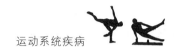

2. 亚急性病例

其症状为自动或被动使上臂外展至 60°～120°时或内外旋时疼痛。但被动将上臂外展超过 120°时，或用力牵拉上臂再使上臂外展时，则疼痛消失或减轻。检查肱骨大结节部压痛、外展或内外旋克服阻力时亦痛，外展限制，病程较久者冈上肌及三角肌出现萎缩。

3. 急性病例

少见，主要表现为肩峰下滑囊炎症状。肩部疼痛，活动受限，肩外展相当于肩峰下面有剧烈压痛。肩的外形也常因滑囊过度膨大，而使肩的轮廓改变，克服阻力时肩的各方向活动都有疼痛。

（三）治疗

根据病情的轻重，可用固定、封闭、理疗或手术等方法处理。

1. 非手术治疗

（1）固定：急性炎症时疼痛剧烈，应卧床休息，并将上臂外展 30°固定，以减小肌肉活动减轻疼痛。

（2）封闭疗法：在压痛点及滑囊内注入 1% 普鲁卡因溶液 10～20ml，常收奇效。注射时令患者侧卧，先将针刺入皮肤麻醉，然后，将针刺入肱骨大结节的压痛点注入 1% 普鲁卡因 3～4ml；再将针移向其前后及肩峰下滑囊，并各注入普鲁卡因 3～4ml。

（3）物理治疗：可用紫外线、直流电碘离子透入或超高频率电场超声波等治疗。

2. 手术治疗：

手术适应于年轻患者的急性肩袖损伤或 60～70 岁的老年患者，有明确的损伤后不能抗阻外旋前臂者。

对于 1cm 或者更小的撕裂一般可以边－边缝合或端－端缝合，而不用骨槽技术。但是骨槽技术是更可靠更实用的选择。3～5cm 的撕裂很难修复，一般需要松解软组织。

手术的目的是缓解疼痛，而功能的改进源于疼痛的减轻。所有的患者都可以行前肩峰减压和修复术。不再进行肩峰截骨。

在进行肩袖修复之前，先进行诊断性关节镜的检查，了解肩袖撕裂的大小和需要治疗的关节内病变。然后决定是选择关节镜修复还是切开修复术。

十九、足球踝

足球踝又称为踝关节骨关节病、踝关节撞击性骨疣，多见于足球、体操、篮球、滑雪、举重运动员及舞蹈演员。

（一）病因病理

踝关节过度地背伸、跖屈、内翻及外翻运动，使胫骨前唇与距骨颈，胫骨后唇与距骨后突，胫骨下关节面与距骨上关节面反复碰撞、挤压，导致软骨或骨组织的慢性劳损。例如足球运动员足的内外侧或正脚踢球时足跖屈与内外翻使踝关节超常范围的运动易导致踝关节骨关节病。在运动训练中，踝关节的一次急性损伤或踝关节多次扭伤，均能导致骨与软骨损伤。

病理变化主要为滑膜炎、关节软骨损伤、骨赘形成和腱鞘炎。表现为踝关节滑膜充血、肿胀、绒毛膜增生，以后滑膜纤维变、钙化、骨化，最后脱落成为关节鼠；踝部前方脂肪垫肥厚；关节软骨失光泽、表面粗糙、软化、碎裂、脱落,形成关节内游离体;胫骨前唇、后唇、踝尖、距骨软骨缘内外侧等处可出现骨赘;踝关节周围的肌腱与腱鞘,因刺激而发生腱鞘炎,最多见于踇屈长肌肌腱腱鞘炎。

（二）临床表现与诊断

无急性受伤史,隐匿起病。准备活动时踝关节疼痛,活动开后疼痛减轻或消失,剧烈运动后疼痛加剧;一般为酸痛,与天气变化有关;踝关节肿胀,以前方为显著;在关节间隙的前、后方或内、外侧有压痛;关节内有游离体可出现关节交锁。

X 线检查:早期无明显异常,晚期表现为骨质增生和关节内游离体。

（三）治疗

消除病因,避免使踝关节产生疼痛的动作,外用支持带固定,症状较重者可进行按摩、理疗、局部封闭治疗。对于非手术治疗无效,关节内有游离体影响功能活动者应行"关节鼠"摘除术及骨赘切除术。

（四）预防

（1）合理安排训练,避免踝关节局部过劳。
（2）运动比赛与训练时,应戴护踝,保护踝关节。
（3）踝关节急性损伤应彻底治愈,以免反复损伤。
（4）加强小腿与足部肌肉锻炼,增强踝关节稳定性。

典型病例

隋某某,女,28 岁,国家女篮现役队员,因"右跟腱及左踝手术后 1 月"行康复治疗。

该队员于联赛期间做加速跑时拉伤跟腱,在俱乐部诊断为"右跟腱部分断裂",于今年 3 月前往美国行跟腱缝合术。因左踝关节内有游离骨软骨碎片,遂再行左踝关节镜手术,清除游离软骨。但关节镜手术后队员感觉左足踇趾疼痛剧烈,考虑为疤痕压迫足背内侧皮神经所致,遂行第三次手术游离神经。术后 1 月回队康复。

查体:右足跟腱处有一长约 6cm 手术疤痕,跟周肿胀(+),提小腿三头肌试验正常,背伸背屈正常、内外翻、内外旋正常,左踝足背有一长约 5cm 疤痕,部分伤口未愈合,背伸正常,跖屈 15° ~ 20°,较对侧减少约 5°,左足踇趾半屈曲 20° ~ 30°,伸直受限。右小腿周径较对侧少 2cm。

诊断:
（1）右跟腱断裂缝合术后。
（2）左踝关节游离软骨摘除术后。
（3）.右踝骨关节病。

治疗及康复情况:
（1）在支持带及佩戴合金护踝后由康复师带领进行康复,一旦出现疼痛等不适,可立即进行调整、休息。
（2）康复后立即冰敷促进炎症消退。
（3）每 24h 行手法治疗以促进局部循环,加速炎性物吸收,拉伸左足踇趾伸趾肌腱,预防其挛缩。
（4）微波或超短波治疗。

随访观察结果:

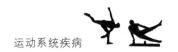

（1）巴西世界锦标赛前康复情况：该队员左踝足背伤口已完全愈合，蹚趾能基本伸直，右小腿周径较左小腿无明显改变。

（2）该队员手术伤口完全愈合，右小腿萎缩的肌力明显改善，双踝关节活动度基本正常，跟腱力量正常，故可在护具的保护下参加适量的训练和比赛。适量的比赛不仅可以防止小腿肌肉萎缩，而且对该队员心理康复也有积极作用。

（3）世锦赛后会诊认为：①该队员目前双足情况稳定，可做适量训练或比赛。②右足跟周肿胀疼痛考虑为跟周滑囊炎，若保守治疗无效可考虑封闭。③左足踝关节肿胀为手术摘除软骨后关节面不平整所致炎症，则可用超短波进行理疗。

4.亚运会前会诊认为：该队员目前情况稳定，跟腱愈合好，左足关节炎症可用封闭治疗，亚运会后再做6～8周的康复即可。

第四章

青壮年期运动系统疾病

第一节 上 肢

一、锁骨骨折

锁骨的形态从前面看近似于直线,从上面看呈"S"形,横行连接肩峰与胸骨。其主要作用:

(1)为上肢提供力量与稳定。

(2)参与肩关节活动。

(3)提供肌肉附着点

(4)保护神经血管。

(5)辅助呼吸。

(6)美观。

因其位置表浅、骨干较细,容易发生骨折。

(一)病因病理

锁骨骨折占肩部损伤的44%左右,占全身所有骨折的5%~10%,多为间接暴力所致,患者跌倒时,手掌或肩部着地,暴力经肩锁关节传至锁骨,在锁骨的应力点与向下的身体重力形成剪力,造成骨折,骨折形态以横行或斜行骨折为多。直接暴力损伤(如刀伤、枪伤等)少见,骨折呈横断或粉碎,偶见开放性骨折。

根据受伤机制及骨折特点,分为外1/3骨折、中1/3骨折和内1/3骨折。

1. 锁骨中1/3骨折

是锁骨骨折中最多见的一种。骨折呈横断或斜形,有些为粉碎性。骨折近端向后上方移位,远折端向前下方移位,远近折段间有重叠移位。粉碎性骨折的断端间常有小的骨折片旋转、倒立,阻挡在骨折断端间,给复位治疗带来较大困难。

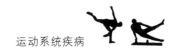

运动系统疾病

2. 锁骨外 1/3 骨折

根据骨折与喙锁韧带的关系,可分为以下几种类型:

Ⅰ型:骨折位于喙锁韧带与肩锁韧带之间。骨折端无移位,是外 1/3 骨折中最常见的类型。

Ⅱ型:喙锁韧带与内侧骨端分离。又分为 a、b 两型。

Ⅱa 型:骨折线位于喙锁韧带内侧,喙锁韧带与远骨折端相连,近骨折端向上移位。

Ⅱb 型:骨折线位于锥形韧带与斜方韧带之间,锥形韧带破裂,斜方韧带与骨折远端相连。

Ⅲ型:累及锁骨远端关节面的骨折,喙锁韧带保持完整,骨折端无移位。

Ⅳ型:多见于 16 岁以下儿童,锁骨远端骨折使骨与骨膜分离,近骨折端穿破骨膜向上移位,喙锁韧带仍与骨膜相连。

Ⅴ型:多见于老年人。骨折呈楔形或粉碎性。喙锁韧带与远近两主骨折块失去连接,但保持与主骨块之间的小骨块相连。

3. 锁骨内 1/3 骨折

临床少见。远骨折端由于受三角肌与胸大肌的影响,常发生旋转。

(二)临床表现与诊断

明确的外伤病史,伤后出现肩部肿胀、皮下瘀血、压痛或有畸形,畸形处可触到移位的骨折断端,如骨折移位并有重叠,肩峰与胸骨柄间距离变短。伤侧肢体功能受限,肩部下垂,上臂贴胸不敢活动,并用健手托扶患肘。有时直接暴力引起的骨折,可刺破胸膜发生气胸,或损伤锁骨下血管和神经,出现相应症状和体征。

明确诊断需拍 X 线片。X 线正位片可以确定骨折的部位、类型和移位的方向,但不能判断骨折前后重叠移位,必要时要加拍锁骨切线位片。

锁骨骨折的诊断,应注意排除合并损伤,如胸部、肩部的骨折、血气胸及神经血管损伤等。

(三)治疗

1. 手法整复

应以最大限度恢复解剖形态为原则。在血肿内麻醉或神经阻滞麻醉下进行手法复位,在一些紧张、过度焦虑等患者中,应考虑镇静或采用全身麻醉。

1)膝顶复位法

患者端坐于矮凳上,双手叉腰,挺胸抬头,双肩外展。助手站立于患者背后,一足踏于凳缘,膝部顶在患者两肩胛骨间,双手握患者双肩外侧,向背后慢慢牵引,同时以拇指向下压迫锁骨肩峰端,使患者肩部后伸、锁骨远折段向上接近近折段。术者面对患者,扪清骨折远近端,以两手拇指、食指、中指以捺正手法矫正侧方移位(图 4-1)。

2)仰卧复位法

此法适合于体质瘦弱或全麻患者。患者仰卧,在两肩胛骨之间垫枕。助手站于患者头侧,两手按压患者两肩部前方,使患者挺胸、耸肩,术者站在患侧,以两手拇食中指对骨折断端进行端提、捺正,使之复位。

整复注意事项:①牵引时间足够,复位手法轻柔,切忌使用暴力;②不

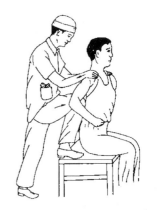

图 4-1　膝顶复位法

— 136 —

强求解剖复位,禁忌反复手法复位;③对粉碎性骨折尤其强调禁忌反复手法复位。

2. 外固定方法

1)"8"字绷带外固定

复位后,患者两腋下垫棉垫,用绷带从患侧肩后经腋下绕至肩后,横过背部至对侧肩后,绕过腋下、肩前至肩后,再横过背部至患侧腋下,包绕8~12层。固定后让患者保持双手叉腰、挺胸抬头姿势,在卧位时双肩胛间垫枕。固定3~4周,骨折稳定时去除外固定(图3-14)。

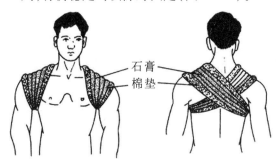

石膏
棉垫

图4-2　"8"字绷带外固定

2)双圈固定法

患者坐位,根据患者体型做2个大小合适的纱布棉圈,分别套在两肩,胸前用布条平锁骨固定双圈,在背后拉紧双圈并以布条固定,使双肩呈后伸位。检查患侧棉圈的位置,确保位于骨折远端,同时检查双圈对皮肤的压迫情况,在棉圈直接压迫皮肤的位置,应给予棉垫保护。去除固定时间同"8"字绷带。

"8"字绷带和双圈固定的优点在于上臂可在一定范围内做适度活动。缺点也是显而易见的:增加患者的不舒适感、需要经常调节绷带位置、腋窝部压疮、上肢肿胀、臂丛神经损伤以及固定不牢,患者轻微活动肩部后骨折再次移位等。

3. 手术治疗

一般情况下锁骨骨折不建议手术治疗,只有少数患者需要早期行切开复位内固定治疗,手术指证包括如下几个方面:开放性锁骨骨折;闭合骨折严重成角畸形妨碍闭合复位;锁骨粉碎性骨折,骨块间夹有软组织无法手法复位,日后影响骨愈合者,锁骨骨折合并多发性损伤;浮肩损伤:肩胛颈骨折合并有移位的锁骨骨折;少数患者不愿接受畸形愈合的外观,要求手术治疗者;患者并发有神经系统或神经血管病变,不能长期忍受非手术制动者;锁骨骨折经手术或非手术治疗骨折不愈合者;锁骨骨折接受手术治疗已愈合,取出内固定物后在原骨折部位再次骨折者。

手术方法包括:闭合复位、经皮穿针内固定;切开复位、克氏针内固定;切开复位,钢板螺钉内固定。

对于开放性锁骨骨折有骨质缺损者、骨折不愈合及再次骨折者应在钢板螺钉内固定同时予以植骨,以确保骨折愈合。

(四)药物治疗

根据骨折三期辨证用药:早期活血消肿止痛,内服活血止痛汤、桃红四物汤加减等;中期续筋接骨,内服正骨紫金丹或伤科接骨片;后期补益肝肾,口服金匮肾气丸,外用活血消肿,软坚散结熏洗药局部熏洗。

(五)护理要点

(1)行手法复位,"8"字绷带固定者,保持挺胸伸肩姿势,休息时予去枕仰卧位,肩胛骨间垫薄枕。腋

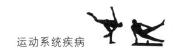

窝处予薄棉垫衬垫,防止压迫腋部神经丛。

(2)解除外固定前,禁做肩前屈、内收、耸肩等活动。

3.行手术切开克氏针内固定治疗者,注意对裸露在皮肤外面的针尾的保护,防止感染。

(六)功能锻炼

1.早期

在保持挺胸伸肩下练习握拳,伸屈肘关节。

2.中期

可适当做肘关节的屈伸、肩关节外展等活动,并配合肩部的轻手法按摩。

3.后期

可去除固定,加大肩关节各方向的活动范围。按摩以揉、揉捏、搓、摇晃及搬拉为主,至肩关节功能完全恢复。

二、肩胛骨骨折

(一)病因病理

肩胛体部骨折主要为直接暴力引起,如重物或火器伤直接损伤肩胛部,多为粉碎性骨折,有时亦有横行或斜行骨折,因肩胛骨前后均有肌肉保护,多无明显骨折移位,但须注意有无肋骨骨折或胸腔脏器伤。肩胛颈及肩胛盂骨折多由间接暴力引起,即跌倒时肩部外侧着地,或手掌撑地,暴力经肱骨传导冲击肩胛盂或颈造成骨折;亦可由火器伤直接致伤。关节外肩胛颈骨折多为斜形,或互相嵌插,移位多不显著,关节内肩胛盂骨折常为盂的部分骨折或粉碎性骨折。肩胛颈位于关节盂的内侧,与肩胛冈根部相移行,具有维持关节盂正常位置和传导应力的作用。当肩胛颈骨折移位时,关节盂正常角度和位置发生了变化,如果肩胛骨骨折或骨折畸形愈合,前倾角或后倾角超过正常范围,盂肱关节可出现不稳定或脱位。

(二)临床表现与诊断

(1)肩胛体部骨折因为直接暴力伤,致伤局部常有明显肿胀及皮肤的擦伤或挫伤,有明显压痛及肩部运动障碍。同时要注意检查有无肋骨骨折或胸腔脏器伤症状及体征。根据外伤史,体征及X线照片检查,一般诊断并不困难。CT扫描和CT三维结构重建可清晰显示肩胛骨骨折,并可对骨折块移位情况进行量化,对骨折治疗具有指导意义。

(2)肩胛盂或颈骨折外观多无明显畸形,易于漏诊。检查肩部及腋窝部肿胀、压痛,活动肩关节时疼痛加重,骨折严重移位者可有肩部塌陷,肩峰隆起呈方肩畸形,犹如肩关节脱位的外形,但伤肢无外展、内收、弹性固定情况。而肩关节尚可活动,X线片检查即可排除肩关节脱位。CT扫描和CT三维结构重建对肩胛颈、肩胛盂骨折可清晰显示,并可对骨折块移位情况进行量化。

(三)治疗

(1)肩胛体部骨折,若骨折移位不大,因有肌肉保护,骨折多可自愈,不需特殊处理,一般用三角巾悬吊伤肢,早期进行伤肢功能锻炼。骨折移位明显,采取手术复位内固定利于肩关节功能恢复。肩胛骨骨折多合并多发伤,如果合并伤病情较重,待生命指征稳定患者能耐受手术时方可进行,宜在伤后1~2周内手术,超过3周的肩胛骨骨折一般不主张手术。内固定术后2周,可进行肩关节功能锻炼。

(2)肩胛盂或颈骨折,一般无明显移位或移位不大的肩胛颈骨折,不需行手法整复,可用三角巾悬吊伤肢,尽早做伤肢功能锻炼。严重移位的肩胛颈骨折,可在局麻下,牵引手法整复,再用外展架固定4周;或使伤员卧床牵引,将伤肢外展及外旋70°,牵引重量2.5~4kg,争取在2~3d达到骨折端整复,再持续牵引3~4周后,改用三角巾悬吊伤肢,做伤肢功能锻炼;手法整复或牵引无效,肩胛颈、肩胛盂骨折移位明显,可手术治疗。

（四）护理要点

(1)如合并脏器损伤者,应先处理危及生命的损伤,予建立静脉通道、心电监护、吸氧等处理。

(2)行手术治疗的患者,术后注意体位的护理。通常分两种体位,一是屈曲位,患肢置于胸前并抬高,腋窝处衬垫薄棉垫,防止皮肤磨损、破溃,尤其是夏天;二是伸直外展位,患肢置于外展支架固定并抬高25cm左右。

(3)病情观察:除生命体征等常规指标外,还应注意观察指端血循、感觉和运动情况;肩关节外展幅度是否减小,三角肌区域皮肤感觉有无障碍,肌肉有无萎缩等,发现异常及时通知医生处理。

三、肱骨近端骨折

肱骨近端骨折是一种低能量损伤骨折,占全身骨折的4%~5%。大约75%的肱骨近端骨折发生在绝经后的老年女性中,且骨折部位多在干骺端,因此该骨折是与骨质疏松相关的疾病。这种骨折比较复杂,在诊断治疗上都具有一定的挑战性。

（一）病因病理

早期的肱骨近端骨折分类系统主要以骨折线的部位为基础,如解剖颈骨折、外科颈骨折、大结节骨折、小结节骨折等,在常见的外科颈骨折中,又有学者按照骨折成角方向分为外展型、内收型、无移位型(嵌插型),陈耀福等又提出"后伸型"。这些分类方法不能以一种统一的分类标准概括所有肱骨近端骨折,对临床治疗的意义存在缺陷。1934年,Codman发现肱骨近端骨折都是沿骨骺线发生,而骨骺线将肱骨分成关节面、大结节、小结节和肱骨干四部分。在此基础上,Neer于1970年提出了肱骨近端骨折的四部分型(表4-1),是目前临床上最常用的分型系统。这种分类不是按照骨折线的数量而是以骨折段的移位情况来分的。骨折段移位超过1cm或成角大于45°才被认为是移位,没有达到这个标准则认为没有移位或微小移位,称之为一部分骨折。两部分骨折有一段移位,按其部位命名。三部分骨折均有外科颈部移位,按移位的结节命名。四部分骨折指四段均有移位。

1.一部分骨折

一部分骨折或称微小移位骨折是指所有移位不超过1cm或成角不大于45°的骨折。80%的肱骨近端骨折为一部分骨折,由于骨折块周围有较丰富的软组织包绕,骨折的稳定性较好,可允许患者进行早期的功能锻炼。

2.两部分骨折

两部分骨折又分为4型:外科颈骨折、大结节骨折、小结节骨折和解剖颈骨折。外科颈骨折发生部位

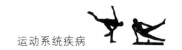
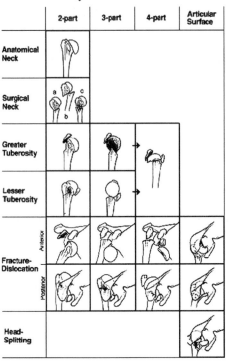

表 4 - 1　Neer 骨折的分型方式

在结节远侧的外科颈处,肱骨干向内侧移位。大结节骨折常合并盂肱关节前脱位。小结节骨折相对不常见,一般都合并有盂肱关节后脱位。解剖颈骨折非常少见,但这种骨折肱骨头坏死的发生率较高。

3.三部分骨折

三部分骨折有两种亚型:大结节 + 外科颈;小结节 + 外科颈。这两种亚型都是外科颈及一个结节移位,另一个结节仍然和肱骨头保持连续性。在三部分大结节骨折中,肩胛下肌使肱骨头出现内旋;在三部分小结节骨折中,冈下肌使肱骨头外旋,胸大肌会使肱骨干内旋内收。

4.四部分骨折

四部分骨折分为典型四部分骨折、外展嵌插型四部分骨折及四部分骨折脱位。在四部分骨折中骨坏死发生几率较高,但外展嵌插型由于关节囊的附着没有受到较大的破坏从而保留了肱骨头的部分血供,因此发生坏死的几率较低。

Neer 分类系统还描述了两种关节面骨折:头劈裂骨折和压缩骨折。头劈裂骨折是中心部位受到撞击的结果,两个结节同时在关节面上滑动。压缩骨折常伴随慢性脱位。

(二)疾病表现与诊断

1.病史和查体

评估肱骨近端骨折的患者时,必须详细了解受伤病史,其中受伤姿势的了解非常重要,以此判断是高能量还是低能量损伤。明确有无晕厥及头部损伤对早期的处理至关重要。对患侧肢体的查体包括对整个上肢和肩部的视诊。肱骨近端骨折通常有不同程度的肿胀,伤后 24 ~ 48h 开始出现明显的皮下瘀血,范围可达上臂、肘、前臂、手腕及胸壁。由于肿胀很难通过触诊触及明显的骨性标志,而且肱骨近端区域的触诊会引起剧烈疼痛使患者难以配合检查,因此触诊应轻柔,主要明确是否存在骨折、脱位,如有骨折则检查骨折是否稳定。同时要仔细检查神经血管。对胸壁有皮下瘀血者,注意检查有无肋骨骨折及胸腔内损伤。另外,对低能量引起的年轻人肱骨近端骨折应考虑病理性骨折的可能。

2. 影像学评估

对肱骨近端骨折的评估应明确骨折的部位及移位的程度,因此,准确的影像学评估是至关重要的。标准的肩胛前后位、侧位和腋位可以从三个互相垂直的平面对骨折的情况进行评估。对一些急性损伤的患者,因疼痛不能外展上臂,影响腋位片的拍摄,此时可以拍摄 Velpeau 腋位片,具体做法如下:患肢悬吊内收,患者坐在或站在 X 线机旁,身体后倾 20°～30°,胶片盒放在患肩正下方的桌沿处,X 线从肩部上方通过肩关节垂直射向下方。该 X 线片对盂肱关节有放大作用,可用于鉴定前、后脱位。

目前 CT 已普遍用于肱骨近端骨折的评估,CT 对于骨折脱位、关节盂骨折、大结节后移位、小结节前移位的评估非常有帮助,在慢性脱位评估时,CT 对评估骨折的大小和关节盂继发改变的程度尤其有帮助。

MRI 很少用于肱骨近端骨折的评估,但有助于了解相关的软组织损伤情况和创伤后早期的肱骨头坏死。

3. 诊断要点

(1)有明确的外伤史。

(2)伤后局部疼痛、肿胀,肩部外形异常,肩关节活动受限,有骨擦音或骨擦感。

(3)X 线片或 CT 检查明确骨折部位及移位情况。

(三)治疗

肩关节具有广泛的活动范围,即使某些肱骨近端骨折存在一定程度的畸形愈合,由于肩关节的代偿功能强大,一般不会遗留明显的功能障碍。对肩关节活动度要求不是非常特殊的患者可以不强求解剖复位。

1. 一部分骨折

对一部分骨折一般不需要复位,行患肢"U"形石膏固定或三角巾悬吊固定即可。一般 3 周左右去除固定,行肩关节功能锻炼。

2. 两部分骨折

两部分骨折中以肱骨外科颈骨折最为常见,绝大多数可以采用手法复位、夹板外固定治疗。对少数外科颈骨折合并脱位,手法复位失败者,可采用切开复位钢板螺钉内固定术。下面以肱骨外科颈骨折为例介绍整复方法。

1)外展型肱骨外科颈骨折

采用颈丛麻醉或全麻。患者仰卧,宽布带绕过患侧腋下,由一助手向上牵拉,另一助手握患肢腕关节上方向远端牵拉。牵拉 5～10min。术者立于患侧,扪及骨折断端,感觉断端已分离后,用双手向外向后扳拉骨折远折端,牵拉患肢的助手在维持牵拉的同时将患肢前屈、内收,使骨折复位。

2)内收型肱骨外科颈骨折

患者仰卧,宽布带绕过患侧腋下、后背,由一助手向上、向健侧牵拉,另一助手握患肢腕关节上方向远端牵拉,并逐渐外展至 120°左右,牵拉 5～10min。术者立于患肢外侧,扪及骨折断端,感觉断端已分离后,向内向后推挤远折端,使骨折复位。术者以双手维持复位。牵拉患肢的助手在维持牵拉的同时将患肢尽量前屈,纠正前方成角,然后逐渐内收患肢,屈肘置于胸前。

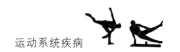

3）骨折合并肩关节脱位

通常采用先整复脱位，再整复骨折的方法。患者仰卧，患肢轻度外展，采用颈丛麻醉或全麻。用一宽布带绕过患侧腋窝，由一助手向上牵拉，另一助手握持患肢腕部，不能用力拔伸，术者两手拇指自腋窝扪及肱骨头向外上推顶，其余各指按住肩部以作支点，使肱骨头纳入关节盂。助手外展患肢行拔伸牵引，术者按内收型骨折复位方法整复骨折。

4）外固定方法

采用上臂超肩夹板固定。助手维持牵引，术者一手维持复位位置，另一手将3~4个压垫放于骨折部的周围，超肩夹板中3个长板分别放于前臂的前、后、外侧，短板放于内侧。对外展型骨折，短板的大头侧应放置于肱骨内上髁的上方，对内收型骨折应放置于腋窝下。平垫的放置位置是在成角突出处，如内收型骨折则在外侧夹板下成角突出处放一平垫，向前成角者，在前侧夹板下成角突出处放一平垫。用3根横带在肱骨干部将夹板捆绑，在对侧腋窝垫棉垫，再用长的布带穿过三块超关节夹板顶端的布带环做环状结扎，绕到对侧腋下棉垫后打结。

用钢丝托板或前臂中立板维持患肢屈肘，外展型患者将患肢三角巾悬吊胸前。内收型患者用外展支架将患肢维持外展。固定期间让患者进行握拳、屈伸肘、腕关节、舒缩上肢肌肉等活动，但外展型患者应限制肩关节的外展，内收型及骨折合并肩关节脱位的患者限制肩关节做内收活动。一般固定3~4周后去除外固定，练习肩关节各向活动。

3. 三部分骨折

对三部分骨折断端间无软组织嵌顿的可以进行闭合复位，不刻意追求解剖复位，尤其对于老年患者，由于骨量较差，反复的手法复位容易造成骨片更加粉碎而难于维持稳定，而且会增加神经损伤和骨化性肌炎的几率。

对于不稳定性三部分骨折，可采用手术的方法进行治疗。如果采用闭合复位，可以采用经皮穿针或空心螺钉固定；如采用切开复位，内固定的选择则多种多样，包括接骨板螺钉、锁定髓内钉、张力带固定等，目前随着接骨板螺钉系统的不断改良，微创技术的发展，应用锁定接骨板治疗三部分骨折已经取得了令人满意的结果。

对于老年粉碎性的或骨质严重疏松的三部分骨折，可采用半肩关节置换术。

4. 四部分骨折

四部分骨折均推荐手术治疗。手术方式包括切开复位内固定、肱骨头置换术。但对于外展嵌插型骨折，如果关节的骨折块没有向外侧移位，说明内侧的骨膜组织仍然是完整的，可以采用保守治疗或切开复位内固定，但这种骨折往往容易演变成典型四部分骨折，因此在保守治疗期间应密切随访骨折形态的变化。

（四）药物治疗

根据骨折三期辨证用药：早期活血消肿止痛，内服活血止痛汤、桃红四物汤加减等；中期续筋接骨，内服正骨紫金丹或1号或2号接骨丸；后期补益肝肾，口服金匮肾气丸，外用活血消肿，软坚散结的3号熏洗药局部熏洗并配合舒活酒外涂。

（五）护理要点

（1）行钢板内固定治疗的患者，应尽早指导患者功能锻炼，以协助恢复肩关节有效生理功能。

（2）三期锻炼法：术后第2d拔除引流管后即可开始功能锻炼。早期被动限制性锻炼（术后2~10d）：

患肢三角巾悬吊,行肩部静力肌肉收缩,并辅助肩关节适量内、外旋转及外展运动,每天4次,逐渐增加至15～20次。外展从10°开始,内、外旋转从5°开始,每天增加5°～8°。中期主动扩展运动(术后11～20d):指导患者自主转动肩关节及外展、上举,然后健手握住患肢手腕行肩内收、后伸来回缓慢运动,运动弧度由小至大,每日10～20次。后期自主全方位运动(术后21d以后):指导患者主动行肩关节各方运动,包括外展、内收、前屈、后伸、上举、环转,每日数次,直至康复。

(六)功能锻炼

早期可做握拳活动,要求每次用力握紧,尽量伸直,以防止上肢肌肉萎缩,练习腕、肘关节的屈伸活动,注意活动范围不宜过大。1周后可增加耸肩练习。有少量骨痂生长时,可在无痛的前提下小范围的练习肩关节的屈、伸、外展、内收,每日配合被动活动2～3次,并辅以揉、揉捏等轻手法按摩,红外线照射局部理疗。3周左右解除固定,加强肩部各方向活动,按摩手法适当加重,并增加搓、摇晃、扳及抖动手法,以松解肩部粘连,加以3号熏洗药熏洗,至肩部功能恢复。

四、肱骨干骨折

肱骨干上起肱骨外科颈下1cm处,下达肱骨髁上2cm处。骨折多见于成年人。不同平面骨折表现不同方向的移位。直接暴力多引起粉碎或横断骨折,间接暴力多为斜形或螺旋形骨折。

(一)病因病理

肱骨干是指肱骨外科颈下1cm至肱骨髁上2cm之间的区域,该部分骨折较为常见,约占全身骨折的1%左右,常由直接暴力导致,也多见于旋转暴力较大的体育运动,如投掷、摔跤等。此外在掰手腕较力时容易发生典型的肱骨干螺旋形骨折。分类如下。

1. 按骨折部位分

一般分为肱骨干上1/3骨折、中1/3骨折、下1/3骨折。

肱骨干上1/3骨折:折线位于三角肌以上,多由直接暴力引起,骨折近端由于胸大肌、背阔肌等收缩而向前、向内移位,骨折远端因三角肌的牵拉而向上、向外移位。

肱骨干中1/3骨折:折线位于三角肌止点以下,骨折近端因三角肌和喙肱肌的牵拉而向外、向前移位,骨折近端因肱二头肌、肱三头肌牵拉而向上移位。

肱骨干下1/3骨折:多由间接暴力引起,骨折线常呈斜行或螺旋形,伤后患者易于将前臂贴于胸前,容易造成骨折远端内旋及成角。

另外,在肱骨干中下1/3处容易发生螺旋形骨折,多为旋转暴力所致,如掰手腕所形成的骨折即是此种类型。肱骨干中下1/3处系桡神经沟所在的位置,因此此处骨折容易造成桡神经损伤。

2. 按骨折线形态分

一般分为横形、斜形、螺旋形和粉碎性骨折。

3. AO分型

AO分型目前应用最为广泛,该分类系统将肱骨干骨折分为简单型(A型),楔形(B型)和复杂型(C型),每种骨折类型又根据骨折线的位置和形态分为不同的亚型,如图4-2。

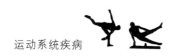

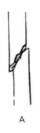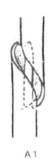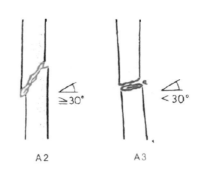

A = 简单骨折

    – A1 简单骨折,螺旋形

        ① 近端

        ② 中段

        ③ 远端

    – A2 简单骨折,斜形(≥30°)

        ① 近端

        ② 中段

        ③ 远端

    – A3 简单骨折,横断(<30°)

        ① 近端

        ② 中段

        ③ 远端

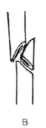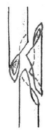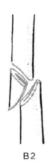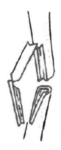

B = 楔形骨折

    – B1 楔形骨折,螺旋楔形

        ① 近端

        ② 中段

        ③ 远端

    – B2 楔形骨折,弯曲楔形

        ① 近端

        ② 中段

        ③ 远端

    – B3 楔形骨折,粉碎楔形

        ① 近端

        ② 中段

        ③ 远端

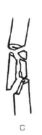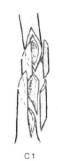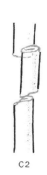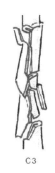

C = 复杂骨折

– C1 复杂骨折,螺旋形

①　有两个中间骨折块

②　有三个中间骨折块

③　多于三个中间骨折

– C2 复杂骨折,多段

①　有一个中间节段骨折块

②　有一个中间节段骨折块并附加楔形骨折块

③　有两个中间节段骨折块

– C3 不规则骨折

①有 2 或 3 块中间骨头

②　局限粉碎 <4cm

③　广泛粉碎 >4cm

图 4 – 2　肱骨干骨折 AO 分型

(二)临床表现与诊断

1.病史及体格检查

有明确的受伤史,伤后患臂疼痛,肿胀,皮下瘀血,患肢不能上举,有异常活动及骨擦感。如骨折有移位,则上臂有短缩、成角或旋转畸形,骨折端常可在体表触及。应仔细检查桡神经、尺神经、正中神经的运动、感觉功能。肱骨中下 1/3 骨折时常容易损伤桡神经,出现垂腕畸形、掌指关节不能伸直,拇指不能外展,虎口区皮肤感觉减退或消失。

2.影像学检查

肱骨的标准影像学检查包括正位、侧位片,肩、肘关节应包括在内,必要时加拍斜位片。粉碎性骨折可以行 CT 三维重建,如为病理性骨折尚需 MRI、骨扫描等检查。

(三)治疗

肱骨干骨折治疗以非手术治疗为主,一般采用手法复位小夹板、铁丝托板或石膏托外固定,压垫放置应根据骨折类型而定。对开放性骨折、伴有桡神经损伤的骨折可以行切开复位内固定术。

1.手法复位

肱骨干骨折绝大多数可以采用手法复位。复位在臂丛麻醉或血肿内麻醉下进行。应尽量解剖复位,争取一次复位成功,避免多次复位使骨折断端变光滑难于固定。必须强调手法轻柔,避免使用暴力。如达不到解剖复位,则要求功能复位,即:肱骨20°的向前成角、向内30°的成角可由肩、肘关节的活动度代

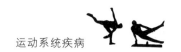

偿;15°的旋转对位不良和3cm以内的短缩畸形几乎不影响功能。注意一定要避免断端分离畸形,断端分离是造成骨折不愈合或延迟愈合的主要原因。对合并桡神经损伤的闭合骨折,可密切观察,如3个月后仍无恢复迹象,可考虑手术探查。

1)上1/3骨折复位法

患者坐位,一助手用宽布带通过腋窝向上牵拉,另一助手握持前臂在中立位向下牵引,牵引力不宜过大。术者站于患侧,两手拇指抵住骨折远端外侧,其余四指环抱骨折近端内侧,将近端托起向外,是使断端略向外成角,然后拇指由外侧推远端向内即可复位。

2)中1/3骨折复位法

牵引方法同上。助手维持牵引,术者站于患侧,两手拇指抵住骨折近端外侧,,其余四指环抱骨折远端内侧向外拉,使两骨折断端内侧平齐并略向外成角,然后两拇指向内推,纠正成角。若断端间有软组织嵌入,则先采用回旋手法,解脱断端间的软组织后再复位。如果断端间软组织不能解脱,骨折难于复位或复位后无法稳定,则应行切开复位内固定术。

3)下1/3骨折复位法

患者坐位,一助手握持前臂在屈肘位轻轻向下牵引,术者整复时仅矫正成角畸形及过多的重叠即可。

对特殊类型骨折,如骨折线贯穿整个肱骨干的骨折,中段有蝶形骨片且分离者,复位则无需牵引,矫正成角畸形,环抱蝶形骨片使分离减少即可。对粉碎性骨折也同样可采用环抱方法是骨折块相互接触,尽量使游离骨块复位。

2.小夹板固定

对成角较小者采用两个压垫行两点加压即可。对移位、成角较明显者,可采用三点加压。对上1/3骨折夹板要超肩固定,下1/3骨折要超肘固定。固定后肘关节屈曲90°,前臂中立位,以铁丝托板或中立板将前臂悬吊于胸前。

固定期间鼓励患者行握拳、耸肩等锻炼,固定时间6～8周。固定期间要密切随访照片,如骨折再次移位应积极处理。

3.手术治疗

肱骨干骨折的手术指征包括绝对指征和相对指征。

1)绝对指征有:

(1)长螺旋骨折。

(2)横形骨折。

(3)臂丛神经损伤。

(4)主要神经麻痹。

(5)闭合复位不满意。

(6)神经缺损。

(7)合并帕金森病。

(8)患者无法耐受非手术治疗或依从性不好。

(9)肥胖、巨乳症。

2)相对指征有:

(1)多发创伤。

(2)开放性骨折。

（3）双侧肱骨干骨折、多段骨折。

（4）病理性骨折。

（5）漂浮肘。

（7）合并血管损伤。

（8）闭合复位后桡神经麻痹

（9）骨不连、畸形愈合。

（10）合并关节内骨折。

手术方式包括接骨板内固定、髓内钉内固定、外支架固定、经皮穿针内固定等方式。

（四）药物治疗

根据骨折三期辨证用药：早期活血消肿止痛，内服活血止痛汤、桃红四物汤加减等；中期续筋接骨，内服正骨紫金丹或1号或2号接骨丸；后期补益肝肾，口服金匮肾气丸，外用活血消肿，软坚散结的3号熏洗药局部熏洗并配合舒活酒外涂。

（五）护理要点

（1）受伤早期予以局部冷敷、制动，评估患者的疼痛程度，按医嘱使用止痛剂。

（2）中下段骨折易合并桡神经损伤，应加强观察，早期干预。

（六）功能锻炼

非手术治疗固定早期可做握拳、耸肩活动，有少量骨痂生长时，可在无痛的前提下小范围的练习肩关节及肩关节的屈、伸、外展、内收，并辅以揉、揉捏等轻手法按摩，红外线照射局部理疗，后期加强肘、肩部各方向活动，按摩手法适当加重。手法治疗在患者能耐受疼痛刺激的前提下可行循序渐进的活动。

五、肱骨远端骨折

在肱骨远端骨折分类中，目前尽管有 AO 详尽的分型和治疗方法，但传统上仍将其单独列出，如肱骨髁上骨折、肱骨髁间骨折、肱骨外髁骨折、肱骨外上髁骨折、肱骨内髁骨折、肱骨内上髁骨折、肱骨小头骨折。肱骨髁上骨折为儿童常见骨折，多发于 3～12 岁儿童；单纯肱骨外上髁骨折极为罕见；肱骨内髁骨折比较少见，相对儿童多一些；肱骨内上髁骨折多发于儿童和青少年，约占儿童肘部骨折的 10%；肱骨小头骨折好发于青少年，12～17 岁之间的伤者占大多数。因此上述几种骨折见本书相应章节，本节重点介绍肱骨髁间骨折（图 4-3）。

肱骨髁间骨折占全身骨折的 0.5% 左右，以青壮年多见。属于典型的关节内骨折。骨折累及关节面，复位后不稳定，晚期常并发创伤性关节炎，也容易遗留肘关节功能障碍。

（一）病因病理

肱骨髁间骨折通常由高能量的间接暴力所致，不同的受伤姿势可造成不同的骨折移位，可分为伸直型与屈曲型。

1. 伸直型

患者向前跌倒，手掌触地时肘关节处于伸直位，自下而上的暴力将肱骨内外髁推向后方，将肱骨干推

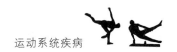

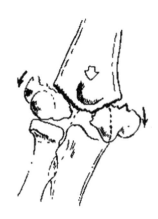

图 4-3 肱骨髁间骨折

向前方,使肱骨髁上发生骨折,同时尺骨鹰嘴半月切迹撞击滑车沟将肱骨髁部劈成两半,骨折近端向前、髁部向后移位。

2. 屈曲型

患者向前跌倒,肘关节而非手掌着地,肘关节处于屈曲位,暴力作用于尺骨鹰嘴,向前、向上推顶肱骨滑车沟,使肱骨髁上发生骨折,同时尺骨鹰嘴嵌插在肱骨内外髁之间,楔形的半月切迹关节面从中间将内外髁劈开,造成骨折近端向后移位,髁部向前移位。

（二）临床表现与诊断

伤后肘部疼痛、肿胀、皮下淤斑,肘关节半屈曲位,前臂旋前,鹰嘴后突。因髁间分离、移位使肱骨髁变宽,尺骨向近端移位使前臂变短,肘后三角关系改变。局部压痛明显,轻微活动肘部即有明显的骨擦感,肘关节有明显的屈伸活动障碍。应注意仔细检查桡动脉搏动情况、手腕的运动功能、手指的感觉、运动、皮温、颜色等变化,以明确是否伴有血管、神经的损伤。

放射学及相关检查:标准的肘关节正侧位片可明确骨折的类型,这些患者因疼痛不能拍摄标准体位照片,或对某些粉碎骨折为进一步明确骨折形态,CT 扫描及三维重建或 MRI 检查是必要的。怀疑血管损伤者,行血管彩超检查或血管造影检查以明确诊断,出现神经损伤症状者可行肌电图检查。

X 线分型:

（1）按骨折线形态分为"T"型、"Y"型、粉碎型骨折。

（2）按骨折移位程度分为:①Ⅰ型:骨折无移位或轻微移位,关节面平整;②Ⅱ型骨折有移位,但无两髁旋转及分离,关节面基本平整;③Ⅲ型:骨折内外髁均有旋转移位,关节面不平;④Ⅳ型骨折粉碎,肱骨髁成 3 块以上,关节面严重破坏。

（三）治疗

肱骨髁间骨折是"很难处理的少数几个骨折之一",治疗具有很大的挑战性。由于系关节内骨折,其整复要求达到解剖复位或接近解剖复位,保持关节面平整;复位后固定要牢固,早期进行功能锻炼,使肘关节功能能得到良好的恢复。过去的治疗方法倾向于非手术治疗,以手法复位、夹板或石膏固定、牵引等方法为主。手术也是建立在有限内固定的基础上,由于切开复位和充分的内固定不容易做到,因此手术效果通常不佳。随着对肱骨远端双柱结构的认识、内固定器材的发展,通过钢板和螺钉内固定可以使肱骨远端获得良好的稳定性,可以在早期进行功能锻炼,使肘关节功能得到最大程度的恢复。因此,手术治疗肱骨髁间骨折已成为常规治疗方法。

1. 手法复位

采用臂丛麻醉或血肿内麻醉,患者仰卧位,患肢外展,肘关节在120°~140°半屈曲位,一助手握持上臂,另一助手把持前臂轻轻用力做对抗牵引,牵引3~5min矫正重叠移位。术者用两手掌置肘内外侧面,其余四指在肘后方交叉,手掌向中心挤压,矫正两髁的分离移位。

对有侧方、前后移位者,按"骨折远端向近端靠拢"的方法进行手法复位。但要注意切勿矫枉过正。

夹板固定:术者维持复位,助手用超关节夹板固定,透视位置满意后用铁丝托板悬吊于胸前。

2. 手术治疗

手术方式常用的有:①钢板螺钉内固定;②螺丝钉、克氏针加钢丝张力带固定。

（四）常见并发症

肱骨髁间骨折常见并发症包括关节僵硬、骨不连、畸形愈合、感染及尺神经麻痹。骨质疏松的患者容易出现内固定松动等并发症。

（1）行尺骨鹰嘴牵引治疗者（图4-4）,牵引后要密切观察手指血液循环及感觉、运动情况,注意患肢保暖。定期消毒牵引针孔,防止针道感染。

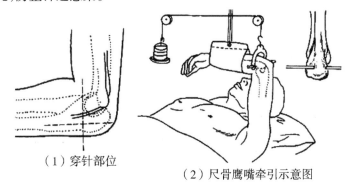

（1）穿针部位 　　　　（2）尺骨鹰嘴牵引示意图

图4-4　尺骨鹰嘴牵引示意图

（2）行手术内固定治疗者,应尽可能早的开始肘关节的功能锻炼,以便患者早日恢复肘关节生理功能。

（五）药物治疗

肱骨远端骨折特别是肱骨髁间骨折因损伤重、出血多、肿胀大,早期宜用强力活血祛瘀消肿中药,如复元活血汤、桃红四物汤加祛瘀力强的三棱、莪术、三七等内服;中期可服用正骨紫金丹以加速骨痂生长;后期则用软坚散结中药,如软坚水、3号熏洗药外用以促进粘连的松解,功能的恢复。

六、尺骨鹰嘴骨折

尺骨鹰嘴位于皮下,受到暴力后很容易骨折。该损伤常见于成年人,约占肘关节骨折的10%。尺骨鹰嘴为肱三头肌的附着部,两侧有支持带,肱三头肌的筋膜由内外侧向尺骨远端延伸止于尺骨近段骨膜,因此,在没有移位的尺骨鹰嘴骨折,完整的肱三头肌筋膜能维持骨折不进一步移位。

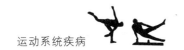

（一）病因病理

直接暴力和间接暴力均可引起尺骨鹰嘴骨折，以间接暴力为主。

患者跌倒时手掌撑地，肱三头肌强烈收缩，引起尺骨鹰嘴骨折，骨折线多为横形或斜形，此为间接暴力引起的骨折。

直接暴力引起的骨折多为无移位骨折或粉碎性骨折，见于肘后部遭受直接打击、碰撞、挤压等暴力或跌倒后肘后部着地使尺骨鹰嘴遭受撞击。因骨折片周围的骨膜及支持带尚完整或损伤较轻，故骨折移位不大。

直接及间接暴力混合会导致粉碎骨折，且骨折有明显移位。

除撕脱骨折外，尺骨鹰嘴骨折均为关节内骨折，常见的分型有 Colton 分型、AO 分型及 Mayo 分型等。

1. Colton 分型

无移位骨折（Type Ⅰ）：必须满足下列三个条件：①骨折块分离小于 2mm；②肘关节屈曲 90°时骨折仍无移位；③患肢能抗重力主动伸肘。有移位骨折（Type Ⅱ）。分为四个亚型：①ⅡA 撕脱骨折；②ⅡB 斜形或横形骨折；③ⅡC 粉碎骨折；④ⅡD 骨折脱位。

2. Mayo 分型

简单实用，有助于手术方案的确定。它基于以下三个要素将尺骨鹰嘴骨折分为 3 型：①有无骨折移位；②关节的稳定性；③骨折粉碎的程度。

Type Ⅰ：无移位骨折，通常是简单骨折，移位 <2mm。

Type Ⅱ：有移位但肘关节稳定的骨折。分为两个亚型：简单型和粉碎型。该类骨折的一个基本特点是内侧副韧带前束仍保持完整。

Type Ⅲ：有移位且肘关节不稳定的骨折。也分为两个亚型：简单型和粉碎型。这类骨折常合并桡骨头骨折，有时会因肘关节自动复位而使医生误认为是稳定性骨折，容易造成误治。

（二）临床表现与诊断

伤后肘关节后部疼痛、肿胀，有时可见皮下瘀斑，肘关节呈半屈曲位，畸形明显，患者常以健手托住患臂。尺骨鹰嘴部压痛。骨折移位明显时，在骨折部可扪及明显的骨折间隙，有异常活动及骨擦感，肘关节主动伸直功能丧失。

X 线检查：肘关节正、侧位片可以清楚显示骨折的类型和关节面的情况，标准的侧位片非常重要，有助于判断有无肘关节脱位的存在。

（三）治疗

治疗目标：重建关节的完整性；保护伸肘动力；重建肘关节稳定性；恢复肘关节的活动范围；避免和减少并发症；快速康复。基于以上目标，原则上所有的尺骨鹰嘴骨折都应进行内固定治疗，尤其是有移位的骨折。但对不能接受手术的无移位骨折，可以采用非手术治疗。

1. 无移位骨折

肘关节屈曲 20°~60°位，肘后置铁丝托板或石膏托固定，3 周后去除固定进行锻炼，但要求 6 周内避免 90°以上的屈肘活动。在治疗过程中应严密跟踪 X 线表现，如有骨折移位应及时调整治疗方案。

2. 移位明显的骨折

可先在臂丛神经麻醉下，抽出积血，术者一手握患肢前臂，使肘微屈，一手拇、示指卡住鹰嘴折块向下推挤,同时伸肘,使其复位。复位后,用一棉条压于鹰嘴上方,保持微伸肘位托板固定 1～2 周,再换为微屈位固定 1～2 周。

3. 手术治疗

对手法整复失败不能行保守治疗的鹰嘴骨折可行手术治疗根据不同的骨折类型选择不同的手术方式。①撕脱骨折:首选张力带固定,亦可进行切除术,将肱三头肌腱重新附郦,主要是根据患者的年龄等具体情况来决定。②无粉碎的横断骨折:应行张力带固定。③粉碎的横断骨折:应行钢板固定,根据患者骨折情况也可选择克氏针加钢丝,再加钢板固定。有骨缺损明显者,应进行一期植骨,以防止关节面塌陷和鹰嘴变形。④伴或不伴有粉碎的斜形骨折:用拉力螺钉加钢板固定最为理想,有时亦可用张力带加拉力螺钉固定,或用重建钢板固定,1/3 管状钢板易失效。⑤斜形骨折:适宜拉力螺钉固定,比较理想的是拉力螺钉加中和钢板,或拉力螺钉通过中和钢板的钉孔拧入。⑥单纯的粉碎骨折:无尺骨或桡骨头脱位以及无前方软组织撕裂者,可行切除术,肱三头肌腱用不吸收缝线重新附丽于远骨折端,术后允许早期活动。重要的是保持侧副韧带。特别是 MCL 的完整,以保证肘关节的稳定。若骨折累及尺骨干,则不能行切除术,可行张力带加钢板固定,有骨缺损者应一期植骨。⑦骨折脱位型:可用钢板加张力带固定、骨折块的一期切除应慎重,否则引起肘关节的不稳。

4. 功能锻炼

术后即开始行握拳活动,1 周后练习直臂抬举防止肌肉萎缩;2 周后根据情况每日可解除外固定,做轻手法按摩,并可自主行肘关节的活动;3 周后解除固定,逐渐加强肘关节的主动功能活动,并行轻手法按摩,切忌强行搬拉肘关节,以免引起骨化性肌炎。

5. 术后用药

根据骨折三期辨证用药:早期活血消肿止痛,内服活血止痛汤、桃红四物汤加减等;中期续筋接骨,内服正骨紫金丹或 1 号或 2 号接骨丸;后期补益肝肾,口服金匮肾气丸,外用活血消肿,软坚散结的 3 号熏洗药局部熏洗并配合舒活酒外涂。

(四)护理要点

(1)行重建钢板内固定治疗的患者,术后患肢予以弹力绷带包扎并抬高,术后 3d 内制动,术后当日可予冰袋冷敷,以减轻出血和水肿。

(2)肘关节的功能锻炼指导:术后 3d 后行肘关节的被动锻炼,从肘关节屈曲 30° 逐渐增加至 90°,锻炼后继续冰袋冷敷 20min,以帮助消肿止痛;术后 1 周后开始肘关节的主动锻炼,逐渐增加活动范围,每次锻炼以不引起疲劳和不适的疼痛为度。

七、尺桡骨骨折

尺桡骨干双骨折较为多见,占全身骨折的 6% 左右,青少年占多数。由于解剖功能的复杂关系,二骨干完全骨折后,骨折端可发生侧方、重叠、成角及旋转移位,复位要求较高,手法复位外固定治疗时,必须纠正骨折端的各种移位特别旋转移位,并保持骨折端整复后的对位,进行外固定直至骨折愈合。

(一)病因病理

1. 直接暴力

较多见,为暴力或重物打击伤或轧伤。二骨骨折多在同一水平,呈横行、粉碎性或多节段骨折。火器

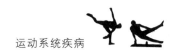

伤所致骨折为开放性粉碎性骨折,易于感染。直接暴力所致骨折的局部软组织损伤较严重,骨折端整复对位不太稳定,骨折愈合较慢,所以对前臂及手的功能影响较大。

2.传导暴力

跌倒时手掌着地,地面的反击力沿腕及桡骨下段向上传导,致桡骨中1/3部骨折,多为横形骨折或锯齿状骨折,暴力通过骨间膜转移到尺骨,造成尺骨低位骨折,多呈短斜形骨折,此类骨折的软组织损伤一般不严重,如为儿童可发生青枝骨折,尺桡骨的骨折端均有向掌侧成角移位,且有远侧骨折端的旋后移位。

3.扭转暴力

多为机器的转轮或皮带绞伤或向后跌倒,手臂极度旋前撑地,尺桡骨相互扭转而产生骨折,致二骨折成角相反,如桡骨向背侧成角,尺骨向掌侧成角,即二骨折方向不一致,使手法整复困难(图4-5)。

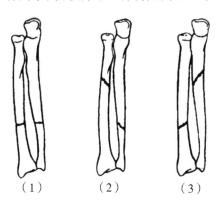

（1）　　　　　　（2）　　　　　　（3）

(1)由直接暴力引起的骨折;(2)由间接暴力引起的骨折;(3)由扭转暴力引起的骨折

图4-5　尺桡骨双骨折的类型

（二）临床表现与诊断

伤员均有明显外伤史,前臂伤后疼痛、肿胀及功能障碍,特别是前臂不能旋转活动;肢体骨折部位的压痛明显,且有肢体环形压痛,局部有明显畸形,有时可触及骨擦音,即可诊断前臂骨折。X线摄片检查既可以确诊,又可明确骨折类型、移位方向等。有助于手法复位外固定治疗,注意X线摄片应包括上下尺桡关节,以免遗漏关节脱位。

（三）常见并发症

1.前臂肌间隔综合征

高能量发生原因为:

(1)引起尺桡骨折和前臂肌肉损伤严重,如挤压伤,局部出血多肿胀严重,使前臂肌间隔内压力逐渐增高引起。

(2)手法复位时,手法不当,反复多次手法复位,挤压肌肉损伤严重,造成局部出血肿胀引起。

(3)切开复位内固定手术粗暴,肌肉损伤多,止血不完善,将深筋膜缝合,造成肌间隔内压力不断升高。

(4)不适当的外固定,如外固定过紧或前臂肿胀严重未及时剖开石膏。

2.骨折不愈合

尺桡骨折不愈合较为常见,其发生率各作者报道有较大差异,为9%～16%。一旦确诊骨折不愈合,应行手术治疗,切开暴露并修整骨端,纠正旋转和成角畸形,植骨,加强固定(详见"骨不连")。

3. 骨折畸形愈合

尺桡骨骨折畸形愈合,导致功能障碍,是否需行手术截骨矫正畸形治疗,必须根据伤员年龄、生活及工作的情况而决定,还要看患肢骨及软组织的条件以及障碍的原因,综合分析再决定手术治疗的方案。如为尺桡二骨折端同一方向成角畸形愈合,且为青少年或壮年,可行骨折部位的截骨和植骨及内固定治疗;若为尺桡骨的上或下关节脱位或半脱位或关节对合不好,导致前臂旋转功能差者,可考虑切除桡骨小头或尺骨小头,以改善其前臂旋转功能。亦可根据年龄及职业情况,在桡骨近下端部位或尺骨上 1/3 部位做截骨术纠正轴线及旋转畸形。

4. 尺桡骨折交叉愈合

多为伴有严重的骨间膜损伤,特别是火器性尺桡骨折易有严重的骨间膜损伤;或粗暴的切开复位内固定所造成的骨间膜损伤。使尺桡骨的骨折端连通在同一血肿内,血肿机化和成骨而形成交叉愈合,使尺桡骨连成一块,不能旋转活动,应行手术切除尺桡骨之间的骨桥,并间隔以筋膜或脂肪,即行筋膜或游离脂肪移植,术后早期活动,可逐渐恢复前臂旋转功能。

5. 前臂旋转活动受限

除以上各种影响前臂旋转活动障碍外,如因上下尺桡关节骨折或脱位未能整复因素,影响前臂旋转活动功能者,可考虑行桡骨头或尺骨头切除治疗,可改善前臂旋转活动功能。

(四)治疗

1. 非手术治疗

1)手法复位外固定

(1)用臂丛神经阻滞麻醉,使伤员完全无痛,使前臂肌肉放松,便于手法整复骨折的移位。

(2)伤员仰卧位或靠坐位,肩关节外展90°、前屈30°~45°,肘关节屈曲90°,腕关节0°,如此可使前臂周围肌肉张力一致,在牵引和对抗牵引下,纠正骨折端重叠,成角及旋转移位,再用手法整复侧方移位。

(3)伤员的体位和伤肢的位置摆放妥当后,用一布带绕经肘关节掌侧向伤员的头侧或背侧固定在铁钩上,作为对抗牵引,用扩张板撑开牵引带,以利于骨折整复后施行石膏外固定。助手一手握住伤肢拇指,另一手握住 2~4 指进行牵引,5min 后,在继续牵引情况下,将前臂放在以远侧骨折端对向近侧骨端所指的方向。如尺桡骨在上 1/3 内骨折,因旋后肌使桡骨近端旋后,远侧骨折端放在旋后位;尺桡骨在中 1/3 骨折,骨折线在旋前圆肌下方,桡骨近段处于中间位,应将远侧骨折端应放在旋前旋后中间位,再以手法复位整复侧方移位(图 4-6)。

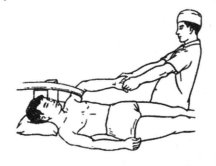

图 4-6　尺桡骨双骨折的手法整复对抗牵引

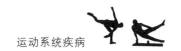

2）手法复位的手技及注意问题

（1）骨折部位及类型关系：如尺桡骨在上 1/3 部位骨折者，因尺骨位于皮下，上段较粗，能触摸清楚。可考虑先整复尺骨骨折的移位，如骨在折下 1/3 部位者，因桡骨下段较粗，位于皮下可以触摸清楚，可先整复桡骨骨折的移位，如尺桡骨的骨折端一个为横形骨折，另一个为斜形骨折，可先整复横形骨折端的移位，如尺桡中 1/3 部位骨折者，可考虑两骨折端的移位同时整复，且以用牵引加大成角手法整复为好。

（2）在手法复位的过程中，每个步骤均要注意两侧骨折端的骨间膜作用，若骨折端发生并拢成角移位，骨间膜将发生挛缩，要及时将两侧骨端分开，才有利于骨折端移位的整复对位。

（3）用牵引加压复位手法：术者立于伤侧，先用两手拇指及其他手指纠正两侧骨折端并拢移位，再用两手掌对压两侧骨折端的侧方移位，即可使之复位。骨折移位整复后，在术者未放松加压复位力时，助手即放松一些牵引力，使骨折端相互抵紧，以防再移位，有利于外固定处理。此法适用尺桡骨中 1/3 或下 1/3 骨折移位的整复。

（4）用牵引成角复位手法：术者用两手拇指沿尺桡骨骨折的致伤方向推顶骨折端，即向骨膜破损的一侧推之成角而复位。同时纠正骨折端的并拢移位，待两拇指将两侧骨折端推顶平整，即将两侧骨折端迅速拉直，即可使之复位，助手稍放松牵引力，使骨折端相互抵紧，以利于外固定处理。

（5）在牵引与对抗牵引情况下，术者两手拇指及其他指摸清骨折端的部位，用一手拇指与其他 4 指对捏于桡骨侧方移位的骨折端，两手拇指与其他 4 指对捏及前后摇动之，同时注意纠正两侧骨折端的靠拢移位，即可使之复位，此是中医的摇晃手法。

尺桡骨上 1/3 部位骨折，因该处肌肉丰厚，骨间隙狭窄，手法复位较困难，采用上述两拇指与其他手指摸清楚两侧骨折部位，并将两骨折端分别捏住使之分骨，同时使骨折端复位，尺骨骨折端移位易于整复，而桡骨近侧骨折有旋后移位，远侧骨折有旋前移位，更增加手法整复的困难。因此在将远侧骨端呈旋后位牵引下，术者用一手拇指将桡骨近侧骨折端向尺骨掌侧推压。另一手将桡骨远侧骨折端向桡骨背侧推压，即可使桡骨骨折移位整复。

3）外固定方法

（1）上肢石膏：在上石膏同时，要在尺桡骨前后加压塑形，使尺桡骨向两侧撑开，以免骨折端发生再移位。石膏固定后立即纵行剖开，以防发生血循环障碍。若尺桡两骨折端或其中一骨折端为不稳定性骨折，上肢石膏加压塑型固定后，还需用铁丝手指夹板做手指持续牵引，以维持骨折的对位。术后抬高伤肢，在伤员无痛苦的情况下，即开始全身及伤肢功能锻炼。

（2）夹板固定：在牵引情况下，前臂敷去瘀消肿药膏，铺薄棉垫，于尺桡骨折部位的掌侧及背侧分别放一骨垫，并用二条胶布固定，在上 1/3 和中 1/3 骨折时，于前臂背侧上下端各置放一纸压垫，掌侧骨折部位放置一块纸压垫，施行三点挤压维持尺桡骨干背弓的生理弧度，再将掌侧、背侧、尺侧及桡侧四块夹板放妥，并用布带捆扎四道，使布带松紧适当。肘关节屈曲90°，前臂中立位，并用三角巾将伤肢悬吊于胸前，要时时观察以防捆扎过紧产生肌缺血坏死（图 4 - 7）。

如前臂肿胀严重，皮肤条件不佳，或需控制在特定旋转体位者，可用前臂 U 形石膏，或用上肢石膏托固定，待伤肢肿胀消退后，及时更换为上肢石膏加压塑形固定，或换用夹板固定。

骨折复位后不论用何种外固定，均必须严密观察手的血运，注意手皮肤温度、颜色、感觉及手指活动情况等，如伤肢或手疼痛剧烈，肿胀严重，手皮肤青紫或苍白，手指麻木、不能活动和无脉搏，这是肌间隔综合征的先兆，应立即放松外固定，必要时手术探查或切开减压处理。

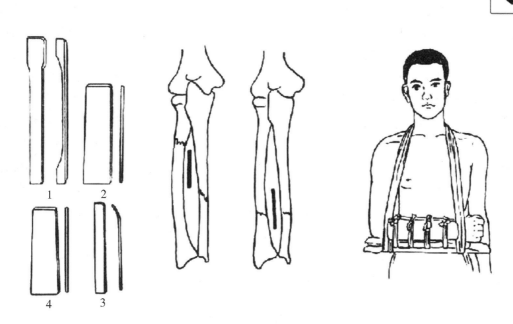

1.尺侧夹板 2.背侧夹板 3.桡侧夹板 4.掌侧夹板

图 4－7 前臂双骨折的夹板固定

4）功能锻炼

术后在伤员不痛的情况下，即开始全身及伤肢的功能锻炼。要充分做手指的伸屈活动及肩关节的活动并逐渐增加功能锻炼次数及活动量。

2.手术治疗

（1）适应证：①开放性骨折或软组织损伤严重者；②多发骨折，特别一个肢体多处骨折者；③多段骨折或不稳定性骨折，不能满意的手法复位或不能手法维持整复骨折端的对位者；④尺桡骨上 1/3 骨折手法复位失败，或难以外固定者；⑤对位不良的陈旧性骨折，手法已不能整复者；⑥火器性骨折，伤口愈合骨折端移位未整复者。

（2）切口选择：桡骨上、中、下 1/3 骨折，均可选用前臂背侧入路（即 Thompson 切口），上 1/3 骨折桡骨背侧切口在伸腕肌伸指肌间分离，切开部分旋后肌附着处即可暴露桡骨，应注意桡神经深支自旋后肌中穿出，切勿损伤，中 1/3 的桡骨背侧切口，将外展拇长肌向尺侧牵开，即显露桡骨，下 1/3 桡骨背侧切口，自拇短展肌与伸拇长肌之间显露桡骨。亦可用桡骨掌侧切口（即 Henry 切口），沿肱桡肌内缘与桡侧屈腕肌之间进入，并向桡侧牵开桡神经，向尺侧牵开尺动脉。尺骨全长均位于皮下，均可直接沿尺骨嵴切口，显露尺骨。

（3）内固定物的选择：①钢板螺丝钉宜用 6 孔或长 4 孔为佳；亦有用加压钢板内固定者。②髓内针内固定，剥离骨膜范围要小或不剥骨膜。有利于骨折愈合，采用的髓内针必须横径够粗，对桡骨骨折，要将髓内针上端打到桡骨颈部，才能控制桡骨旋转位；否则仍需加用外固定，才能防止骨折端旋转移位，直至骨折愈合。交锁髓内针内固定，可有效控制骨折端旋转移位，骨折端加压、小范围或不剥骨膜有利于骨折愈合。早期功能锻炼，不需外固定。

关节的因素：尺桡骨的上或下关节的脱位或半脱位未整复或尺桡上、下关节的对合不正。

（4）手术步骤：在臂丛麻醉下，病人仰卧位，伤肢放于胸前，肘关节屈曲90°，上臂扎气囊止血带，以尺桡骨中1/3骨折为例,先做尺骨骨折端开放复位固定,在尺骨的背侧面的尺侧做切口,长约6cm,切开皮肤、皮下组织和深筋膜,从尺侧腕屈肌和尺侧腕伸肌之间分开,显露尺骨两骨折端,将选好的髓内针近侧骨折端逆行打入,从尺骨鹰嘴突顶部穿出皮肤之外,并在钉尖穿出处的皮肤做一小切口,继续使髓内针打入,仅露出骨折近端0.5cm,将骨折端复位并维持对位,检查尺骨骨嵴是否解剖对位,将髓内钉从近侧端倒打入远侧骨折端,使髓内钉在鹰嘴突顶点外仅留0.3cm,剪除多余部分。再做前臂桡侧的背侧切口,长约6cm,切开皮肤、皮下组织和深筋膜,分开桡侧腕短伸肌和指总伸肌,显露旋后肌和桡神经深支,切开部分旋后肌、显露桡骨骨折端(应尽量少剥离旋后肌)。将骨折端复位,注意切勿损伤从旋后肌中穿出的桡神经深支、再在桡骨远端背侧做斜切口,长约3cm,向两侧牵开肌腱,显露桡骨远端背侧。在距关节1.5cm处用小圆凿凿一纵行狭长的倾斜骨槽。将选好的髓内针插入针槽内,并沿桡骨纵轴方向打入远侧桡骨骨折端的髓腔,使前臂放于旋前旋后中间位,将骨折端复位,使髓内针通过两骨折端,继续打入近侧骨折端内,直到桡骨颈部为止,髓内针尾留在骨外0.3cm,剪除多余部分,注意骨折端复位对位不要发生旋转,检查骨折对位及髓内针固定情况,逐个逐层缝合切口,术后用上肢石膏将肘关节及前臂固定于功能位,抬高伤肢,活动手指,10~14天拆除缝线,加强伤肢功能锻炼。术后8~12周拆除石膏摄X线片。了解骨折愈合情况,骨痂过少者,还要继续固定牢固,骨折愈合后半年,可拔除髓内针(图4-8)。

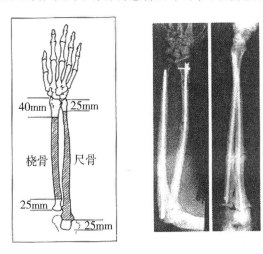

图4-8 前臂交锁髓内钉内固定术

（五）药物治疗

根据中医骨折三期辨证用药。早期内服活血祛瘀中药,如:桃红四物汤、活血止痛汤等;中期内服接骨丸、正骨紫金丹;后期用1号、3号熏洗药熏洗。

（六）护理要点

（1）尺桡骨骨折临床很常见,多采用手术治疗。术前应注意伤肢皮肤的保护,合并张力性水泡时,及时处理,为手术创造良好的皮肤条件。

（2）病情观察:复位后,密切观察手指活动情况,不能伸拇指者,应警惕桡神经损伤,不能分指者,警惕尺神经损伤;观察伤肢肿胀、疼痛、感觉及运动情况,警惕筋膜间室综合征的发生。

（七）功能锻炼

整复固定后或手术后即可开始做握拳动作,肿胀基本消退后可增加肩、肘关节的屈伸活动及小云手、大云手练习;去除固定练习前臂旋转,配合每日一次按摩,常用的手法有表面抚摸、揉、揉捏、推压、摇晃等,至功能完全恢复。

八、掌骨骨折

掌骨骨折分为掌骨头骨折、掌骨颈骨折、掌骨干骨折、掌骨基底部骨折。

（一）病因病理及分型

1. 第1掌骨基底部骨折

系指第1掌骨基底部1cm处骨折,多为横行或粉碎骨折。骨折近段受拇长展肌的牵拉,向桡侧背侧移位,骨折远段受拇长屈肌及拇内收肌的牵拉,向掌侧尺侧移位,骨折部呈向背侧桡侧成角畸形（图4-9）。

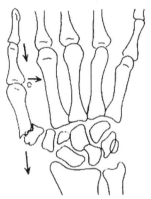

图4-9　第1掌骨基底部骨折

伤后局部肿胀、疼痛、压痛,拇指对掌外展动作受限,掌指关节及指间关节仍可活动。

新鲜骨折较易复位,一手牵引并外展拇指,另手拇指加压骨折处,纠正成角畸形。复位后用前臂石膏固定拇指于外展位4~6周,石膏应包括近节指节。不稳定的骨折可行克氏针皮下穿针或开放固定,也可采用牵引固定。

轻度成角的陈旧骨折,对拇指功能影响不大者,可不处理。如成角大,虎口过小,可行第1掌骨基底部楔形截骨术。

手术方法:在臂丛麻醉下,在第1掌骨桡背侧做约3cm长的纵向切口,切开皮肤、皮下组织及骨膜,向两侧剥离暴露第1掌骨。在其隆起骨突处,根据畸形角度的大小用扁平骨凿或电锯做楔形截骨术,矫正成角畸形,并用克氏针交叉固定针尾埋于皮下或微型钢板固定。术后石膏托固定3~4周后练习活动,骨愈合后去除克氏针或钢板（图4-10）。

2. 第1掌骨基部骨折脱位（Bennett骨折）

为第1掌腕关节骨折脱位。第1掌骨受轴向暴力,使基部尺侧发生斜行骨折,骨折线通过腕掌关节,尺侧骨块呈三角形,因其附丽于掌骨间韧带而保持原位。拇指腕掌关节是鞍状关节,掌骨基部尺侧骨折

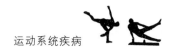

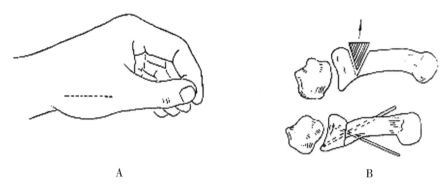

A. 切口；B. 截骨及克氏针固定

图 4 - 10　陈旧性掌骨基底部骨折,背侧成角畸形截骨矫正术

后,失去骨性阻挡,加之拇长展肌及鱼际肌附丽于外侧骨块,肌肉牵位导致腕掌关节脱位或半脱位,骨折远端滑向桡侧、背侧与近侧(图 4 - 11),不稳定,严重影响拇指对掌和外展活动。

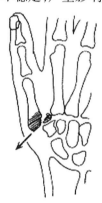

图 4 - 11　Bennett 骨折

临床表现为第 1 掌骨基部向桡侧背侧突出,局部肿胀,有压痛及拇指活动受限。X 线检查可确诊。

非手术治疗主要困难是复位后不易保持。手法复位方法与单纯第 1 掌骨基部骨折相似。复位后若能保持稳定,可于拇指外展位固定 4~6 周。手法复位后不能保持者,可采用经皮克氏针内固定(电视 X线机下),或开放复位用一克氏针固定小骨块,另一克氏针固定掌骨基部于第 2 掌骨保持复位(图 4 - 12)。术后石膏固定 4~6 周。骨愈合后及时去除内固定,练习活动。

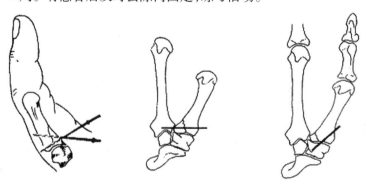

图 4 - 12　Bennett 骨折复位克氏针内固定

3. 第 2~5 掌骨骨折

多为直接暴力引起。由于骨间肌、蚓状肌及屈指肌的牵拉,骨折端向背侧成角(图 4 - 13,图 4 - 14)。

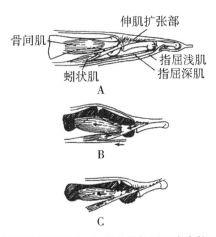

A、正常手指肌肉和肌腱；B、C、掌骨骨折后肌肉牵拉引起的畸形

图 4 - 13　掌骨骨折移位

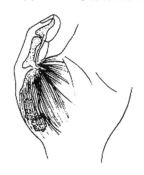

图 4 - 14　拇指掌骨骨折（背侧成角畸形）

多发掌骨粉碎骨折时，骨间肌损伤严重，可发生手内肌纤维化挛缩，影响手指功能。掌骨颈部骨折，因伸指肌腱牵拉，引起掌指关节过伸。暴力亦可造成多发性掌骨基部骨折或腕掌关节脱位，掌骨基部向背侧桡侧斜行移位。X 线片可确定骨折类型。

4. 掌骨干骨折

牵引相应手指，推压成角隆起的骨端即可复位。屈指位固定以松弛手内肌。固定范围应包括近侧指节，固定 4 周（图 4 - 15）。复位后不稳定及多发掌骨干骨折，可用克氏针斜行固定，或微型钢板螺丝钉内固定，也可用外固定架固定。

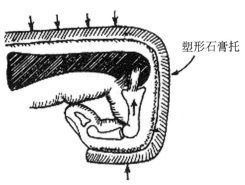

塑形石膏托

图 4 - 15　掌骨骨折复位固定

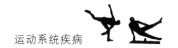

5. 掌骨颈骨折

因掌指关节侧副韧带附丽于掌骨头偏背侧,若伸指牵引,使掌骨头更向掌侧旋转,增加畸形而复位困难。所以手法复位时,要将掌指关节屈曲90°牵引,再手法推压骨隆起处(图4-16)。复位困难者可用克氏针固定或微型钢板固定。

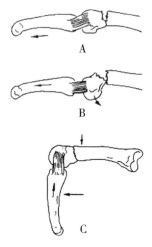

A. 掌骨颈骨折;B. 错误手法;C. 正确手法

图4-16 掌骨颈骨折手法复位

(二)药物治疗

按骨折三期辨证用药,早期宜用活血祛瘀、消肿止痛药。内服活血止痛汤、创伤宁等;中期宜补肝肾、续筋接骨,内服正骨紫金丹;后期宜补益气血,内服2号接骨丸。

(三)护理要点

(1)临床多采用塑形小夹板、石膏托保守治疗或手术治疗,无论何种治疗方式,护理的要点是要防止皮肤的损伤和进一步损伤。

(2)尽早规范地指导患者功能锻炼,以减少骨折周围组织的粘连,恢复关节活动度及肌肉力量,以更好地恢复手部精细功能。

九、胸锁关节脱位

胸锁关节脱位是指锁骨胸骨端与胸骨切迹、第一肋软骨组成的关节在外力作用下失去正常对应关系。临床较少见,约占人体所有关节脱位的1%。其脱位可分前脱位、上脱位和或胸骨后脱位。以向前脱位最常见,胸骨后脱位很少见,但可能压迫气管及大血管而引起呼吸困难等严重并发症。

(一)病因病理

胸锁关节脱位通常由外伤如交通事故、运动等以及慢性劳伤引起。损伤原因可分为直接暴力、间接暴力和慢性劳损3种。

(1)直接暴力:暴力直接冲击锁骨内端,使其向后、向下脱位。

（2）间接暴力：暴力作用于肩部，使肩部急剧地向后、向下用力，引起锁骨内端向前、向上脱位。

（3）慢性劳损：运动中经常地使锁骨过度外展，胸锁韧带受到慢性的强力牵拉，在轻微暴力作用下，胸锁关节逐渐形成慢性劳损性脱位。

（二）临床表现与诊断

1. 有外伤和劳损史。

2. 胸锁关节肿胀、疼痛、局部畸形、两侧胸锁关节不对称，锁骨内端向前向上突起，或关节部空虚，伴有异常活动，头倾向伤侧、伤肩下垂、伤肢功能障碍。

3. X线片检查可明确诊断。

4. 分类

1）以解剖部位分类

（1）前脱位：锁骨内侧端向前隆起，上肢被动活动时可摸到脱出的锁骨内侧端有异常活动。

（2）后脱位：锁骨内侧端向后移位，局部凹陷，可摸到胸骨边缘的锁骨切迹。

2）以病因分类

（1）创伤性脱位：可分为扭伤或半脱位；急性脱位；复发性脱位；不能复位的脱位。

（2）非创伤性脱位：分为自发性半脱位或脱位；先天性或发育性脱位。

（3）关节炎性脱位。

（4）感染性脱位。

（三）鉴别诊断

胸锁关节脱位应与锁骨内侧端骨折相鉴别，二者均有疼痛、肿胀、压痛及肩部活动功能障碍。但前者有关节畸形，锁骨内侧端松弛等表现，可以资鉴别。

（四）治疗

1. 手法复位

分前脱位和后脱位复位：前脱位复位时，患者仰卧，一助手将伤肩外展90°位牵引，术者双手掌重叠置脱位之锁骨内侧端，由前方向后用力按压锁骨即可复位。后脱位时则应外展后伸牵引肩关节，术者双手指呈钳状，抓住锁骨内侧端，由后向前提拉。或在无菌操作下用巾钳夹住锁骨向前牵拉，即可复位。

复位后用双圈固定两肩关节，与锁骨骨折固定方法相同，前脱位用前"8"字绷带固定，后脱位用后"8"字绷带固定。若不能持续对位，可用肩"人"字石膏绷带固定，待石膏成形时，须适当加压，以防再脱位，固定3~4周即可。

2. 功能练习

固定后即应进行肘、腕关节的功能锻炼，解除固定后逐渐进行肩关节的功能锻炼，以促进肩关节功能早日恢复。

3. 药物治疗

遵循损伤三期辨证用药原则，早期应行气止痛、理气宣肺，可选用舒筋活血汤、接骨七厘片内服等，中后期则补益肝肾、强筋壮骨，选用正骨丸、健步虎潜丸、仙灵骨葆胶囊等中成药内服。肩关节、患处等部位可用舒活酒做局部按摩。

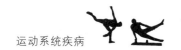
4. 手术治疗

1）适应证：主要适应于陈旧性脱位有功能障碍，且严重疼痛者。一般不主张手术治疗。

2）术式：

（1）切开复位，克氏针内固定术。

（2）关节盘切除或锁骨内侧段切除术。

（五）护理要点

（1）诊治时应注意后脱位压迫气管、血管、食管等征象。

（2）劳损性脱位对功能无妨碍者无须特殊治疗。

（3）积极防治感冒。

（4）本病整复容易，固定较难，去除固定后常有半脱位，但对功能无影响。

十、肩锁关节脱位

肩锁关节脱位(acromioclavicular dislocation)是指锁骨远端与肩峰相连的关节发生脱位。多见于青壮年,男性多于女性。

（一）病因病理

肩锁关节脱位可因直接暴力峰由上部向下冲击肩峰而发生脱位,或间接暴力过度牵引肩关节向下而引起脱位,或上肢贴于胸壁跌倒,肩端或前面或后面撞击地面。暴力作用于肩峰端,使肩胛骨向前、向下(或向后)错动,而引起脱位。损伤轻者,仅有关节头撕裂、无畸形移位。重者,肩锁韧带、喙锁韧带等断裂,锁骨远端因斜方肌的作用而向下向内错动,因此肩锁关节部出现移位,产生脱位或半脱位。半脱位时仅肩锁关节囊和肩锁韧带撕裂,锁骨外侧端由于喙锁韧带的限制作用,仅有轻度的向上移位;全脱位时,喙锁韧带亦撕裂,锁骨与肩峰完全分离,并显著向上移位,严重影响上肢功能。

（二）临床表现与诊断

1. 有明确的外伤史

2. 体征

由于肩锁关节位于皮下,脱位后易被看出局部高突,双侧对比明显,在半脱位时,肩锁关节部外形与对侧比,稍有改变,但易被肿胀所遮盖。局部压痛明显,向下按压锁骨肩峰端时有复位的感觉。全脱位时,局部有明显的畸形和压痛。有明显的"浮动感",肩锁关节伸屈试验阳性。可有局部疼痛、肿胀及压痛,并伴有活动受限,伤肢的外展或上举均较困难,前屈和后伸亦受限。

3. X 线检查

X 线检查可显示锁骨的垂直移位、间隙增宽等。

4. 分型

根据伤力及韧带断裂程度,Zlotsky 等将其分为三级或三型（图 4 - 17）：Ⅰ型:肩锁关节处有少许韧带、关节囊纤维的撕裂,关节稳定、疼痛轻微,X 线显示正常,但后期可能在锁骨外侧端有骨膜钙化阴影。Ⅱ型:肩锁关节囊、肩锁韧带有撕裂,喙锁韧带无损伤,锁骨外侧翘起,呈半脱位状态,按压有浮动感,可有前后移位。X线显示锁骨外端高于肩峰,一般锁骨肩峰端向上移位不超过关节面的1/2。Ⅲ型:肩锁韧带、喙锁韧带同时断裂,引起肩锁关节全脱位,X线显示超过关节面的1/2。正常时喙锁间距为1.1~1.3cm,双肩对比X线片,如患侧喙锁间距增宽在3~4mm以下,说明喙锁韧带只是受到扭伤或牵拉伤。只有增宽大于5mm以上时,才说明喙锁韧带完全断裂。对于不能肯定诊断的病例,双手分别提重3kg,摄双肩应力X线片,可显示喙锁间距差异明显。

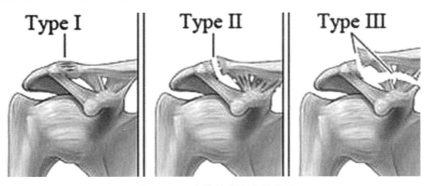

图4-17 肩锁关节脱位的分型

(三)治疗

1. Ⅰ型损伤

主要为对症治疗及保护患肩免再受伤。可用吊带或三角巾保护3~7天,同时外敷新伤药。症状消退后开始肩关节功能锻炼,避免剧烈活动直到功能完全恢复。

2. Ⅱ型损伤

可采用手法复位。患者坐位,患肘关节屈曲90°,术者一手将肘关节向上托,另一手将锁骨肩峰端向下压,肩锁关节得以复位。复位后用弹力带固定法固定,但应注意在肘部及锁骨部各垫以棉垫,弹力带的松紧度要调节适度,同时还需加跨胸的绷带固定(图4-18)。固定时间为4~6周。根据患者具体情况也可选择手术治疗。

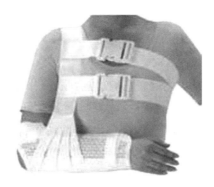

图4-18 肩锁关节脱位的固定方式

3. Ⅲ型损伤

大多都采用手术治疗。对于肩锁关节脱位的手术指征为:年轻活动量较大的患者,尤其是体力劳动者;患者不能忍受长时间外固定而要求恢复正常外形;患者的工作需要重复上举过头的动作;闭合复位时关节内有弹性,有软组织妨碍复位,卷入关节的软组织常是损伤的软骨盘或关节囊韧带,保守治疗后可能产生持续疼痛的症状者均可选择手术治疗。

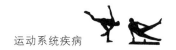

手术方式有以下基本的四种：

（1）肩锁关节切开复位内固定术（ORIF），韧带修复或重建。

（2）喙突锁骨间内固定，韧带修复或重建。

（3）锁骨远端切除术。

（4）锁骨钩状钢板内固定。

（四）功能锻炼

固定期间做腕指关节活动，固定 4～6 周后主动活动肩关节。肩关节的活动范围由小到大，用力逐渐加大，切忌粗暴的被动活动，同时可配合按摩治疗。

（五）药物治疗

内服可选用壮筋养血汤或补肾壮筋汤等，可外用新伤药。

（六）护理要点

（1）行手法复位，三角巾或前臂吊带悬吊固定治疗者，多为门诊治疗。应指导患者避免到人多的地方，防止再次受伤。

（2）行手术治疗者，注意功能锻炼指导。术后两周内：行肘、腕关节和手指活动；2～6 周内：行肩关节渐进性被动屈曲、外展、上举、内外旋转练习；6 周后：行肩关节主动活动练习；3 个月后：行抗阻力量练习。

十一、肩关节脱位

肩关节脱位（scapulardislocation）又称肩肱关节脱位或盂肱关节脱位，系指肱骨头与肩胛盂的正常关系发生改变。肩关节脱位最常见，约占全身关节脱位的 50%，这与肩关节的解剖和生理特点有关，如肱骨头大，关节盂浅而小，关节囊松弛，其前下方组织薄弱，关节活动范围大，遭受外力的机会多等。肩关节脱位多发生于青壮年，男性较多。

（一）病因病理

肩关节脱位由直接暴力或间接暴力引起，根据脱位后肱骨头的位置，可分为前脱位、下脱位、后脱位。根据脱位的时间长短和脱位的次数可分为新鲜脱位、习惯性脱位和陈旧性脱位。

其中以肩关节前脱位多见，肩关节前脱位多为直接暴力所致，常因侧身跌倒时，患者手掌撑地，躯干向一侧倾斜，肱骨干呈高度外展及中度外旋位。在此种情况下由手掌传至肱骨头的暴力可使肱骨头冲破关节囊自肩胛下肌和大圆肌之间薄弱部撕脱关节囊，向前下部滑脱形成盂下脱位，然后因继续的暴力或疼痛等因素，肌肉收缩滑至肩前部形成喙突下脱位，若外力继续作用，将肱骨头推至锁骨下部，成锁骨下脱位。因此前脱位又可分为：盂下脱位、喙突下脱位和锁骨下脱位（图 4-19）。

下脱位多由间接暴力所致，当患者从高处跌下时，手臂被墙或支架挡住，上肢急剧外展、上举，肱骨颈受到肩峰阻挡或碰击，形成杠杆支点，使肱骨头倒转向下冲击关节囊的下方或前下方，形成盂下脱位。此种脱位可由肢体的重量，胸大肌和肩胛下肌的牵拉作用，转变为前脱位。

后脱位较少见，直接暴力从前往后打击肱骨头，使肱骨头过度内旋、向后，冲击并穿破关节囊的后壁，

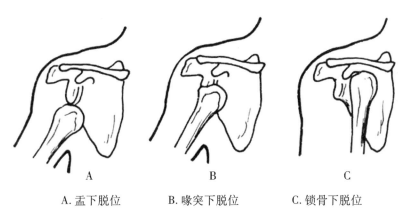

A.盂下脱位　　　B.喙突下脱位　　　C.锁骨下脱位

图4-19　肩关节前脱位类型

脱至肩胛冈的下方,形成后脱位。间接暴力所致者为身体向前扑跌时,上肢伸直,手掌着地,反作用力向上传导,将关节囊后部顶破,肱骨头向后脱位,移至肩胛冈下。

肩关节脱位也有直接暴力,多为车祸、重物砸伤肩关节或高处跌落肩关节先着地,常常合并骨折等。肩关节脱位如在初期治疗不当,过早活动,影响关节囊和韧带的愈合,时间较长可使破裂口不愈合,将发生习惯性脱位。

(二)临床表现与诊断

(1)明显的外伤史,患者侧身跌倒,手掌着地;高处坠落肩部先着地;车祸或重物砸伤肩部等。

(2)前脱位的特征是肩部肿胀疼痛,失去正常的圆形膨隆的外形,即形成典型的"方肩畸形"。患者常用健侧的手托扶患肢前臂,伤肢呈弹性固定,肩峰突出,肩峰下空虚,在腋下、喙突下或锁骨下可摸到肱骨头。直尺试验及杜加氏征阳性。若伴有腋神经损伤,可出现肩外侧感觉障碍。复位后肩关节不能外展。伴有腋动脉损伤者,在局部有血肿,伤肢血液循环障碍,桡动脉搏动减弱或消失。

(3)下脱位的特征是上臂外展、变长,肩峰下空虚摸不到肱骨上端,在腋窝可以摸到肱骨头,直尺试验和杜加氏征阳性。

(4)后脱位的特征是其临床表现不如前脱位明显,主要是喙突明显突出,肩前部塌陷扁平,在肩胛下部可以摸到突出的肱骨头,上臂呈外展及明显内旋的姿势。直尺试验阳性。肩部头脚位X线片可明确显示肱骨头前后脱位。

(5)习惯性脱位的特征是患者有外伤性脱位及屡发脱位的历史,脱位时疼痛或肿胀多不剧烈,但肩关节活动仍有障碍。肩部周围肌肉有不同程度的萎缩。患者多可自行复位。

(6)陈旧性脱位的特征是其多见于前脱位,后脱位甚少。受伤在3周以上。患侧的肩部肌肉明显萎缩,尤以冈上肌和三角肌为甚。方肩畸形更加明显。因关节内及移位之肱骨头周围有瘀血机化粘连,甚至形成瘢痕,伤肢固定于畸形位置。各方向运动均严重受限。杜加氏征和直尺试验阳性。

(7)X线检查:能明确脱位的方向及程度,判断是否合并骨折。

(三)治疗

1.闭合性肩关节脱位

闭合性肩关节脱位的治疗原则:复位、固定、功能锻炼。复位方法有:手法复位和切开复位外固定。

脱位后应尽快复位,选择适当麻醉(臂丛麻醉或全麻),使肌肉松弛并使复位在无痛下进行。老年人

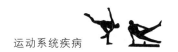

或肌力弱者也可在止痛剂下(如75～100mg哌替啶)进行。习惯性脱位可不用麻醉。复位手法要轻柔,禁用粗暴手法以免发生骨折或损伤神经等附加损伤。常用手法整复有以下几种:

1)郑氏挂法:此法为我院已故著名骨伤科专家郑怀贤教授所创。复位时患者取坐位,助手于患者后面,用双手扶按患者双肩,待整复时用力向下按,勿让患者站起。术者立于患侧,用手臂从肩后穿过患侧腋下,并握住腕部,使其屈肘,用另一手握住患肢肘部,使其靠近术者胸侧。将患肢轻轻前后摆动,然后术者以穿过腋下之手臂往外搬肱骨上段,并以胸壁抵挤伤肢肘部,同时术者握患侧肘部的手用力向下拉,当有震动感时,表明肱骨头被牵出,再顺势向肩胛盂推送,即可复位。

2)蹬拉法(Hippocrate's法)

患者仰卧,术者位于患侧,双手握住患肢腕部,足跟置于患侧腋窝,两手用稳定持续的力量牵引,牵引中足跟向外推挤肱骨头,同时旋转,内收上臂即可复位。复位时可听到响声(图4－20)。

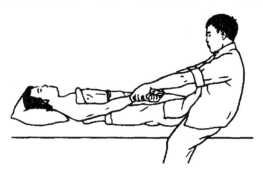

图4－20 Hippocrate's复位法

3)科氏法(Kocher's法)

此法在肌肉松弛下进行容易成功,切勿用力过猛,防止肱骨颈受到过大的扭转力而发生骨折。手法步骤:一手握腕部,屈肘到90°,使肱二头肌松弛,另一手握肘部,持续牵引,轻度外展,逐渐将上臂外旋,然后内收使肘部沿胸壁近中线,再内旋上臂,此时即可复位。并可听到响声(图4－21)。

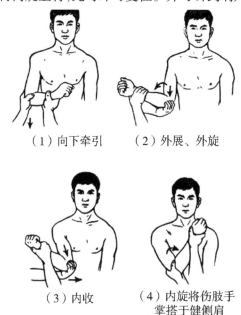

(1)向下牵引　(2)外展、外旋

(3)内收　(4)内旋将伤肢手掌搭于健侧肩

图4－21 Kocher's法复位

4）牵引推拿法

伤员仰卧,一助手用布单套住胸廓向健侧牵拉,第2助手用布单通过腋下套住患肢向外上方牵拉,第3助手握住患肢手腕向下牵引并外旋内收,三方面同时徐徐持续牵引。术者用手在腋下将肱骨头向外推送还纳复位。

5）膝顶法

以左侧脱位为例,患者坐于凳上,术者与患者同一方向立于患侧,右足踏于患者坐凳上,将患肢外展80°~90°,术者以左手握住其腕,紧贴于左胯上,右手掌握患侧肩峰,右膝屈曲下于90°,膝部顶于患侧腋窝。术者用右膝顶,右手推,左手拉,并同时向右转身。如此协调动作,徐徐用力,然后以右膝顶住肱骨头,向上用力,即可复位。

6）拔伸托入法

患者取坐位,第1助手立于患者健侧肩后,两手斜形环抱固定患者做反牵引,第2助手一手握肘部,一手握腕上,向外下方牵引,用力由轻而重,持续2~3min,术者立于患肩外侧,两手拇指压其肩峰其余手指插入腋窝内,在助手对抗下牵引,术者将肱骨头向外上方钩托,同时第2助手逐渐将患肢由内收、内旋位牵引,直至肱骨头有回纳感觉,复位即告完成。此法安全易行,效果好,适用于各型肩关节脱位(图4-22)。

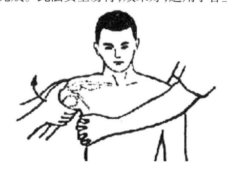

图4-22 拔伸托入法

复位后处理:肩关节前脱位复位后应将患肢保持在内收内旋位置,腋部放棉垫,再用三角巾、绷带或石膏固定于胸前,3周后开始逐渐做肩部摆动和旋转活动,但要防止过度外展、外旋,以防再脱位。后脱位复位后则固定于相反的位置(即外展、外旋和后伸位)。

功能锻炼:各种脱位在固定期间,伤部以外的关节都要积极进行活动,每1~2天将固定物解开1次,对伤肩进行按摩,并轻轻活动。活动时应注意,前脱位勿做后伸动作,下脱位勿做外展动作,后脱位勿做前屈动作。肘关节及手部诸关节应进行主动活动,3~4周后解除固定,逐步增加活动范围与幅度,在功能锻炼过程中,始终应坚持主动活动为主。禁止强烈被动活动。

2. 开放性脱位

开放性肩关节脱位应及时清创,关闭伤口,再按闭合性脱位处理。

3. 陈旧性肩关节脱位

肩关节脱位后超过3周尚未复位者,称为陈旧性脱位。关节腔内因血肿机化充满瘢痕结缔组织,与周围组织粘连,使关节腔狭窄,周围的肌肉发生挛缩纤维化,合并骨折者形成骨痂或畸形愈合,阻碍肱骨头复位。因此陈旧性肩关节脱位可根据脱位情况分别进行手法复位或切开复位。

1）手法复位适应证与禁忌证

适应于脱位在3周以上,3个月以内;年轻体壮,脱位的关节仍有一定的活动范围者,年老体弱者及

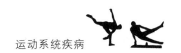

脱位关节固定不动者禁用手法整复;X线片无骨质疏松和关节内、外骨化者可试行手法整复;肩关节脱位无合并血管神经损伤者,可行手法整复。

2)术前准备

于手法复位前1周左右,每日用郑氏3号熏洗药熏洗患肩。并行肱骨头周围按摩,软化其周围的组织。每日被动活动上臂数次,每次约半小时,逐渐加大活动范围,以松解粘连。或做尺骨鹰嘴牵引1~2周,使关节囊及周围韧带彻底松弛,以期将肱骨头牵到关节盂附近便于复位。

3)复位操作

复位操作采用牵引推拉法或足蹬法,复位后处理与新鲜脱位者相同。必须注意,操作切忌粗暴,以免发生骨折和腋神经血管损伤。

4)切开复位

适用于手法复位失败,或脱位已超过3个月者,对青壮年伤员,可考虑切开复位。如肱骨头关节面已严重破坏,则可考虑做肩关节融合术或人工关节置换术。肩关节复位手术后,活动功能常不满意,对年老患者,不宜手术治疗,鼓励患者加强肩部活动。

4. 习惯性肩关节脱位的治疗

此病的治疗方法较多,临时复位较容易,如要使关节不再脱位,一般需要手术治疗,但仍有10%~20%的病例术后关节活动受限或脱位复发。手术方法很多,常用的方法有肩胛下肌关节囊重叠缝合术(Putti-Platt法)、肩胛下肌抵止部外移术(Magnuson法)、喙突移位术、肩胛盂颈截骨术等。其具体的手术方式根据患者具体情况而定。

（四）药物治疗

按伤筋的三期进行辨证论治用药,早期:伤后的1~2周,用药的基本原则为活血化瘀,消肿止痛,行气导滞。内服药可选用复元活血汤、大成汤、七厘散、活血止痛汤等。外用药可用1号新伤药;中期:伤后的2~3周,用药的基本原则为和营生新,通经活络。内服药可选用正骨紫金丹、壮筋养血汤等。外用药物可用活络膏、1号熏洗药;后期:受伤后3周以后,治则为舒筋活血,通利关节,补肝肾,强筋骨。内服药物可选用活血舒筋汤,五加皮丸、虎潜丸等。外用药可选用活络膏,或海桐皮汤,3号熏洗药煎水熏洗。

（五）护理要点

（1）行支具固定者,要协助患者保持正确的体位、维持有效固定,促使受损组织修复。前脱位者,通常保持肩关节体侧外旋位;后脱位者,通常保持肩关节中立位或轻度外旋位。

（2）指导患者进行功能锻炼,固定期间行肱二头肌、肱三头肌舒缩练习,活动肘、腕、手指关节,以促进血液循环、消除肿胀,避免肌肉萎缩和关节僵硬。禁忌外展外旋活动,如泼洗脸水、伸手高处取物、以毛巾展臂擦背等动作。

（3）肩关节脱位多发生在球类、摔跤等体育运动中,容易复发。指导患者注意运动安全防护。

十二、肘关节脱位

肘关节脱位(dislocation of elbow joint)在大关节脱位中常见,任何年龄均可发生,多见于青壮年,儿童与老年人较少见。其常见脱位类型可分为后脱位、前脱位、侧方脱位、脱位合并骨折。

（一）病因病理

肘关节脱位多由于间接暴力所致,病人跌倒时手掌撑地,肘关节完全伸直,前臂旋后位,暴力沿尺骨纵轴上传,鹰嘴尖端猛烈冲击肱骨下端并形成支点,产生杠杆作用,肱骨下端突破薄弱的关节囊前壁,尺骨鹰嘴向后移位,形成临床上常见的肘关节后脱位。肘关节脱位可合伴肱骨内上髁骨折和尺骨的冠状突骨折。肘关节前脱位少见,多为跌倒时手屈曲,尺骨鹰嘴先着地所致,常合并尺骨鹰嘴骨折。

（二）临床表现与诊断

（1）有明确外伤史。

（2）症状:肘关节肿胀、疼痛、压痛,活动受限,弹性固定。后脱位者,肘关节呈弹性固定,于30°～50°微屈位,肘关节呈"靴型肘"。肘前窝饱满,可触及肱骨下端。肘后上方空虚凹陷,尺骨鹰嘴后突,肘后三角关系发生改变。与健侧对比,前臂的掌侧明显缩短,关节的前后径增宽,左右径正常。后脱位伴侧方脱位,除具有后脱位的症状及体征外,可呈现肘内翻或肘外翻畸形,肘关节出现内收、外展等异常活动,肘部的左右径增宽。前脱位,肘关节过伸,屈曲受限,肘窝部隆起,可触及脱出的尺骨上端,在肘后可触到肱骨下端或游离的尺骨鹰嘴骨折片。与健侧对比,前臂掌侧较健肢明显变长。

（3）并发症:后脱位有时合并尺神经损伤、尺骨冠状突骨折,前脱位时多伴有尺骨鹰嘴骨折等。

4. X线检查摄片可明确诊断,脱位类型及了解是否合并骨折,并应注意与肱骨髁上骨折相鉴别。

（三）治疗

肘关节脱位的治疗原则:及早进行复位、固定、功能锻炼,积极处理并发症。

1. 手法整复

1）郑氏单人复位法

此法为我院已故骨伤科专家郑怀贤教授所倡用,以左侧脱位为例,术者以右手握持伤侧桡尺远端,并使其呈旋后位,顺势向远端用力牵引。左手以示、中指扣住尺骨鹰嘴部,向下用力,以拇指或虎口于肘前顶住肱骨远端,向后上推挤,两手同时协同用力,即可复位。然后一手捏住肘关节,被动屈伸2～3次。如屈伸不受阻,关节滑利,手指可以触及伤侧肩部,肘后三角关系正常,表示复位成功。此法适用于肘关节后上脱位。

2）双人复位法

此法与郑氏单人复位法基本相同,其不同者仅增加一助手立于患者身后,双手握住伤肢上臂,与术者对抗牵引,协同用力,进行整复。此法适用于后上脱位（图4－23）。

3）三人复位法

此法适用于后上脱位伴侧脱位。患者取坐位,一助手立于伤员身后,双手握住伤肢上臂,另一助手面对患者而立,一手握持患肢腕部,另一手按于前臂上段掌侧,术者一手置于肘上内侧,另一手置于肘下外侧。两助手略施力对抗牵引时,术者用推挤手法,矫正侧向移位。然后令两助手徐徐加大牵引力,术者一手置肘前上方,另一手于肘后托住尺骨近端,用提按手法,使肱骨下端向后上,鹰嘴向前下。三人协同用力,脱位即可整复。

4）前脱位复位法

患者取坐位或仰卧位,一助手握伤肢上臂远端,另一助手握前臂和手腕部,在极度屈肘时进行持续牵

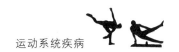

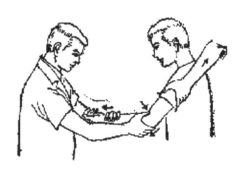

图 4 - 23 双人复位法(适用于后脱位)

引,术者用两手拇指由肘前顶在脱出的桡、尺骨近端,向下向后推之,余指由肘后托住肱骨远端向上向前提之,即可复位。

2.复位后的处理

复位后,利用适当长度的钢丝托板或石膏将肘关节固定于屈曲90°位,待肿胀消退后,每隔1~2d解开固定物一次,在肘部上下做轻手法按摩。每次按摩完后可改变固定角度。早期包扎固定不可过紧,以免影响血液循环发生水泡、血泡,一般固定3周左右即可。若合并肱骨内、外上髁或鹰嘴骨折,可用加压垫和小夹板或石膏托固定,固定时间相应延长。

3.功能锻炼

在复位后1周内配合轻手法按摩,在维持关节不再脱位的情况下,轻轻被动屈伸肘关节,以免发生关节内粘连。1周后可适当增加关节活动范围,但切忌粗暴硬搬,强迫屈伸肘关节。在固定期间,凡未被固定的关节都应尽可能做主动活动,解除固定后主要是做主动屈伸肘关节和旋转前臂,并逐渐加大活动范围。

(四)药物治疗

按伤筋的三期进行辨证论治用药,早期:伤后的1~2周,用药的基本原则为活血化瘀,消肿止痛,行气导滞。内服药可选用复元活血汤、大成汤、七厘散、活血止痛汤等。外用药可用1号新伤药随证化裁;中期:伤后的2~3周,用药的基本原则为和营生新,通经活络。内服药可选用正骨紫金丹,壮筋养血汤等。外用药物可用活络膏、1号熏洗药;后期:受伤后3周以后,治则为舒筋活血,通利关节,补肝肾,强筋骨。内服药物可选用活血舒筋汤,五加皮丸,虎潜丸等。外用药可选用活络膏,或海桐皮汤,3号熏洗药煎水熏洗。

(五)护理要点

(1)肘关节脱位患肢肿胀较甚,抬高患肢,促进静脉回流,减轻肿胀。若关节积血较多者,应在无菌操作下穿刺,抽出积血后,加压包扎,预防关节粘连与损伤性骨化。

(2)行长筒石膏固定制动者,要注意观察手指血液循环,有无血管痉挛等,如出现手部水肿,要区分是损伤后反应性水肿还是局部压迫引起的水肿,及时通知医生处理。

(3)指导病人加强功能锻炼,脱位整复固定后即可开始,以加快局部血液循环,促进血肿吸收,防止并发症。固定期间,可做肩、腕及掌指等关节的活动,去除固定后积极进行肘关节的主动活动,因伸肘功能较易恢复,前臂下垂的重力,提物的重量,都有利于伸肘功能的恢复,故活动时以屈肘为主。禁止肘关节的粗暴被动活动,以免增加新的损伤,加大血肿,产生骨化性肌炎。

（六）骨化性肌炎的治疗

一旦发生骨化性肌炎,在早期骨化尚在进行时,禁止在局部做按摩和手术,否则会促使形成更多的新骨。应做肘关节的短期固定,外敷软坚散,内服活血散瘀、行气破血的中药,如三棱、莪术、水蛭、土鳖、川芎等。待2~3个月后,病情稳定,X线照片显示骨化性肌炎的边界清晰时,则应在能忍受疼痛的范围内进行积极主动的功能锻炼,配合理疗,如陈醋导入,40%碘离子导入,并用3号熏洗药熏洗。尽可能改善关节功能,晚期病例严重影响肘关节功能者,可切除骨块。

十三、网球肘

网球肘(肱骨外上髁炎)是指手肘外侧肌腱发炎疼痛。疼痛的产生是由于负责手腕及手指背向伸展的肌肉重复用力而引起的。患者会在用力抓握或提举物体时感到患部疼痛。网球肘是过劳性综合征的典型例子。研究显示,手腕伸展肌,特别是桡侧腕短伸肌,在进行手腕伸直及向桡侧用力时,张力十分大,容易出现肌肉筋骨连接处的部分纤维过度拉伸,形成轻微撕裂。

（一）病因病理

网球肘的致病因素很多,但一般认为是因前臂伸肌群的长期反复强烈的收缩、牵拉,使这些肌腱的附着处发生不同程度的急性或慢性积累性损伤,肌纤维产生撕裂、出血、机化、粘连,形成无菌性炎症反应而发病。肱骨外上髁是前臂腕伸肌的起点,由于肘、腕关节的频繁活动,长期劳累,使腕伸肌的起点反复受到牵拉刺激,引起部分撕裂和慢性炎症或局部的滑膜增厚、滑囊炎等变化。多见于特殊工种,如砖瓦工、木工、网球运动员等。中医认为本病多由气血虚弱,血不荣筋,肌肉失于温煦,筋骨失于濡养,加上肱骨外上髁腕伸肌附着点慢性劳损及牵拉引起。

（二）临床表现与诊断

本病多数发病缓慢,患者自觉肘关节外上方活动痛,疼痛有时可向上或向下放射,感觉酸胀不适,不愿活动。手不能用力握物,握锹、提壶、拧毛巾、打毛衣等运动可使疼痛加重。一般在肱骨外上髁处有局限性压痛点,有时压痛可向下放散,有时甚至在伸肌腱上也有轻度压痛及活动痛。局部无红肿,肘关节伸屈不受影响,但前臂旋转活动时可疼痛。严重者手指伸直、伸腕或执筷动作时即可引起疼痛。患肢在屈肘、前臂旋后位时伸肌群处于松弛状态,因而疼痛缓解。有少数患者在阴雨天时自觉疼痛加重。

肱骨外上髁炎患者除局部压痛外,尚有 Mill's 征阳性。患者前臂旋前位,做对抗外力的旋后运动,肱骨外上髁处疼痛者为 Mill's 征(+)。伸肘位并握拳、屈腕,然后主动将前臂旋前,若引起肱骨外髁疼痛也为 Mill's 征(+)。

（三）治疗

网球肘的治疗,急性期应减轻患肢的工作量,局部痛点封闭、手法治疗、理疗、热敷、舒肘通筋贴外敷等均有一定的效果。

1. 手法治疗

患者端坐于方凳上或仰卧于床上,医者站于其旁,患者屈肘,放松肌肉,医者一手握腕,一手扶肘并以

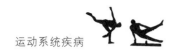

拇指由轻到重揉拨肱桡关节及肱骨外髁疼痛处,2～3min 后,用揉拨之手掌向前推住患侧肘关节背侧,扶腕之手握腕将前臂及手腕旋前,先做肘屈伸活动,摇动几下,然后猛一用力伸直肘关节,常可听见一弹响声,然后再用拇指或手掌揉搓放松肱桡关节周围软组织,这时患者感觉患肢轻松,疼痛减轻(图4－24)。

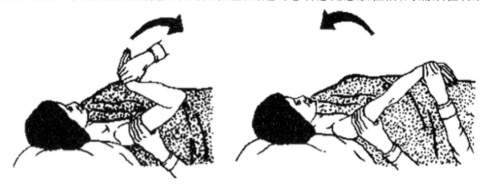

图4－24　肱骨外上髁炎的手法治疗

早期局部停止活动,用石膏固定,部分患者经休息可自行缓解。

2.封闭疗法

2%利多卡因 5ml,地塞米松 5mg,维生素 B_1 100mg,痛点直接注射或曲池加痛点注射(做曲池注射后,缓慢出针至皮下时改变方向再刺向痛点注射),隔日 1 次或每周 2 次。

3.理筋手法

患者正坐,术者先用拇指在肱骨外上髁及前臂桡侧痛点处弹拨、分筋;然后术者一手由背侧握住腕部,另一手掌心顶托肘后部,拇指按压在肱桡关节处,握腕手使桡腕关节掌屈,并使肘关节做屈、伸交替的动作,同时另一手于肘关节由屈曲变伸在肘后部向前顶推,使肘关节过伸,肱桡关节间隙加大,如有粘连时,可撕开桡侧腕伸肌粘连。

4.药物治疗

(1)内服药治宜养血荣筋,舒筋活络,内服舒筋活血汤等。

(2)外用药外敷定痛膏或用海桐皮汤熏洗。

5.物理治疗

可采用超短波、磁疗、蜡疗、光疗、离子透入疗法等,以减轻疼痛、促进炎症吸收。

(四)护理要点

(1)该类患者多为门诊治疗,应加强居家护理指导。如肘关节制动,尽量避免患肢干家务活等。

(2)行药物封闭治疗者,应注意无菌技术操作,并嘱患者24h 内避免针眼处沾水。

(3)健康教育:本病与职业和日常生活密切相关,指导患者减少长期反复做某些动作,避免肘关节长期处于紧张、压迫或摩擦状态,去除致伤因素,防止复发。

十四、肘关节内侧不稳定

肘内侧不稳定表现为外翻不稳定,常发生于反复微损伤或超负荷损伤,通常见于投掷、标枪、举重、棒球及水球等运动项目中。

（一）病因病理

肘关节由肱骨远端、桡骨近端、尺骨近端及其关节囊、韧带组成,包括肱尺关节、肱桡关节、近侧尺桡3个关节。肘关节稳定性依靠关节面的完整性、关节囊和韧带的完整性以及肌肉系统的动力平衡来保持。肘关节两侧有侧副韧带加强其稳定性。内侧副韧带复合体（MCLC）包括前、后和横向三部分韧带纤维。其中内侧副韧带前束（AMCL）是最主要的外翻稳定结构,其起自内上髁的前下面,止于冠状突的内侧面,止点纤维的连续性使得其在肘关节屈、伸时均维持紧张。AMCL至少提供70%的外翻稳定作用,切除它可引起严重的外翻不稳定。

肘关节内侧不稳定主要原因是肘关节的超负荷导致软组织的微损伤,反复的外翻应力使受损伤的内侧副韧带（MCL）不能愈合,导致MCL断裂,肱桡关节撞击,肱尺关节后内侧部撞击,即外翻-过伸负荷综合征。

（二）临床表现与诊断

1. 通常有投掷、举重等运动病史

肘关节内侧区疼痛,关节弹响、交锁;病程长者可出现肘关节挛缩畸形以及尺神经受压症状。

2. 外翻应力试验

固定肘关节的远近端,保持患肘屈曲30°下施加外翻应力,肘关节内侧区出现疼痛和肘关节内侧间隙变宽为试验阳性。

3. 外翻伸直过载试验

维持作用于肘关节上的外翻应力,同时肘关节从30°开始逐渐向下被动伸直,亚急性或慢性不稳定引起后内侧鹰嘴撞击后,可产生沿鹰嘴后内侧面的疼痛,外翻力与压力作用于肱桡关节时,在不同的肘关节屈曲角度上将前臂被动旋前与旋后,如肱桡关节出现摩擦音或疼痛表明有桡骨头软骨软化。

4. 影像学检查

有研究显示,在不同大小的外翻应力下摄屈肘25°的正位片,肘内侧间隙随外翻应力的增加较对侧增大超过0.5mm,对诊断肘关节内侧不稳定有意义。MRI检查对韧带损伤有诊断意义。

（三）治疗

急性损伤者应严格遵守RICE原则:①R = Rest（休息）;②I = Ice（冷敷）;③C = Compression（压迫）④E = EIeveation（抬高）。休息停止训练,可外敷新伤肿痛散,局部封闭治疗。慢性损伤可做针灸、推拿、理疗及局部封闭等治疗。对于单纯的尺侧副韧带断裂可石膏托固定于屈肘位3周,早期加强功能锻炼。肌肉韧带同时断裂应急诊手术缝合,以免引起习惯性肘外翻不稳。

患者在伤后早期可内服舒筋活血片或消肿止痛汤,外敷新伤肿痛散,局部肿痛明显减轻后,外敷二号旧伤药,内服正骨紫金丹,还可配合一号熏洗药熏洗患部,有消肿、预防关节粘连作用。后期可用三号熏洗药或海桐皮熏洗。手法治疗上,在初期予患者理筋手法为主,以消散肿胀。中后期手法时间可稍长,并增加揉捏、摇晃、伸屈手法,使关节滑利,禁止做被动粗暴牵拉和伸屈活动。

（四）护理要点

（1）本病对普通人生活影响甚微,对标枪、体操等运动员影响较大,甚至导致其放弃专业发展。护士

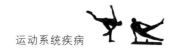

应针对不同职业的患者做好健康教育,解除其思想顾虑。

（2）急性疼痛期可予以患者三角巾悬吊制动,促进局部软组织修复。

十五、肘关节后外侧旋转不稳定

在创伤引起的肘关节不稳定中,肘关节后外侧旋转不稳定(posterolateral rotatoryinstability,PLRI)最常见,尤其是在复发性肘关节不稳定中。

（一）病因病理

肘关节由肱骨远端、桡骨近端、尺骨近端及其关节囊、韧带组成,包括肱尺关节、肱桡关节、近侧尺桡3个关节。关节的活动有伸屈及旋转运动,屈伸范围140°~150°。肘关节有一个约15°提携角,,使得肘关节更易受到外翻应力的作用。肱骨小头有前倾角30°~50°。关节的前后韧带组成关节囊部分,上起自鹰嘴窝上缘(后)及冠状窝(前)上缘,下止于尺骨及桡骨的关节软骨缘。肘关节两侧有侧副韧带加强其稳定性。尺侧副韧带(自肱骨内上髁下至尺骨半月切迹下方分为前后两束)及桡侧副韧带(由肱骨外上髁下起分为前后两束,放射状围绕桡骨小头,附着于环状韧带),防止肘关节过度内收及外展(内、外翻)。环状韧带是包绕桡骨小头的韧带组织。前后附着于尺骨的桡骨切迹前后缘。此韧带对维持桡骨小头的稳定性非常重要。肘外侧副韧带复合体包括桡侧副韧带、环状韧带和外侧尺副韧带;研究表明:外侧尺副韧带是导致肘关节后外侧旋转不稳定的主要因素。肱骨的内上髁为前臂尺侧屈肌的起始处。外上髁为前臂伸肌群的附着点。尺骨鹰嘴是肱三头肌的止点。尺骨冠状突前是肱肌的止点。肱肌前尚有肱二头肌通过。肘肌在对抗肘后外侧移位起一定的稳定作用。

跌倒时肘伸直位撑地,当身体向地面接近时,肘关节屈曲且承受一个轴向压力,身体相对于肘关节内旋(前臂相对于肱骨外旋),肘屈曲运动中被动外展、外旋在轴向应力作用下,外侧尺副韧带及相关韧带断裂,尺桡骨向肱骨外后方脱位,这就是导致肘关节后外侧旋转半脱位和脱位的机制。

（二）临床表现与诊断

（1）往往有肘关节脱位外伤史及网球肘、桡骨头的手术病史;局部疼痛,一般于前臂旋后肘关节逐渐伸直时出现复发性的伴有疼痛的弹响、关节交锁等症状。

（2）后外侧轴移试验,是诊断肘关节后外侧旋转不稳的最为敏感的方法:患者取仰卧位,患肢上举过顶,检查者固定其上臂和前臂,保持前臂旋后位,外展肘关节时轴向挤压肘关节,同时做肘屈伸活动,患者伸肘时有恐惧感,局部疼痛,肘向后脱位屈曲,屈曲40°时复位,并伴有明显弹响。

（3）影像学检查:常规检查肘关节正、侧位片;应力位片可以间接反映内外侧韧带的功能和结构完整性;MRI检查对于肘关节韧带损伤具有诊断价值;关节镜可用于诊断和治疗肘关节疾患。

（4）分期:根据损伤结构的不同,后外侧旋转不稳表现出不同程度的关节不稳,O'Driscoll等将它划分为三期。

Ⅰ期:外侧尺副韧带损伤,致肘后外向不稳。

Ⅱ期:并发前后关节囊损伤,肘后方半脱位,肱骨滑车可骑跨于尺骨冠状突上。

Ⅲ期:伴有前束损伤,肘关节后方脱位,尺骨冠状突移位至肱骨滑车后方。

Ⅲa期:前束结构完整,肘关节复位后外翻应力下稳定。

Ⅲb 期:前束断裂,肘关节复位后伴有外翻不稳。

Ⅲc 期:肱骨远端软组织广泛损伤,肘关节多向不稳。

（三）治疗

明确诊断是治疗的前提。应充分评估关节不稳的发病机制和类型、韧带损伤的严重程度,并根据患者对于肘关节功能的具体要求,制订个体化的治疗方案。治疗目的在于恢复稳定肘关节的解剖结构,其中最重要的是骨与关节面的恢复,其次为韧带结构的恢复。

急性单纯脱位通过保守治疗一般都能取得满意的效果,在治疗中,早期关节活动对肘关节功能的恢复是十分关键的。慢性、复发性肘关节不稳定的治疗亦首选非手术治疗,可使用肘关节铰链支具将其固定于旋前位同时予康复治疗促进损伤肌肉的修复和肌力的恢复。非手术治疗无效时,考虑行内、外侧副韧带的修复或重建术。对于复杂脱位,合并肘关节骨折、关节不稳定,通常应行韧带修复或重建术,必要时加用铰链外固定器。

（四）护理要点

(1)行韧带修复或重建术的患者,术后注意观察患肢血液循环和感觉、运动情况,警惕神经损伤等手术并发症。

(2)一般患者多为门诊治疗,护士应加强依从性教育,指导患者患肢适当制动休息,以利局部组织修复,促进康复。

十六、创伤性肩关节前不稳定

肩关节不稳(shoulder instability,SI)指肩关节活动时,肱骨头相对于肩胛盂出现超出生理范围的异常活动。临床上,以创伤性肩关节前方不稳定(traumatic anterior shoulder instability, TASI)最为常见,通常在肩外展和外旋位运动中遭受外力时发生。TASI 可以导致疼痛、降低运动能力、引起创伤性关节炎,严重影响患者的生活质量,也是竞技运动员丧失竞技运动能力的常见原因。

（一）病因病理

肩关节(shoulder joint)是由肩胛骨的关节盂与肱骨头连接而成的球窝关节。肱骨头为半球形关节面,向后上内倾斜,仅 1/4 ~ 1/3 关节面与关节盂接触。肩关节周围的肌肉将肱骨头限制在肩胛盂和盂唇的臼内,起到动力性稳定关节的作用。肩关节前侧的静力性稳定结构包括:前盂唇,前关节囊,盂肱上韧带、盂肱中韧带和盂肱下韧带。盂唇由致密纤维结缔组织组成,为肩胛盂透明软骨的延续。盂唇的前部、前下部松散地附着于肩胛骨。盂肱上、中、下韧带很薄,在肩关节的活动范围中,交替松弛、紧张,以适应肩关节大范围的活动。因此,肩关节活动度大,但稳定性较差。

较大暴力引起肩关节的前脱位或者半脱位,导致前盂唇撕脱,前关节囊撕裂、撕脱,甚至盂缘骨折;网球、羽毛球等体育项目引起肩部反复劳损;还有些经常使用肩关节的职业,比如清洁工等易引起该病。

（二）临床表现与诊断

(1)约半数病人无明显肩关节脱位史,主诉患肩前侧疼痛,多有明确的外伤因素,症状多于肩外展、

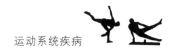

外旋位明显。病程长者可出现三角肌、冈上肌萎缩,同时有肩关节活动受限。

(2)恐惧试验:是检查肩关节前方不稳定最常用的方法,可在坐位和仰卧位进行检查。坐位恐惧试验(Crunt test)将患肢外展90°,一只手握住患者的肘部,使肩关节外旋,另一只手的拇指顶住肱骨头向前,当外旋达到一定角度后,患者感觉到即将脱位的危险而出现反射性的保护性肌肉收缩来抵抗肩关节进一步外旋,同时患者出现惧怕脱位出现的忧虑表情。仰卧位恐惧试验(fulcrum test)检查时患者处于仰卧位,检查过程与坐位恐惧试验相似。由于患者处于仰卧位时肌肉更为放松,因此较坐位恐惧试验更准确。

(3)抽屉试验:可用于了解肱骨头相对于肩盂的活动度。检查时患者坐立位,术者的一只手固定患侧的肩胛骨,用另一只手的拇指和示指把持住肱骨头做前后推移,判断肱骨头相对于肩盂的活动度。应双侧对比并应结合其他检查进行综合的分析和判断。

4.陷凹征试验(suicus sign test)是肩关节不稳定患者的常规检查,可反应下方关节囊的松弛程度,检查时患者处于坐位,牵引患肢向下,观察并触摸肩峰下方是否出现凹陷。检查时亦应双侧对比。

前方不稳患者常规行 X 线检查包括上臂内旋前后位、Stryker - 切迹位及 west - Point 腋位。Stryker切迹位及内旋前后位帮助确定 Hill - Sues 损害的存在;west - Point 腋位可检查前盂缘以排除骨性 Bankart 损害及盂缘钙化。必要时行 CT 或 MRI 检查以了解有无盂唇、软骨和肩袖损伤。

(四)治疗

对于创伤性肩关节前脱位的患者早期给予复位,内旋位制动一段时间后进行康复治疗。

1.康复治疗

对于病程少于 3 个月患者,可采用康复治疗,包括制动、保护、肌力强度及运动功能康复训练四个阶段。

2.手术治疗

病程超过 3 个月,非手术治疗无效可采用手术治疗,有关节囊韧带重建手术(Bankart 重建)、肩胛下肌紧缩手术、附加骨挡手术和喙突移位手术。

(五)护理要点

(1)行肩关节镜清理修复治疗者,执行肩关节镜术后护理常规。
(2)行非手术治疗者,配合医生协助患者完成三期康复锻炼计划。制动期:行腕、肘关节功能运动;保护训练期:肩部低于肩胛平面划圈、钟摆运动、耸肩和拉弹力带运动;肌力强化期:逐渐增加肩部运动的强度和范围,逐渐达正常肩关节活动度。

十七、肩峰撞击综合征

肩撞击综合征又称旋转袖撞击综合征、肩袖损伤以及肩袖肌腱炎等,系指肩峰下滑囊、肩袖肌腱等组织受到肩峰和肱骨大结节等结构的挤压产生的创伤性炎症而言。这种疾病在体操、投掷、排球等运动员中非常常见。

(一)病因病理

好发于长期从事需用臂力的工作人员。有些患者有一次损伤史,如未及时合理的处理,继续重复损

伤动作,最后变成慢性。主要有以下三个方面:

1. 原发性撞击

Neer 指出,肩峰撞击综合征系肩部前屈、外展或内旋时,肱骨大结节与喙肩弓反复撞击,导致肩峰下滑囊炎症,肩袖组织退变,甚至撕裂以及二头肌腱长头的病变,引起肩部疼痛,活动障碍。此外特别指出,肱骨头并非与整个肩峰发生撞击,而是与肩峰前外缘发生撞击。

2. 继发性撞击

Morrison 认为随着年龄的增加,与三角肌相比,肩袖肌力的下降更为明显。肩部外展时,肩袖对肱骨头的压抑力量下降,肱骨头上移,肩峰下间隙变窄,肱骨头反复与肩峰前缘撞击,

3. 肩关节不稳

一些学者认为盂肱关节不稳会导致肩峰下撞击,关节过度松弛会导致肱骨头上移,与肩峰发生撞击。尤其常见于从事肩部训练的运动员,如游泳,棒垒球的投手等。

Neer 将主要的病理变化分为 3 个阶段。Ⅰ期:撞击伴有水肿与出血;Ⅱ期:撞击有纤维变性和肌腱炎及部分撕裂,Ⅲ期:撞击伴有完全性肩袖撕裂。

(二)临床表现与诊断

大多数患者起病隐匿,许多患者有肩部过度活动的病史。部分患者有肩部外伤史。肩部疼痛是最主要的症状,疼痛通常位于肩峰外侧,或位于二头肌腱沟处,有时可放射至三角肌止点区域。在病变初期,疼痛通常在肩部运动时出现,尤其是前屈,外展等动作,休息时无疼痛。随着病情的发展,逐渐出现静息痛和夜间痛。患者不能向患侧卧,睡眠翻身时经常被疼醒。多数患者肩部活动范围是正常的,一些患者由于疼痛,主动活动受限,而被动活动往往是正常的。有肩袖大型断裂的患者,上举及外展功能均明显受限。由于疼痛,部分患者会感觉力弱。如果疼痛不著,力弱往往提示肩袖撕裂的存在。另外,部分患者肩部活动时,肩部有响声,有人还有绞索感,这可能是由于肩峰下滑囊炎,肩袖或二头肌腱的病变导致。病程长者,肩关节功能有明显障碍,伤后约 3 周,即出现肩部肌肉萎缩,因而肩胛冈、肩峰相对显得高突。

诊断肩峰撞击综合征主要依靠病史及体征,因此结合患者症状及一些功能检查能对诊断该病有一定的帮助。肩痛弧症(图 4 - 25):患者主动或被动使上臂外展或由外展位内收在 60°～120°范围内出现疼痛,小于 60°或大于 120°时,疼痛反而减轻或消失为阳性。反弓痛:在患臂上举后再做过伸运动即出现明显的疼痛或使原疼痛程度加重者,谓之反弓痛。但它可以随肩部充分的准备活动而减轻,也可随运动量、强度和运动范围的加大而加重。肩峰撞击综合征试验:患者屈肘,术者一手握患肢腕上部,另一手扶患肘关节,使患者强力被动地屈肩上举,患者感肩部疼痛为阳性。冈上肌撞击试验:肩上举 90°位时,强迫患臂内旋引起疼痛为阳性。

X 线检查:晚期有时可见肱骨大结节处有骨质硬化、囊性或肌腱钙化等改变。

有学者提出,满足以下五项标准中的三项,可以诊断肩撞击综合征。

(1)肩峰前外缘压痛。

(2)上肢外展时痛弧征阳性。

(3)与被动活动相比,肩关节主动活动时疼痛明显。

(4)肩撞击综合征试验阳性。

(5)影像学检查提示:肩峰骨赘,肩袖部分撕裂或全层撕裂。

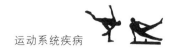
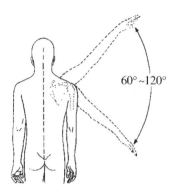

图4-25 肩关节的外展疼痛弧

（三）治疗

1. 制动

用三角巾或颈腕吊带固定。适用于急性期或急性发作期，病情较重，疼痛明显的病例。固定之目的在于使局部得以休息，有利于无菌性炎症的吸收。固定时间可根据病情轻重决定。对于肩袖断裂的患者，可采用外展臂胸石膏或外展支架将患肢固定在外展90°、前屈30°、外旋30°的位置上4～6周，这种体位可使断端靠近，有利于愈合。急性期可用冰敷，其皮温保持在10°效果较好，冰敷时间20分钟左右。

2. 药物治疗

内服药：急性期治宜舒筋活血，清热止痛为主，可用舒筋活血汤加减；慢性期可用舒筋丸。局部疼痛畏寒者，可服以活络丸或活血汤；体弱血虚者可内服当归鸡血藤汤。西药可口服消炎止痛类药物。外用药：急性期肿痛较重时外敷新伤药，慢性期可用熏法或用中药热熨患处。

3. 按摩治疗

根据急、慢性不同损伤，撕裂及疼痛的程度，辨证施治。急性期以轻手法为主，慢性期手法宜稍重先用捏法拿捏冈上、肩部及上臂部，自上而下，疏松筋结。然后以冈上及肩部为重点，自上而下揉捏，以舒筋活络。然后患者坐位，术者立于患侧，握其手腕由前、上、后、下顺时针或逆时针划圆，范围由小逐渐增大。双手握腕之两端，放松肩臂，在向下牵引动作同时，以臂力均匀颤动3～5下。对于慢性肩袖损伤患者，除了用以上手法外，可加用弹拨、摇晃等手法，配合针刺，选穴如天宗、肩髎、曲池等，用泻法，以疏风通络，温经散寒；手法用提插捻转，以肩臂痛胀麻为主，留针20分钟即可出针。亦可加用艾灸。

4. 封闭

对亚急性或慢性肩袖损伤患者可局部注入2%利多卡因溶液2ml和曲安奈德10～20mg的混合液进行局部封闭有消炎止痛作用。

5. 手术治疗

经非手术治疗无效者，可考虑将肩峰部分切除，以减少其与肱骨大结节的摩擦。同时也可选择肩关节镜手术治疗。

6. 功能训练

1）早期康复训练

在这一阶段，肩袖因损伤后的肿胀而使冈上肌管处于狭窄的状况。训练的主要目标是完成无痛的主动活动。a. 捏球练习：患者捏一个网球，在无痛的情况下，按外展、屈曲、外旋、内收、伸展、内旋的方向进行肩关节锻炼。每次每个方向做10个，每天练习两次；b. Codman's 下垂摆动练习：每个方向划10圈；c.

手指爬墙练习:离墙一臂远站立,患肢手指在墙上向上爬,直到有疼痛感为止。每次向上爬3个来回,每天练习两次。

2)中期康复训练

当患者在肩袖肌肉无阻力收缩已无明显疼痛感时,即进入本期。其主要目标是增加活动范围和肌肉力量强度基本达到受伤前的水平。a. Codman's下垂摆动练习:患肢手握哑铃做下垂回旋摆动练习。每个方向做10次,每天练习两次;b.肩关节轮转练习:每个方向缓慢转10圈,重复2~3次。每周锻炼3~4次;c.哑铃伸展肩练习:患者卧位做手握哑铃的伸肩练习。每次伸展需维持20~30秒;d.自我伸肩练习:主要伸展肩关节后面和下面的关节囊。

3)发展期康复训练

肩关节运动范围完全恢复,肌肉力量已接近正常时,进行本期练习。主要做肩部肌肉抗阻力练习。

(四)护理要点

(1)行手术治疗者,术后平卧,患肢垫软枕,三角巾悬吊制动。麻醉清醒后抬高床头30°。观察患肢肿胀、血运、感觉、运动情况。注意引流管护理,引流量>300ml/d时,应考虑活动性出血,报告医生及时处理。

(2)指导功能锻炼:术后当日行肘关节屈伸、腕及手的握力和钟摆、划圈训练,以促进血循减轻疼痛;3d后指导肩周肌等长收缩练习;1周后无痛范围内进行肩关节被动活动;3周后行肩关节主动活动。

第二节　下　肢

一、股骨干骨折

股骨干骨折包括股骨小转子至股骨髁以上部位的骨折。约占全身骨折的6%,男多于女,成2.8∶1之比。多发生于20~40岁的青壮年。多由高处坠下、车祸、或受重物打击、挤压等强大直接暴力或间接暴力而引起。由于股骨是人体最长,结构最坚强的骨干,周围有大量的肌肉群包绕和丰富的血液供应,因而通常需有强大的暴力才会造成骨折。骨折后内出血较多,一般可达500~1 500ml,易伴有休克,也易发生脂肪栓塞综合征,挤压伤者易引起挤压综合征,危及生命。

(一)病因病理

多数骨折由强大的直接暴力所致,如交通事故中的撞击、挤压,骨折多呈横形、蝶状或粉碎形,间接暴力的杠杆作用多致斜形或螺旋形骨折。

股骨周围有大量的肌肉群包绕,在股骨发生骨折后,由于肌肉的牵拉,暴力冲击的方向及下肢重力的作用,可以发生各种不同的移位。当股骨上1/3骨折时,断端的移位方向较有规律,骨折近端因受髂腰肌、臀中小肌和其他外旋肌群的牵拉表现为屈曲、外展、外旋畸形;远端因受内收肌群的牵拉则向上向内和向后移位(图4-26A)。股骨中1/3骨折时,断端除有重叠畸形外,无一定移位的规律,需视外力的作用而定,一般远端受内收肌群的牵拉,可能引起向外成角畸形(图4-26B)。股骨下1/3骨折时,典型的表现为近端内收、向前移位,远端因受腓肠肌的牵拉向后屈曲(图4-26C)。

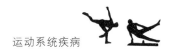

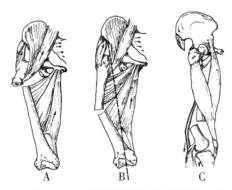

图4-26 股骨干不同部位骨移位机制

（二）临床表现与诊断

（1）有明显的外伤史（高处坠下、车祸）。

（2）伤后患肢肿胀、疼痛、功能丧失，出现缩短、成角和旋转畸形，患肢纵向叩击痛，可扪及骨擦感，假关节活动，骨传导音减弱或消失。

（3）X线正侧位照片：可显示骨折的类型和移位方向。

（4）并发症

①创伤性休克：骨折后由于剧烈的疼痛和大量的内出血，会出现烦躁或表情淡漠，面色苍白，四肢皮肤湿冷，脉搏加快，血压下降，尿量减少，此时要考虑到骨折合并休克可能，并与颅脑损伤相鉴别。

②脂肪栓塞综合征：对有严重挤压伤、粉碎性骨折、多段骨折、多发骨折的患者，伤后出现进行性低氧血症，皮下及内脏出血点，意识障碍等为特征，而颅脑损伤又不能全部解释时，则考虑骨折合并脂肪栓塞综合征的可能。

③血管神经损伤：对有严重移位的股骨下1/3骨折，在腘窝部有巨大皮下血肿，小腿感觉和运动障碍，足背、胫后动脉搏动消失或减弱，末梢循环障碍，则考虑骨折合并血管神经受压（断裂）伤。

（三）治疗

1.手法治疗

1）固盆屈髋复位法

患者取仰卧位，一助手固定骨盆，另一助手用双手握小腿上段，顺势拔伸，并徐徐将患肢屈髋90°，屈膝90°，沿股骨纵轴方向用力牵引，矫正重叠移位后，再按骨折不同部位分别采用下列手法：上1/3骨折：将患肢外展，并略加外旋，然后由助手握近端向后挤按，术者握住远端由后向前端提。中1/3骨折：将患肢外展，同时以双手自断端的外侧向内挤压，然后以双手在断端前后，内外夹挤。下1/3骨折：在维持牵引下，膝关节徐徐屈曲，并以紧挤在腘窝内的两手做支点将骨折远端向近端推关。若股骨干骨折重叠移位较多，手法牵引未能完全矫正时，可用反折手法矫正。若斜行、螺旋骨折背向移位，可用回旋手法矫正，往往断端的软组织嵌顿亦随之解脱。若有侧方移位，可用两手掌指合抱或两前臂相对挤压，施行端提挫正。复位后行夹板固定：根据上、中、下1/3骨折不同部位放压垫，上1/3骨折放在近端的前方和外侧，中1/3骨折放在断端的外侧和前方，下1/3骨折放在近端的前方。放夹板要注意长度，内侧板由腹股沟至股骨内髁，外侧板由股骨大转子至股骨外髁，前侧板由腹股沟至髌骨上缘，后侧板由臀横纹至腘窝上缘，然后用布带捆扎。

2）提按推挤连贯复位法

适用于横断型、斜型、粉碎性股骨干骨折。治疗方法（以左侧股骨干中段骨折为例）：伤者仰卧硬板床，第2助手固定骨盆，第1助手左手固定小腿，右前臂套过腘窝轻度屈膝行对抗牵引。股骨上段骨折屈髋外展牵引，股骨下段骨折屈膝牵引。术者左前臂从大腿后面穿过置骨折远折段处，右前臂置于大腿前面骨折近段处双手掌交叉，根据骨折侧方移位的不同方向，双前臂向骨干轴线推挤使骨折变为前后移位，同时左前臂外旋，右前臂内旋，先顺骨折移位方向后逆向，利用腰、肩、肘、腕协调用力使两前臂完成提按动作以整复骨折前后移位。如骨折呈横断型或短斜型，则嘱第1助手加大骨折成角；如长斜型或粉碎性，则嘱第1助手轻轻内外旋转上下小幅度摆动远折段，使骨折端嵌入的部分软组织得以解脱、碎骨片归巢，共同完成提按推挤连贯手法使骨折复位。检查骨折处无明显骨擦音，双下肢等长，横形骨折做轴冲试验无滑动感即为复位满意，依不同骨折部位放置压垫，四块小夹板外固定，将伤肢置于双横软枕上中立位维持牵引。拍床边X线片以明确骨折对位对线情况，并及时调整牵引力线及牵引重量。

3）折顶旋转法

方法：在全麻或腰麻下进行，两助手做对抗拔伸牵引，借用X线了解骨折断端是否已牵开，牵远端的助手由伸膝位徐徐改为屈膝牵引外旋并随之折顶旋转，顺骨折形成的背向移位经路，逆向回旋，矫正背向移位，使骨折面稳定吻合，施手法者用挤捏法促使两骨折端面紧密接触而达解剖复位。复位后，患肢用四块杉树皮小夹板超髋、膝关节固定中立位，外侧用长托板预防肢体外旋畸形。

2.骨牵引疗法

股骨髁上牵引（图4－27），适用于中1/3骨折及远侧骨折端向后移位的下1/3骨折。胫骨结节牵引，适用于上1/3骨折及骨折远端向前移位的下1/3骨折。上1/3骨折应置于屈髋外展位，中1/3骨折置于外展中立位，下1/3骨折远端向后移位时应置于屈髋屈膝中立位。牵引重量按患者体重的1/7～1/9计算，待骨折成角短缩移位纠正后牵引重量改为3～5kg维持。从复位后第2天起，开始练习股四头肌舒缩踝关节、跖趾关节屈伸活动。如小腿肿胀可适当配合按摩。从第3周开始，直坐床上，用健足蹬床，以两手扶床练习抬臀，使身体离开床面，以达到使髋、膝关节开始活动的目的。从第5周开始，两手提吊杆，健足踩在床上支撑，收腹、抬臀、臀部完全离床，使身体、大腿与小腿成一平线，以加大髋、膝关节活动范围。解除牵引后，对上1/3骨折加用外展夹板，以防止内收成角，对床上活动1周即可扶拐下地做患肢不负重的步行锻炼。当骨折端有连续性骨痂时，患肢可循序渐进地增加负重。经观察证实骨折端稳定，可改用单拐。1～2周后才弃拐行走。这时再拍X线照片，若骨折没有变化，且愈合较好，方可解除夹板固定。

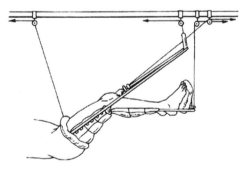

图4－27　股骨髁上骨牵引

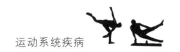

3. 中药治疗

按伤筋的三期进行辨证论治用药,早期:伤后的 1～2 周,用药的基本原则为活血化瘀,消肿止痛,行气导滞。内服药可选用复元活血汤、大成汤、七厘散、活血止痛汤等。外用药可用 1 号新伤药随证化裁;中期:伤后的 3～4 周,用药的基本原则为和营生新,通经活络。内服药可选用正骨紫金丹,壮筋养血汤等。外用药物可用活络膏、1 号熏洗药;后期:受伤后 4 周以后,治则为舒筋活血,通利关节,补肝肾,强筋骨。内服药物可选用活血舒筋汤,五加皮丸、虎潜丸等。外用药可选用活络膏,或海桐皮汤,3 号熏洗药煎水熏洗。

4. 手术治疗

适应证:①手法或牵引失败者;②软组织嵌入:骨折端不接触,或不能维持对位,检查时无骨擦音;③严重的开放性骨折;④合并有神经血管损伤的骨折;⑤多发性骨折,特别是同一肢体多发骨折,在采用保守治疗有困难或有矛盾时可考虑手术;⑥因全身情况而耽误骨折治疗时机,骨折处于畸形未纠正或成陈旧性骨折时可考虑手术内固定加植骨。临床上常用的内固定方法有:股骨上 1/3 或中上 1/3 骨折多采用髓内针固定。此法具有术后不用外固定及早期下床活动的优点。过去用开放式打入髓内针的方法,近年来已被在 C 形或 G 形臂透视下,仅在穿针处做小切口,不显露骨折端的闭合穿针方法所代替。闭合法损伤小,出血少,不破坏骨折端的血供,有利于骨折愈合。股骨中 1/3 或中下 1/3 骨折,传统方法是采用 6～8 孔接骨板螺丝钉固定。目前多采用加压钢板、锁定钢板或交锁髓内针或逆行髓内针固定。

（四）护理要点

（1）采用切开复位内固定手术治疗者,应争取早期下床扶拐活动,教会患者正确使用拐杖,防止摔跤等意外发生。

（2）行手法复位骨牵引治疗者,执行骨牵引护理常规。卧床期间加强股四头肌肌力练习并被动活动髌骨,防止粘连。

二、股骨远端骨折

股骨远端骨折发生率占所有股骨骨折的 4%,由于骨折部位骨结构的特点,骨折后多为粉碎性,不稳定骨折,难以牢固固定,骨折接近膝关节,波及关节面,易影响膝关节活动,在许多报道中,畸形愈合,不愈合及感染的发生率相对较高,是最难治的骨折之一。

（一）病因病理

股骨远端骨折所指范围,尚无明确规定,一般认为膝关节面上 7～9cm 内。股骨远端粗大呈"喇叭"状,主要由松质骨组成,骺端称为股骨髁,外侧髁比内侧髁宽大,内侧髁较狭窄,其所属的位置较低。股骨两髁关节面于前方联合,形成一矢状位浅凹,即髌面,当膝伸直时,以容纳髌骨。在股骨两髁间有一深凹,为髁间窝,膝交叉韧带经过其中间,前交叉韧带附着于外髁内面后部,而后交叉韧带附着于股骨内髁外面的前部。正常时股骨机械轴线应落于膝关节中心,其与股骨解剖轴的角度为 6°,如有膝内、外翻时,股骨机械轴线将落于膝关节内侧或外侧。股骨髁解剖上的薄弱点在髁间窝,三角形的髌骨如同楔子指向髁间窝,易将两髁分开。

股骨髁周围有关节囊、韧带、肌肉及肌腱附着,骨折块受这些组织的牵拉不易复位,复位后难维持,股骨远端后方有动脉及坐骨神经,严重骨折时,可造成其损伤。

（二）临床表现与诊断

股骨远端骨折膝上出现明显肿胀,股骨髁增宽,可见畸形,做膝关节主动及被动活动时,可听到骨擦音。偶可出现肢体远端血管和神经损伤体征,X线片一般满足骨折范围及移位,必要时行CT检查,来明确髌股关节面和胫股关节面关系。

1. 分型分期

股骨远端骨折分型目前多推荐Muller分型,依据骨折部位及程度将股骨远端分为三类九型,有利于确定骨折治疗及判定其预后（图4-28）。

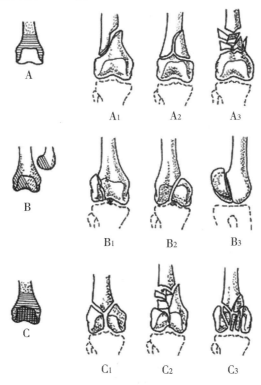

图4-28　Muller股骨远端骨折分型

A型骨折:仅累及远端股骨干伴有不同程度粉碎骨折。

B型骨折:为髁部骨折。

B_1型:外髁矢状劈裂骨折;

B_2型:内髁矢状劈裂骨折;

B_3型:冠状面骨折;

C型骨折:为髁间T形及Y形骨折。

C_1型:为非粉碎性骨折;

C_2型:股骨干粉碎骨折合并两个主要的关节骨块;

C_3型:关节内粉碎骨。

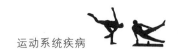

（三）常见并发症

1. 不愈合和畸形愈合

股骨髁间骨折的不愈合及畸形愈合，多由于早期处理不当引起，临床中并非少见，其结果常见骨折端骨质明显疏松，膝关节僵硬，给处理带来极大困难，治疗必须分两步进行，先解决骨折不愈合及畸形愈合问题，再解决功能障碍。治疗骨折不愈合时，困难在于内固定常因骨质疏松而不能达到牢固的目的，而骨折远端往往很短，仅能使用2～3枚螺丝钉固定钢板，此种情况下，应使用异型髁支撑钢板，增加远端螺丝钉固定数，以增加稳定性，或者使用髁上髓内钉固定。另外可选用髓外骨板（髂骨或胫骨板）置于钢板对侧，即达到桥接植骨作用，以增加内固定的稳定性，骨折端周围植以松质骨，植骨量要充足。在固定欠牢固的情况下，术后辅以长腿石膏管型固定，直至骨折愈合。膝关节的功能锻炼必须在骨愈合牢固及良好塑形后再行松解。

对畸形愈合患者，应考虑截骨矫正，以维持正常负重力线。根据下肢短缩及关节面成角，决定截骨方法，用钢板固定。

2. 膝关节功能障碍

膝关节功能障碍是股骨远端骨折手术及内、外固定后常见的并发症。由于长时间制动、肢体活动减少，可致伸膝装置因血液及淋巴回流障碍造成组织水肿、纤维渗出、纤维沉积到组织间隙内，并导致周围肌肉纤维化、挛缩及粘连，髌上囊粘连以至完全消失，使股四头肌及其肌腱与股骨之间的滑动消失，因而关节活动受限。

功能锻炼是保证关节功能，恢复肌肉力量，加快康复进程的必要手段。锻炼开始的时间及锻炼的强度应根据骨折的严重程度，手术损伤软组织的程度、内固定是否坚强等因素逐步进行。功能锻炼要在医生护士的指导下进行，但不能只是被动服从，要了解锻炼的意义、达到的目的、锻炼的注意事项及锻炼的方法等，做到主动锻炼，才能收到好的锻炼结果。如果功能锻炼效果不佳，可行手术松解。

（四）治疗

（1）对于无明显移位的骨折，在常规消毒铺巾后，行膝关节穿刺，抽出积血加压包扎，用超膝关节夹板和铁丝托板固定患膝微屈位6～8周。移位骨折先在严格无菌条件下，行膝关节穿刺。根据移位情况行骨牵引，如两髁分离严重，可采取股骨髁髌钳牵引；两髁分离不明显，则行胫骨结节牵引，在重叠移位基本矫正后行手法整复。

（2）手法整复：患者仰卧位，一助手握住患者大腿，另一助手握住小腿下段，拔伸牵引，术者立于患侧，两拇指置于近折端前面，两手余四指环抱远端后部。用提按法矫正远折端的后移或后旋，然后双手相扣，两手掌根抱于两髁侧面相对挤压，同时握小腿的助手轻度屈膝，即可复位。超膝关节夹板固定，将小腿放在牵引架上，膝关节保持在屈曲45°位置，使腓肠肌处于松弛状态。6周后可解除牵引，继续用超关节夹板固定。

（3）药物治疗：据骨折三期辨证用药：早期活血消肿止痛，内服桃红四物汤加减；中期续筋接骨，内服正骨紫金丹或伤科接骨片；后期补益肝肾，口服金匮肾气丸，去除外固定后外用活血消肿，软坚散结熏洗药局部熏洗。

（五）护理要点

（1）行手术治疗者，术前除常规准备外，一般需配合医生行骨牵引，以防止骨折错位或加重，也可有效减轻疼痛。但患者常不能理解,应做好解释工作。术后行负压引流者,妥善固定引流管,防止逆流和滑脱,要观察并记录引流液的量、质、色,发现异常及时报告医生处理。

(2)术中有扩髓的患者,护士要警惕并发脂肪栓塞,尤其是术后24~72小时内。严密观察病情,如出现意识障碍、抽搐、昏迷、高热、低氧血症、呼吸困难等,应紧急启动抢救程序。

(3)健康教育:该骨折波及关节面,纤维性愈合先于骨性愈合,早期功能锻炼对恢复膝关节功能非常重要。

三、弹响髋

多见于青壮年,以女性患者为多,常为双侧发病。通常不会引起明显的疼痛、功能障碍等,但有些患者因担心异常响声会引发后遗症而就诊。

(一)病因病理

(1)发生的主要原因是髂胫束或臀大肌在股骨大转子处受到过多碰撞或过度摩擦,使其部分组织异常增厚,在髋关节做屈曲、内收、内旋活动时,增厚的组织在股骨大转子前后滑动而发出弹响(图4-29)。

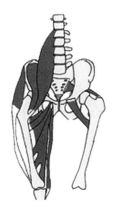

图4-29　髂腰肌肌腱在股骨头上滑动

(2)大转子异常改变引起,有时大转子肥大成骨突,阔筋膜张肌后部在其上滑动而产生弹响。

(3)有时髋部弹响系由髂腰肌腱或其下滑囊结构的紊乱引起,髋屈曲时髂腰肌腱移向股骨头中心的外侧,而伸髋是该肌腱越过股骨头滑向内侧,髂腰肌腱在股骨头上或髂腰肌滑囊上来回移动可产生弹响。

此外,先天性髋关节脱位、髋臼发育不良、关节滑膜软骨瘤或关节内游离体等,也可使髋关节发出弹响。

(二)临床表现与诊断

可有慢性劳损史。除髋关节活动时发出弹响音、患者因出现响声而感不安外,一般多无症状。部分患者可有轻度疼痛。如出现疼痛,则常是反复发作后,增厚组织的刺激而发生大转子部位的滑囊炎,产生疼痛。

检查时令患者做患侧髋关节的伸屈,内收或内旋活动,在大转子部听到弹响,同时摸到或看到一条粗而紧的纤维带在大转子部前后滑动。

X线摄片可排除先天性髋关节脱位、髋臼发育不良、关节滑膜软骨瘤或关节内游离体等。

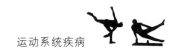

（三）鉴别诊断

1. 先天性髋关节脱位

行走前患儿在关节脱出及复位时可有弹响。行走后患儿出现跛行步态。检查时均可见髋、臀部的畸形。X 线片可显示髋关节脱位及髋臼发育不良。

2. 髋关节骨关节炎

多见于中老年人。骨性关节炎患者髋关节活动时疼痛明显，功能活动受限。当出现关节内游离体时，髋关节活动时弹响。X 线摄片可见髋关节增生改变，发生游离体时，可显示关节内有小的钙化阴影。

（四）治疗

弹响髋不伴疼痛时，一般不需治疗，予以耐心解释消除患者紧张情绪即可。如伴有疼痛症状者以保守治疗为主，部分严重病例可手术治疗。

1. 手法治疗

局部抚摸、揉、推、按、拇指弹拨等手法，以舒筋活血、松解痉挛，并可配合针灸治疗。

2. 药物治疗

外敷莪术散结散或软坚药水湿敷，以 3 号熏洗药熏洗以软坚散结，可配合糖皮质激素做局部痛点封闭

3. 手术治疗

手术指征：疼痛严重、条索状物增厚明显、保守治疗无效，或大转子上有其他病变时可考虑手术治疗。切断或切除增厚的索状物，直至弹响、摩擦完全消除为止；如伴有滑囊炎同时切除大转子滑囊；如局部骨突过大，也可将骨突部分切除。

（五）护理要点

（1）行髂胫束松解术者，术前应十分重视心理护理。因该手术虽为微创手术，但因患者了解不多，常报猜疑心理，护士应根据患者年龄、职业、文化程度等差异，用通俗易懂的语言耐心解释，以取得患者更好地合作。

（2）术后体位护理：患肢弹力绷带固定，屈膝屈髋 90°，双膝并拢抬高以利静脉回流，减轻疼痛和水肿。术后 3 天内予以冰袋冷敷，每天 2 次，每次 20 分钟。

（3）行药物封闭治疗者，严格无菌操作，注意观察用药后反应。

四、髌骨骨折

髌骨骨折又称膝盖骨骨折，占全部骨折损伤的 2.71%。多见于 30～50 岁的成人。大部分髌骨骨折由间接暴力所致，造成的重要影响为伸膝装置连续性丧失及潜在髌股关节失配。

解剖

髌骨是人体最大的籽骨，呈三角形，底边在上面，髌骨本身没有骨膜，前面粗糙，完全为股四头肌腱膜所包围。股四头肌肌腱连接髌骨上部，并跨过前面移行于髌下韧带，止于胫骨结节。髌骨的后面为软骨覆盖，与股骨构成髌股关节。

（一）病因病理

髌骨骨折可由间接暴力或者直接暴力所造成,间接暴力引起的为多数,如跳跃、跌倒等情况,膝关节处于半屈位,股四头肌强力收缩,髌骨与股骨滑车接触成为支点,髌骨受到强力牵拉而骨折,这类骨折多呈横行,骨折线可在髌骨中部或在髌骨下端,骨片移位分离。直接暴力,如打击,脚踢,跪倒等,也可引起骨折。

（二）临床表现与诊断

有明显的外伤史。骨折后膝关节疼痛,不能站立,或关节不能伸直。髌骨骨折属于关节内的骨折,故膝关节有大量的积血,局部皮下瘀血,肿胀,严重的可见水疱。有局部压痛,正位,侧位、轴位 X 线片可以确诊,较为容易诊断。注意边缘骨折需要与副髌骨相鉴别,副髌骨多在髌骨的外上角,整齐而圆滑与髌骨的界限清楚,且多为两侧性。

（三）治疗

对髌骨骨折的治疗,应该首要考虑恢复其关节面的平整,争取使骨折解剖复位,关节面平滑,并且在这个基础上给予牢固的固定,早期恢复功能,防止创伤性骨关节炎的发生。

治疗方法

1.非手术治疗

非手术治疗主要针对骨折无移位,或移位很小的髌骨骨折(间隙不超过 1cm 者)主要采取手法整复,并予以牢固的外固定的方式进行。通过手法整复后,予以牢固外固定直至骨折愈合,并适时予以复查 X 线片,后期进行功能锻炼。

1）整复方法

无移位的骨折,后侧关节面平整的,无需手法整复。有移位骨折,骨块分离不大的,采取手法整复。复位前,先在无菌条件下穿刺膝关节,抽出积血,并予膝关节内给入适量的局部麻醉药。伤肢放置于伸直位,医者站于患肢旁,一手虎口固定在膝盖上缘,另一手拇指将髌骨下缘向上推挤,使骨折块靠拢,然后一手固定住髌骨,另一手沿着髌骨边缘触摸,检查是否平整。

2）固定方法

抱膝圈固定:量好髌骨的大小轮廓,用胶皮电线做圈,外层缠绷带棉花,另外加布袋 4 条,后侧板一个,长度由大腿中部到小腿中部。板子中部两侧加固定螺钉。复位满意后,立即用抱膝圈固定,并将膝关节伸直位固定在后侧板上(图 4－30)。

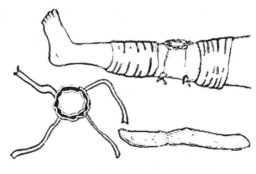

图 4－30　抱膝圈固定

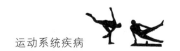

3）药物治疗

据骨折三期辨证用药:早期活血消肿止痛,内服桃红四物汤加减;中期续筋接骨,内服正骨紫金丹或伤科接骨片;后期补益肝肾,口服金匮肾气丸,去除外固定后外用活血消肿,软坚散结熏洗药局部熏洗。

2.手术治疗

1）适应证:髌骨骨折超过 2~3cm 移位者、关节面不平整超过 2mm 者,合并伸肌支持带撕裂的骨折、开放性骨折及粉碎性骨折。

2）手术固定方式:钢丝张力带或者记忆合金髌骨固定器。

（四）常见并发症

1.创伤性关节炎

常常由于原发损伤重或者关节面复位后不平整造成。

2.髌骨再骨折

（五）护理要点

（1）临床常采用切开复位克氏针张力带内固定术治疗,术后将患肢伸直位抬高,以促进血液循环,同时减轻膝部皮肤张力,利于切口愈合。

（2）鼓励患者早期下地扶拐不负重活动。对初下地活动的患者应在旁边加以保护,活动的力量要柔和,以不疲劳为宜。

（3）配合医生进行膝关节活动度的训练。

五、胫骨平台骨折

胫骨平台骨折（fracture of tibial plateau）是膝关节创伤中最常见的骨折之一。膝关节遭受内/外翻暴力的撞击或坠落造成的压缩暴力等均可导致胫骨髁骨折。由于胫骨平台骨折是典型的关节内骨折,其处理与预后将对膝关节功能产生很大的影响。同时胫骨平台骨折常常伴有关节软骨、膝关节韧带或半月板的损伤,遗漏诊断和处理不当都可能造成膝关节畸形、力线或稳定问题,导致关节功能的障碍。因而,对于胫骨平台骨折的诊断与处理是膝关节创伤外科中的重要课题。

（一）分型

Hohl 对 805 例胫骨平台骨折做了简单分类:无移位骨折及移位骨折,前者占 24% ,后者又分为局部凹陷,向中心凹陷及劈裂骨折,占 26% ,全压缩 11% ,粉碎 10% 。Schatzker 将胫骨平台骨折分为六型（图 4-31）。

Ⅰ型:外侧平台的单纯楔形骨折或劈裂骨折。

Ⅱ型:外侧平台的劈裂压缩性骨折。

Ⅲ型:外侧平台单纯压缩性骨折。

Ⅳ型:内侧平台骨折。可以是劈裂性或劈裂压缩性。

Ⅴ型:包括内侧平台与外侧平台劈裂的双髁骨折。

Ⅵ型:同时有关节面骨折和干骺端骨折,胫骨髁部与骨干分离,即所谓的骨干-干骺端分离,通常患者

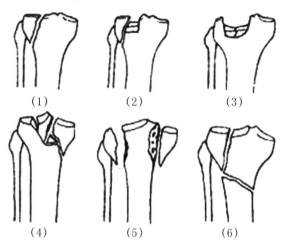

图 4-31　胫骨平台骨折分型

有相当严重的关节破坏、粉碎、压缩及髁移位。

（二）常见并发症

1. 畸形愈合

因胫骨平台主要由松质骨构成，周围有软组织附着，具有良好的血液供给及成骨能力，骨折容易愈合，但由于过早负重致胫骨内髁或外髁的塌陷；内固定不牢靠，粉碎骨折有缺损，未充分植骨造成畸形愈合，当膝内翻 >5°，外翻 >15°，患者行走时疼痛，应及时行矫正手术，如胫骨结节下3cm 做倒 V 形截骨术。

2. 创伤性关节炎

胫骨平台骨折后创伤性关节炎的发生率仍不十分清楚。但已有多位学者证实，关节面不平滑和关节不稳定可导致创伤后关节炎。青壮年骨折后出现退行性关节炎并不是人工全膝关节置换的理想适应证。若关节炎局限于内侧室或外侧室可用截骨矫形来矫正；若是两个室或 3 个室的严重关节炎，则需行关节融合或人工关节置换术。在决定是否手术治疗时，年龄、膝关节活动范围及是否有感染等因素起着重要作用。

3. 膝关节僵硬

胫骨平台骨折后膝关节活动受限比较常见。这种难治的并发症，是由于伸膝装置受损、原始创伤致关节面受损以及为内固定手术而做的软组织暴露所致。术后的制动使上述因素进一步恶化，一般制动时间超过 3~4 周，常可造成某种程度的关节永久僵硬。

（三）临床表现与诊断

临床表现伤后膝关节肿胀疼痛，活动障碍，因系关节内骨折均有关节内积血，应注意询问受伤史，是外翻或内翻损伤，注意检查有无侧副韧带损伤。关节稳定性检查常受到疼痛、肌肉紧张的限制，特别是在双髁粉碎骨折者。在单髁骨折，侧副韧带损伤有该侧副韧带的压痛点，即为其损伤的部位，在断裂者，侧方稳定性试验为阳性清晰的膝正侧位 X 线片，可显示骨折情况，特别对于无移位骨折。行膝关节 CT 扫描以明确骨折块塌陷、粉碎及移位情况，MRI 检查可明确韧带、半月板情况。

明确诊断一般无较大困难，关键是对本病的认识，尤其是年轻医师对 X 线平片经验不足时，易忽视 X 线平片上已存在的骨折线，应注意平台被压缩征。伴有韧带损伤者仔细检查，必要时术中同时予以探查。其伴发率占5%左右（收治运动伤多的医院亦可高达 10% 以上）。注意有无腘动脉腓总神经等伴发伤。

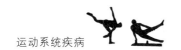

（四）治疗

胫骨平台骨折为关节内骨折,治疗目的在于恢复关节面的平整,纠正膝外翻或内翻畸形,减少创伤性关节炎的发生;早期活动,改善关节功能,防止关节粘连。

1. 非手术治疗

1)适应证

胫骨平台骨折无移位者或者骨折塌陷＜2mm,劈裂移位＜5mm者,虽为粉碎骨折但不宜手术切开复位者。

2)骨牵引

跟骨牵引,重量3～4kg,牵引前先做关节穿刺,抽吸关节血肿。牵引期4～6周。依靠牵引力使膝关节韧带及关节紧张,间接牵拉整复部分骨折移位,纠正膝内翻或外翻成角,在牵引期间积极锻炼膝关节活动,能使膝屈曲活动达90°,并使关节塑型。

3)关节镜下辅助复位及固定

关节镜下辅助复位及固定技术正在开始使用,关节镜下手术的软组织损伤少,提供较好关节面显露并能诊断及治疗并发的半月板损伤。首先将患肢置于股部固定架上上气囊止血带,关节镜入口位于膝关节前外侧,并在膝关节间隙上方约2cm处。然后灌洗膝关节,抽出关节内积血,去除游离骨及软骨碎片,如果外侧半月板嵌入骨折部位可用钩将其钩出,半月板撕裂通常可修复,评估骨折块塌陷及劈裂情况。对劈裂骨折采用大巾钳向关节中部挤压劈裂骨折片,将之复位,待关节镜下证实复位满意后经皮拧入6.5mm松质骨螺丝钉固定。塌陷骨折,在其下方开一骨窗,插入克氏针入骨块内然后通过带套管的挤压器打入,将其抬高,待关节镜观察复位满意后,拔除克氏针及套管挤压器,所形成骨腔用自体骨或骨水泥充填,最后经皮拧入6.5mm松质骨螺丝钉。术后早期开始CPM被动活动锻炼功能。

药物治疗:据骨折三期辨证用药:早期活血消肿止痛,内服桃红四物汤加减;中期续筋接骨,内服正骨紫金丹或伤科接骨片;后期补益肝肾,口服金匮肾气丸,去除外固定后外用活血消肿,软坚散结熏洗药局部熏洗。

2. 手术治疗

1)适应证

胫骨平台骨折的关节面塌陷超过2mm,侧向移位超过5mm;合并有膝关节韧带损伤及有膝内翻或膝外翻超过5°。

2)手术入路

外侧或内侧平台骨折用相应的前外侧或前内侧纵向入路,内外两侧平台骨折用前正中或Y形切口;尽量减少皮下组织分离,以免影响皮瓣血运;尽量保护半月板,对塌陷骨折、劈裂骨折、双髁骨折,在半月板下方分离;对内、外两侧平台骨折必要时行髌腱切断或胫骨结节截骨,以显露关节面。

(1)外侧平台骨折显露:外侧显露自膝外侧副韧带前开始,沿关节线向前内做切口,经髌腱外缘处拐向下达胫骨粗隆外缘,切开后将胫前肌起点骨膜下向下外翻开,显露胫骨上外侧及外髁,沿半月板下切开关节囊向上牵开,探查胫骨外侧平台、关节面。

(2)内侧平台骨折显露:在膝内侧自膝关节线上1cm侧副韧带后起向下前达胫骨粗隆内缘做弧形切口,切开皮肤、皮下,分开鹅足腱。骨膜下显露胫骨内髁骨折线,关节的显露方法及骨折块复位同外侧显露。

（3）两侧平台骨折显露：膝前"Y"形切口，向上翻髌腱显露双髁。沿膝前关节线做横弧向下的切口，切口两端在侧副韧带前，再于此切口中点向下做纵切口，使之成"Y"形。切开皮肤、皮下组织同前法。骨膜下显露胫骨内外髁及胫骨结节，将髌腱止点连同胫骨块凿下，将其向上翻开，半月板下方横切开关节囊，前角止点可以切开，但前交叉韧带止点必须保留于原位，将半月板向上牵开，则胫骨内外髁关节面及骨折移位情况完全显露，探查胫骨平台下陷情况。复位骨折也可用膝正中纵切口及髌腱Z形切开延长方法。

3）胫骨平台骨折内固定（图4－32）：

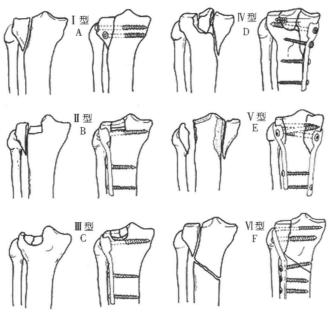

图4－32　各型平台骨折内固定方法

（1）劈裂骨折（Ⅰ型）：先整复骨折远端，再做由后向前上推挤整复骨折近端，用克氏针暂固定，骨折近端用拉力松质骨螺钉沿平台关节面软骨下至内侧皮质固定，骨折远端可用拉力皮质骨螺钉穿内侧皮质骨固定。

（2）塌陷骨折（Ⅱ型）：在胫骨上端的前外侧皮质骨，用骨凿形成骨洞，用骨冲击器，由骨孔插入，向上至塌陷骨折片下面抬起骨折块在塌陷区空腔植骨，可不用内固定或用一枚松质骨螺丝钉由外向内沿塌陷骨块的软骨下皮质骨固定。

（3）劈裂塌陷型骨折（Ⅲ型）：先将劈裂骨折向外翻转，显露塌陷骨折片，用骨膜起子抬起塌陷骨折片复位，塌陷空腔植骨，再将劈裂骨折复位，用两枚螺丝钉固定，对老年骨质疏松者亦可用L形和T形的支撑钢板固定。

（4）内外髁的T形和Y形骨折（Ⅳ型）：复位操作方法用整复一侧平台劈裂塌陷及劈裂塌陷折片相似，但先整复较重移位侧平台的主要的骨折面，后整复较轻移位侧平台的主要骨折片及其他较大的碎骨片，尽可能恢复平整的平台关节面。在移位重侧用T形和L形钢板固定，移位轻的一侧用短钢板固定。

4）用外固定架治疗复杂胫骨平台骨折

使用外固定架治疗复杂的胫骨平台骨折能较好维持关节复位及轴向对线，并允许早期活动，但其前提条件是必须对平台骨折施以有限的内固定手术，如塌陷骨折开骨窗行植骨垫高；劈裂骨折行空心螺丝钉固定，使关节面平整，才能进一步使用外固定架。另外外固定架的针必须尽量在关节面下1.5cm的关节囊外，以免置针感染进入关节。

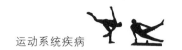
5）合并韧带损伤的胫骨平台骨折治疗

胫骨平台骨折并发侧副韧带损伤，如果未予治疗尽管胫骨平台骨折愈合良好，仍可出现关节不稳且晚期结果较差。Bennett 和 Browner 报道，骨折合并半月板损伤为20%，20%有侧副韧带损伤，10%有前交叉韧带损伤，3%有外侧韧带损伤，3%有腓总神经损伤。内侧副韧带损伤最常见于胫骨平台Ⅱ型骨折，而半月板损伤常见Ⅳ型骨折，如果胫骨髁间隆突骨折并移位，可通过骨性隧道将其用钢丝固定，前交叉韧带中部断裂给予缝合。半月板完全断裂给予切除，边缘游离，行缝合。

（五）护理要点

（1）体位护理：抬高患肢，严禁肢体外旋，如为内侧平台骨折，尽量使其膝关节保持轻度外翻位；外侧平台骨折，尽量使其膝关节保持轻度内翻位。腘动脉损伤血管吻合术后给予屈膝位。

（2）密切观察患肢末梢血液循环、感觉、运动、足背动脉及胫后动脉搏动情况，观察患肢皮肤颜色、温度、肿胀情况，警惕并发腘动脉损伤、腓总神经损伤和筋膜间室综合征。

（3）配合医生根据骨折分型和内固定方式制订功能锻炼计划，协助患者进行锻炼。原则：早活动、晚负重，循序渐进。

六、胫骨、腓骨骨折

胫腓骨骨折包括胫腓骨干双骨折、胫骨干单骨折以及腓骨单骨折，在长管状骨折中最常见，约占全身骨折的13.7%，成人以胫腓骨干双骨折多见。

（一）病因病理

主要由于外来暴力作用所致。形成有直接和间接暴力等形式。间接暴力：骨折发生在远离暴力接触的部位，即暴力通过传导、杠杆或扭转力量在着力点的远方折断；直接暴力多见为压砸、冲撞、打击致伤，骨折线为横断或粉碎型；有时两小腿在同一平面折断，软组织损伤常较严重，易造成开放性骨折。有时皮肤虽未破，但挫伤严重，血循环不良而发生继发性坏死，致骨外露，感染而成骨髓炎。间接暴力多见为高处跌下，跑跳的扭伤或滑倒所致的骨折；骨折线常为斜形或螺旋形，胫骨与腓骨多不在同一平面骨折。间接或直接暴力，均可造成两骨折断端重叠、成角或旋转畸形，直接暴力造成者多为胫腓双骨折，间接暴力可造成单一胫骨或腓骨骨折。前者多为横骨折、短斜骨折或粉碎性骨折，骨折缘多在同一平面上，且开放性较多。后者则易造成螺旋形、斜形或粉碎性骨折，骨折缘常不在同一水平缘上，多为闭合性，多见于运动伤或跌落伤。

（二）临床表现与诊断

主要症状是疼痛。单纯腓骨骨折有时局部压痛并不重，易被误诊为软组织损伤。而胫骨骨折的局部压痛常常很明显，不易误诊，通过压痛部位能确定骨折部位。在活动小腿时疼痛加重，在非稳定型骨折活动小腿时疼痛更为显著。单纯腓骨骨折时，小腿的持重功能有时仍然存在；而在胫骨骨折，即使是无移位的稳定型骨折，其持重功能也已丧失。体征中最明显的是畸形，常常是成角、侧方移位、短缩和旋转畸形兼存。在较轻型的损伤，有时只有外旋和内外成角畸形。因为骨折端的出血和组织反应，局部肿胀非常明显。因直接暴力致伤的开放骨折，皮肤及软组织损伤非常明显，常常伴有组织挫灭和皮肤缺损。而由胫骨骨折端自内而外刺破皮肤造成的开放骨折其伤口常常很小,污染不重,因此它的预后要比一般的开放骨折好,但不能忽视通过小伤口发生继发感染的可能性。活动胫骨能产生剧痛,有助于胫腓骨骨折的诊断,但会增加软组织损伤和畸形。因此有可疑时应摄 X 线片予以证实或排除。

胫腓骨骨折的直接合并神经损伤很少见,只是腓骨颈骨折容易合并腓总神经损伤。但是,每个胫腓骨骨折的病人必须记录踝关节背伸跖屈,足趾的背伸和足跖屈以及足的皮肤感觉等神经系统的情况以备晚期了解是否发生石膏压迫腓总神经的情况,以及有无前筋膜间隔区综合征发生的征兆。

胫腓骨骨干骨折直接合并血管损伤的可能性也很少。但是胫骨上端骨折发生血管损伤可能性较大,胫前动脉在该处穿过骨间膜,骨折时容易拉伤,或被附近的骨折块压迫。另一处容易损伤血管的部位是胫骨下端的骨折,无论什么部位的胫腓骨骨折的病人,必须检查足背动脉和胫后动脉有无搏动,此外还要检查其他有关血运的体征,如毛细血管的充盈、肌肉的收缩力、皮肤感觉及疼痛的类型等,并做详细的记载。

软组织损伤的情况要仔细地估计。有无开放伤口的存在,有无潜在的皮肤坏死区的存在,在预后估计上均有重要的意义。捻挫伤对皮肤及软组织均会造成严重的影响,有时软组织和皮肤损伤的真正范围要经过很多天才能估计出来。对深层的肌肉、肌腱的损伤不常见,只是在胫骨下 1/4 的开放性骨折时偶有发生。

胫骨位置表浅,局部症状明显,加上 X 线检查,诊断并不困难。但应注意骨折的并发症,仔细检查软组织损伤程度,及时发现症状,及时处理。X 线检查在胫腓骨骨折中用于诊断、估计骨折愈合的程度、发现骨折的并发症及做必要的鉴别诊断。

(三)治疗

1. 对稳定无移位的胫骨单骨折或双骨折

如横骨折、锯齿状骨折、或有小蝶形骨片而易借手法复位的骨折,常较开放性骨折易愈合,对此种骨折,可不需麻醉,只注意纠正患肢的旋转,使小腿悬垂后,胫骨嵴对好髌骨及踇趾及二趾间,以石膏或长腿石膏固定膝关节予轻屈 10°~15° 即可,固定后数日即可扶拐行走。2~3 周即可开始去拐练习持重行走。

2. 对不稳定性骨折

有成角畸形的胫腓骨双骨折,横形或短斜形骨折,应在麻醉下,使骨折复位后,可以小夹板局部外固定,患足置功能位。

3. 螺旋形不稳定性骨折

对单独胫骨螺旋形骨折,因有腓骨作支架,移位重叠多不明显,只在麻醉或无麻醉下复位,纠正旋转,断端对合良好后局部小夹板外固定,或长腿石膏固定即可。如胫腓骨双骨折呈螺旋形,重叠移位明显者,则应行跟骨骨牵引纠正重叠、短缩及旋转。

4. 开放性骨折的处理

1)骨折断端刺破皮肤,或外力砸破皮肤,而骨折端无明显移位的横骨折或短斜骨折,经进行充分的清创缝合后,可用石膏固定。

2)骨折端移位明显且为不稳定性的骨折经充分清创复位后,或用钢板螺丝钉做内固定,术后用长腿石膏固定。

3)开放粉碎性骨折,清创后骨折不易复位者,缝合后可行跟骨骨牵引。

4)开放骨折软织组有缺损者,则应充分清创后可行植皮或皮瓣转移,骨折可用钢板螺丝钉做内固定,亦可进行骨牵引而不做内固定,或胫骨髓内钉内固定。

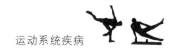

5. 胫腓骨双骨折并发症的处理

（1）合并感染或骨髓炎的治疗：开放性胫腓骨骨折，由于清创不彻底等原因，可造成感染引起骨髓炎。一般情况下应先控制感染，有死骨者要清除，伤口愈合6～12个月后，再次切开复位植骨内固定。

（2）骨折迟缓愈合或不愈合的治疗：胫骨中下1/3的骨折，迟缓愈合或不愈合者较多。近来因显微外科的发展，采用复合组织移植或带血管的骨移植等，获得了满意的效果。

（3）腓骨疲劳骨折：多发生于中下1/3，多见于运动员、战士或长途行走者。发病原因多次重复的较小的暴力作用于腓骨，使其骨小梁不断的断裂，局部修复作用的速度赶不上骨小梁的破坏，终于在无较大暴力的情况下产生骨折，亦称慢性骨折。

临床病症与诊断在运动或长途行走后，局部出现酸痛感，休息后好转，运动、长途行走或工作后则加剧。腓骨下段因软组织很薄，可有肿胀、压痛，有时可出现硬性隆起。

X线片上的改变出现较晚，成人在两周之后，可见一不太清晰的骨折线，呈一骨质疏松带或骨质致密带。在以后陆续的X线片上，有骨膜性新骨形成和骨痂生长。

治疗腓骨疲劳骨折多无移位，确诊后应停止运动、长途行走和工作。症状明显的予石膏托固定。

6. 单纯腓骨骨折或单纯腓骨干骨折

单纯腓骨骨折或单纯腓骨干骨折：罕见。多由直接暴力打击小腿外侧所致。骨折发生在外力作用部位，骨折为横形或粉碎。因有完整的胫骨作为支架，骨折很少移位。

治疗一般不需整复，用石膏托或夹板固定4～6周。轻微骨折只用弹力绷带缠紧，扶手杖行走，骨折即可愈合。

7. 内固定术

1）适应证

（1）严重的胫骨干开放性骨折伴有广泛的软组织损伤，或需进行植皮或广泛的整形手术。

（2）同侧肢体多发骨折，伴有股骨干骨折和其他大的创伤者。

（3）胫骨多段骨折，中间段骨片有移位者。

（4）胫骨干骨折，骨片失落，造成骨缺损者。

（5）胫骨干骨折经闭合整复治疗，不能达到满意效果，有旋转或成角移位者。

2）手术效果

胫腓骨骨折的早期治疗有不同观点，大致三种：

（1）所有骨折均早期做内固定。

（2）所有骨折均用闭合方法治疗。

（3）一般用闭合方法，如有特殊指征，也可早期做手术整复和内固定。胫骨下1/3位于皮下，甚至前内侧均处于皮下，且胫骨的血供亦较其他有丰富肌肉包围的骨骼为差，故延迟愈合，不愈合和感染是最常易发生的并发症，切开复位内固定是治疗胫骨干骨折的有效方法之一。

8. 药物治疗

据骨折三期辨证用药：早期活血消肿止痛，内服桃红四物汤加减；中期续筋接骨，内服正骨紫金丹或伤科接骨片；后期补益肝肾，口服金匮肾气丸，去除外固定后外用活血消肿，软坚散结熏洗药局部熏洗。

（四）护理要点

（1）患者恢复期较长，易产生焦虑、忧郁等不良情绪，予以解释和心理疏导。

（2）指导患者饮食调养,为骨折愈合提供必须的营养条件,并防止便秘发生。

（3）加强观察,预防并发症,如骨筋膜间室综合征、缺血性肌挛缩、腓总神经医源性损伤等。

七、胫骨远端骨折

累及胫骨远端关节面骨折称 Pillon 骨折,不包括单纯内、外踝骨折。

病因病理及骨折分型

（一）分型分期

1. AO 分型

根据骨折部位及关节面骨折移位和粉碎程度分型。

A 型骨折:胫骨远端的关节外骨折,根据干骺端粉碎情况再分为 A1、A2 及 A3 三个亚型。

B 型骨折:部分关节面骨折,一部分关节面仍与胫骨干相连。根据关节面撞击及粉碎情况又分为 B1、B2 和 B3 三个亚型。

C 型骨折:累及关节面的干骺端骨折,根据干骺端及关节面粉碎程度再分为 C1、C2 和 C3 三个亚型。

2. Rüedi 和 Allgower 分型

根据关节面及骨折移位程度分型是目前最常用分型,将胫骨远端骨折分三个类型(图 4 - 33):

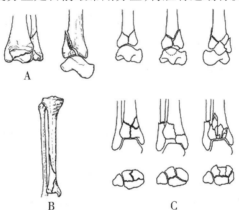

A. Ⅰ型骨折(正、侧位);B. Ⅱ型骨折;C. Ⅲ型骨折(侧、正、关节面)

图 4 - 33 Rüedi 胫骨下端骨折分型

Ⅰ型:累及关节面无移位劈裂骨折

Ⅱ型:累及关节面有移位劈裂骨折,但骨折移位轻

Ⅲ型:累及干骺端及关节面粉碎骨折

3. 马元璋分型

根据骨折时踝关节位置及受力方向分型。

Ⅰ型(垂直压缩和背伸)

①前侧骨折:胫骨下关节面前侧骨折。

②前内部骨折:胫骨下关节面前内侧及内踝骨折。

③前外侧:胫骨下关节面前外侧骨折。

Ⅱ型(垂直压缩和跖屈损伤)

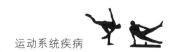

①后部骨折:胫骨下关节面后部骨折。

②后内部骨折:胫骨下关节面后内部骨折,常伴有内踝后部骨折。

③后外部骨折:胫骨下关节后外部骨折,可伴有胫腓下后韧带和横韧带牵拉胫骨下关节面后缘骨折,常伴内、外踝骨折。

Ⅲ型(垂直压缩和内收损伤):胫骨内侧关节面嵌插骨折,向上移位,常伴有内、外踝骨折。

Ⅳ型(垂直压缩和外展损伤):胫骨外侧关节面嵌插骨折,向上移位,常伴有外及内踝骨折。

Ⅴ型(垂直压缩损伤):胫骨下关节面全部骨折,移位,常伴有内、外踝骨折。以上三种分型以 Rüedi 分型比较符合临床应用,但必须有较清晰踝关节正侧位相,踝内旋15°的侧位相,必要时行 CT 检查,以判定骨折粉碎情况。

（二）治疗

1．治疗方法选择

1) 对于 AO 分类中 A1、B1 和 C1 型,或者 Rüedi 和 Allgower 分类 Ⅰ 型,无移位累及关节面骨折,可采用石膏固定,或者可采用小切口,用3.5 或4.0mm 螺丝钉做有限内固定,并辅以石膏外固定,如果骨折有不稳定可能,可用外固定架代替石膏。

2) 对于 AO 分类中 A2、A3、B2、B3、C2、C3 各型或 Rüedi 和 Allgower 分类 Ⅱ、Ⅲ 型有移位骨折仍首选手术治疗。

3) 对于胫骨远端严重粉碎及关节面难以复位骨折,可以考虑用外固定架固定,以维持其对位对线而获得骨性融合,晚期,如果病人有明显症状可行关节融合术。对于合并胫骨及距骨关节面软骨广泛缺损严重开放性损伤亦可考虑初期关节融合术,外固定架固定。

2．手术治疗

1) 手术治疗原则

先整复和固定腓骨;显露和复位固定胫骨下端关节面;胫骨骨折支撑固定;干骺端缺损植骨。

2) 手术时机

关于手术时机尚有争论,Sirkin 等提出,骨折急诊手术或暂时维持距骨中立位,在伤后7～10天软组织肿胀消退后再施行手术。但 Patterson 等认为伤后应急诊行腓骨固定,择期行胫骨固定,我们的体会,伤后软组织损伤较轻,肿胀不明显,可于8～10小时内急诊手术,否则应在伤后10天待肢体肿胀消退后再行手术治疗。

3) 手术方法

(1) 复位固定腓骨骨折,踝关节外侧切口,沿腓骨后缘做与腓骨平行切口,切开皮肤、皮下,将腓骨骨折解剖复位并用钢板和拉力螺丝固定,以恢复骨折的胫骨远端长度。

(2) 显露胫骨下端关节面及临时固定:踝关节前内侧切口,沿内踝前缘距胫骨嵴外侧1cm,由远端向近端做前内侧直切口,注意与踝外侧切口之间保留一约7cm 宽前侧皮桥。切开皮肤、皮下及伸肌支持带,并深达骨膜,不做皮下分离,在胫前肌与前侧筋膜之间内侧切开,分离至骨膜,显露胫骨下关节面,复位并暂时用克氏针固定。胫骨关节面复位时,注意以下几个问题:首先是胫骨外侧关节面复位,尤其是在合并腓骨骨折时,随着腓骨长度的恢复,胫骨外侧关节面的骨折块经常被下胫腓韧带牵拉发生进一步移位,且其位置较深,容易造成复位困难。第二,由于骨折后胫骨干骺端发生压缩及粉碎,缺乏明显复位标志,因此应利用距骨顶作为对照。第三,因胫骨远端关节面整体压缩,术中对胫骨关节面复位情况经常估计不足,应当适当"过度"复位,必要时术中用 X 线的监测。

(3)骨移植:胫骨干骺端松质骨嵌压后缺损,可采用取髂骨移植充填。要注意对植骨有适当压力,量足够,以促进愈合及防止畸形。

(4)胫骨干骺端固定:选择应用内固定时,应根据软组织条件,骨折类型,术中情况选择不同方式,如拉力螺钉,T 型钢板,三叶钢板及 4.5mm 动力加压钢板等。固定中应强调:①不论何种情况,都应优先考虑使用有限、简单内固定如螺丝钉或异型钢板以减少骨与软组织损伤,降低其并发症发生;②对严重干骺端粉碎骨折,应使用标准 AO 技术,将选择钢板固定于胫骨内侧面,以防止出现内翻畸形;③当前侧皮质粉碎且后侧骨块较大时,可在前面用小的 T 形钢板固定,以提供稳定的前侧支撑(图 4 - 34)。

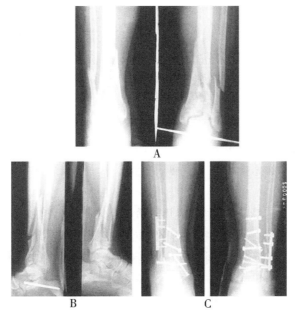

A.术前正位;B.术前侧位;C.骨折固定

图 4 - 34　双侧 Pillon 骨折固定

术后可用胫骨及距骨外固定架固定或石膏固定。

(5)开始功能锻炼时间,采用三叶型钢板固定,因固定坚强,术后一周开始功能锻炼;螺丝钉内固定加石膏外固定者,术后 6～8 周开始进行功能锻炼。单纯应用外固定架者,一般在术后 4 个月拆除外固定架方可行锻炼。

3.药物治疗

据骨折三期辨证用药原则,早期活血消肿止痛,内服桃红四物汤加减;中期续筋接骨,内服正骨紫金丹或伤科接骨片;后期补益肝肾,口服金匮肾气丸,去除外固定后外用活血消肿,软坚散结熏洗药局部熏洗。

(三)护理要点

(1)内固定术的患者,术后患肢膝关节屈曲 20°～30°,小腿抬高置于泡沫垫上,以利静脉回流;密切观察切口渗血渗液,若 24h 渗血量超过 200ml,应报告医生处理;切口予以酒精纱布湿敷,促进消肿和切口愈合。

(2)健康教育:告知患者由于胫骨远端血运较差、软组织覆盖少,伤后易因为局部血运障碍而导致骨折的不愈合或延迟愈合,良好的遵医行为和医患配合是提高疗效的重要保证。

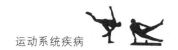

八、踝关节骨折

踝部骨折较为常见,包括单踝、双踝、三踝骨折。根据暴力作用的大小、方向和受伤时足的位置而产生不同类型和程度的骨折。踝关节是负重关节,骨折均为关节内骨折,若骨折对位不佳,可能妨碍关节活动,晚期可能形成创伤性关节炎。

(一)踝关节解剖

踝关节由踝穴(胫骨下端关节面与内、外踝构成)、距骨及其周围的韧带组成。外踝位于内踝偏后 1cm,其关节面也较内踝长 1cm。胫腓骨下端由下胫腓前、后韧带,下胫腓横韧带及胫腓骨间韧带相连接;距骨位于踝穴中间,其内、外侧均受韧带保护,前方薄弱部分有伸肌腱加强。临床上称之为前踝,确切应称为胫骨前缘,指胫骨下关节面前上缘略向前凸的骨嵴。骨嵴向腓侧突起,与后踝向腓侧凸出的骨突形成纵向间隙,包绕外踝关节面以上的腓骨远端。胫骨后踝是胫骨下端关节面顶部向后下外方的延伸,可防止距骨后移,又称第三踝。踝关节的三踝和内、外侧韧带恰好组成类似环形的结构,如环形结构的任何两处发生断裂,踝关节运动均有失稳的可能。距骨在踝穴内活动轨迹相当复杂,既有在矢状面的前后转动和部分滑动,又有在冠状面和额状面的耦合运动。跖屈时距骨可发生 4°~8°内移,背伸时因腓骨向外移动而牵拉其发生外旋。

踝关节的活动可归结为:①围绕横轴的背伸、跖屈活动;②围绕垂直轴的内旋、外旋活动;③围绕矢状轴(足前向足后的轴线)的内翻、外翻活动。踝关节跖屈时,足底内侧缘抬高,外侧缘降低,足趾尖朝向内,称之为旋后;踝关节背伸时,足底外侧缘抬高,内侧缘降低,足趾尖朝向外,称之为旋前。踝关节跖屈、背伸的活动范围平均为 50°~60°,其中跖屈平均 23°~56°,背伸平均 13°~33°。

(二)病因病理及分型

踝部骨折脱位多见于青壮年,男性多于女性。可因外力作用的方向、大小和受伤时肢体所处位置的不同,造成各种不同类型的骨折、韧带损伤和关节脱位。目前临床常用分类方式为:Lauge-Hansen 分类法:

Lauge-Hansen 通过尸体解剖和临床实践研究,将踝关节骨折分为 5 类(图 4-35)。这种分类可反映出受伤时足的姿势、外力的方向、韧带损伤与骨折间的关联,并同时能阐明骨折的严重程度,对指导手法整复,大有裨益。

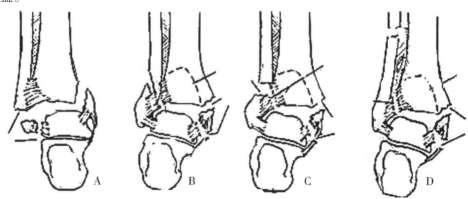

图 4-35 踝关节骨折 Lauge-Hansen 分型

1. 旋前外展型

又称之谓 P-A 型(pronation-abduction type)发生机制为当足部处于旋前位时遭受外展暴力所致分为以下 3 度。

Ⅰ度:引起内踝骨折或内侧三角韧带撕裂伤。

Ⅱ度:在前者基础上,因外力持续作用而引起下胫腓前韧带(或下胫腓其他韧带)损伤,或后踝撕脱骨折。

Ⅲ度:在Ⅱ度基础上再加上外踝骨折,此系外力持续作用所致。

2. 旋后内收型

又称为 S-A 型(supination-adduction type)。此型的损伤机制主要因为足部在旋后位时突然遭受内收的暴力所致,一般分为以下 2 度。

Ⅰ度:外踝骨折(少见),或外侧副韧带断裂(多见)。

Ⅱ度:Ⅰ度损伤加内踝骨折。

3. 旋前外旋型

又称 P-E-R 型(pronation-external rotation type),系足部处于旋前位再加外旋暴力所致;一般分为 4 度。

Ⅰ度:内踝骨折或三角韧带撕裂。

Ⅱ度:第Ⅰ度加下胫腓韧带及骨间韧带断裂。

Ⅲ度:第Ⅱ度加骨间膜撕裂和腓骨下方螺旋形骨折(外踝上方 6~8cm 处)。

Ⅳ度:第Ⅲ度加后踝撕脱骨折。

4. 旋后外旋型

简称 S-E-R 型(supination-external rotation type),系处于旋后位受外旋暴力所致,临床上多见。

5. 垂直压缩型

由高处落下所引起的踝部压缩性骨折一般分为:单纯垂直压缩型与复合外力压缩型两类。

(1)单纯垂直压缩型:又可分为以下两型。

①背伸型:引起胫骨前下缘骨折。

②跖屈型:常引起胫骨后下缘骨折,以及胫骨远端粉碎性骨折,亦可伴有腓骨下端骨折。

(2)复合垂直压缩型:多因旋转、内收、外展等暴力相结合而引起压缩骨折的同时,内外踝等处亦伴有不同类型之骨折。

(三)临床表现与诊断

(1)有典型踝部极度外翻或者内翻及旋转等受伤史。

(2)踝部剧烈疼痛、肿胀和皮下瘀斑,踝关节功能丧失。

(3)查体时患踝内外翻疼痛加重,伴畸形,局部压痛明显,可扪及骨擦感,下肢纵叩痛。

(4)放射学检查:通常凭借踝关节前后位及侧位 X 线片即可诊断踝关节骨折,但要注意在踝关节前后位投照时,必须将踝关节放置在标准位——即踝关节处于中立位,小腿内旋 15°~20°。否则容易出现诊断的失误。将小腿外旋 50°投照的侧位 X 线片,可用以显示后踝移位程度。MRI 用于诊断踝周韧带损伤和踝关节软骨面及软骨下骨板损伤。三维 CT 可立体呈现骨折块移位方向,特别对陈旧性踝关节骨折的术前计划制订很有帮助。

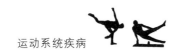

（四）治疗

踝关节面比髋、膝关节面积小，但其承受的体重却大于髋膝关节，而踝关节接近地面，作用于踝关节的承重应力无法得到缓冲，因此对踝关节骨折的治疗较其他部位要求更高，踝关节骨折治疗的目标是恢复距骨在踝穴中正常的生理运行轨道。因此，对踝关节骨折（包括韧带损伤）治疗原则是：①骨折要按原骨折线解剖对位；②重视踝周韧带损伤；③早期发现踝关节软骨面隐性损伤，防止其加重损害；④下胫腓联合分离应及时诊断和治疗。

1. 非手术治疗

对于无移位单踝或双踝骨折，后踝骨折块不超过关节面1/3，可采取非手术治疗。

1）手法整复

手法整复的原则为采取与受伤机制相反的方向，手法推压移位的骨块使之复位。若下胫腓韧带同时有断裂，距骨向外侧移位。术者可用两掌挤压两踝部，使之复位。

2）固定方法

经手法整复骨位满意后可行小夹板固定，在维持牵引下，踝部缠4～5层绷带，内外踝处各放一塔形垫，两踝下方各放一梯形垫。如为旋前骨折，外踝下方加厚梯形垫，使足轻度旋后；旋后骨折，放在内踝下方的梯形垫适当加厚，使跟骨、距骨外移，足轻度旋前，压垫厚度应适当，切忌矫枉过正或压伤踝部皮肤。压垫放置合适后以粘膏固定好压垫，再用5块夹板固定，夹板放置以不妨碍踝关节背伸至90°为准，最后用钢丝托板固定。也可用管形石膏将踝关节固定。骨折无旋前旋后畸形固定于中立位；旋后型骨折固定于旋前位；旋前型骨折固定于旋后位。固定后抬高患肢，最初2周内，每3～5天摄片一次，如果骨折再移位，应及时行手法整复。根据复查X线片情况，4～6周去除外固定。

3）药物治疗

根据骨折三期辨证用药：早期活血消肿止痛，内服桃红四物汤加减；中期续筋接骨，内服正骨紫金丹或伤科接骨片；后期补益肝肾，口服金匮肾气丸，去除外固定后可以外用活血消肿，软坚散结熏洗药进行局部熏洗。

4）功能锻炼

经手法整复小夹板或石膏固定后，即可开始行足趾屈伸活动，股四头肌静力收缩，外固定去除后，开始行踝关节摇晃手法，恢复踝关节功能，注意手法力度。4～6周下地不负重行走，3月后待骨折愈合负重正常行走。

2. 手术治疗

踝关节骨折的治疗，应要求解剖复位，对手法复位不能达到治疗要求者，仍多主张切开复位内固定术。下列情况可考虑手术治疗：

（1）手法复位失败者。

（2）踝部多处骨折，骨折移位大并有下胫腓联合分离。

（3）合并有踝部神经、血管伤或开放伤，需施行清创术或探查修复者。

下胫腓分离的手术治疗：多数学者均主张下胫腓分离需做短期内固定，以保证下胫腓韧带在正常张力下愈合，其中以单枚松质骨螺钉固定最为常用。术后6～8周可逐渐负重，12周左右可去除下胫腓固定螺钉，以避免螺钉折裂。

对于后期严重功能障碍伴疼痛的创伤性关节炎患者，可采用人工踝关节置换或踝关节融合。

（五）护理要点

（1）行手法复位夹板外固定治疗的患者，要特别注意夹板内侧的衬垫，因踝部软组织少，骨突明显，易形成压疮。

（2）踝关节骨折患者卧床时间较长，尤其是双下肢踝关节骨折的患者。护士应协助患者采用轮椅下床活动，以帮助患者保持较好的情绪。

九、距骨骨折

距骨居于胫腓骨与跟、足舟骨之间，是足部主要负重骨之一，对踝关节的活动有非常重要的作用。距骨骨折在跗骨损伤中占第二位，多见于青壮年男性，多由直接暴力压伤或由高处坠落间接挤压所伤，后者常合并跟骨骨折。距骨骨折，易引起不愈合或缺血性坏死。

（一）解剖及病理分型

距骨分头、颈、体三部分，无肌肉附着，有6个关节面，表面75%为软骨覆盖，距骨的血管孔位于距骨颈的上、外、下面及距骨体的内面，其中距骨颈下面最多、最长，其血供主要来自胫前动脉、胫后动脉和腓动脉借骨膜血管网供给非软骨面；跗骨窦动脉：来自足背动脉、外踝动脉或腓动脉穿支，经跗骨窦至跗骨管；跗骨管动脉：多在踝关节下面2 cm处起自胫后动脉，向前经三角韧带，分支至距骨的内侧面进入跗骨管，这些动脉并非独立存在，而是互相吻合形成一个不定型距骨动脉环。距骨本身无独立的滋养血管，仅通过增厚的韧带与关节囊分布于距骨供应其血运，整个距骨的头颈部较体部的血运丰富。这些解剖与血供特点，在距骨骨折脱位时，进入距骨的血管易受损伤，未断裂的血管因局部软组织挫伤、肿胀及骨折脱位的挤压导致血供受阻，可发生距骨缺血性坏死。具体分型如下。

（1）距骨骨折按部位分距骨头、距骨颈、距骨体和距骨后突骨折。

（2）距骨头骨折占全部距骨骨折的5%，以压缩骨折最为常见，主要是足背伸时胫骨远段前缘挤压距骨头或踝跖屈位时轴向压力造成距骨头内侧压缩骨折，后者常合并舟骨骨折及距舟关节脱位。

（3）距骨颈骨折占距骨骨折的50%～80%，是最常见的距骨骨折。距骨颈骨折分类目前多用Hawkin分型：

Ⅰ型：距骨颈无移位骨折，骨折坏死率0～13%；

Ⅱ型：距骨颈移位骨折，骨折坏死率20%～50%；

Ⅲ型：距骨颈移位骨折，伴有距下关节及胫距关节半脱位或全脱位，骨折坏死率可达80%～100%；

Ⅳ型：距骨颈移位骨折，合并胫距、距下及距舟关节的半脱位或全脱位，骨折坏死发生率几乎100%。

（4）距骨体骨折占距骨骨折的13%～23%，该骨折缺血性坏死发生率25%～50%，创伤性关节炎发生率约为50%，致伤原因以高处坠落为主，此时距骨体常受到胫骨与跟骨间的轴向压力，并根据足踝位置的不同及跟骨内、外翻而形成不同类型的骨折。Sneppen将距骨体骨折分为五型：

Ⅰ型：距骨滑车关节面的经软骨骨折；

Ⅱ型：距骨体冠状面、矢状面或水平面的骨折，距骨体无脱位者坏死率在25%左右，合并脱位则可高达50%；

Ⅲ型：距骨后突骨折，占距骨体骨折的20%；

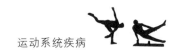

Ⅳ型：距骨体外侧突骨折，占距骨体骨折的24%；

Ⅴ型：即距骨体压缩、粉碎性骨折，粉碎较重者缺血性坏死及创伤性关节炎发生率很高。

距骨后突骨折，较少见。发生在踝关节强烈跖屈，距骨后突嵌于胫骨后缘和跟骨之间受撞击所致，也可因踝关节过度背屈，后距腓韧带起点发生撕脱所引起，常为小折块。

（二）临床表现与诊断

多有高处坠落、交通事故、重物压砸及运动创伤史。

踝关节肿胀疼痛，不能站立行走，部分可有踝关节畸形，局部压痛明显，踝关节功能障碍。

X线检查应摄足踝部正位、侧位和斜位片，仔细观察距骨和周围关节面的对应关系以防漏诊。

CT检查可了解骨折块粉碎程度及距骨与周围关节受累情况。

对距骨坏死，X线片一般在缺血坏死1～3个月后显示密度增高及囊性改变，而早期MRI检查，局灶或弥漫性低信号区可提示距骨缺血性坏死。

（三）治疗

1. 非手术治疗

1）手法整复和外固定

距骨后突骨折一般不需要复位，用铁丝托板或短腿石膏托固定于足背伸位4～6周。

距骨体骨折无移位者铁丝托板固定4～6周，有移位者先尝试复位，在腰麻下，膝关节屈曲位，助手固定小腿，术者握住胫骨下段向前拉，另一手轻度外翻足，然后强力跖屈再推足向后，使半脱位复位，骨折随之复位，将足固定于跖屈外翻位，6～8周后改为功能位固定。不能早期负重。

距骨颈骨折Ⅰ型、Ⅱ型可采取手法复位，复位方法：麻醉满意后，助手握住患者小腿，术者一手握住胫骨下端向前拉，另一手握住前足，先将前足轻度外翻，再强力跖屈，然后后推，拇指移于距骨头前上向后压迫而复位。经X线证实复位满意后，用铁丝托板或短腿石膏托将足部固定于跖屈轻度外翻位6～8周后改为功能位固定。

若手法复位失败，可行跟骨牵引，增加胫骨与跟骨之间的空隙，然后再尝试手法复位，若仍不成功应及时手术切开复位内固定。

2）药物治疗

根据骨折三期辨证用药：早期活血消肿止痛，内服桃红四物汤加减；中期续筋接骨，内服正骨紫金丹或伤科接骨片；后期补益肝肾，口服金匮肾气丸，去除外固定后外用活血消肿，软坚散结熏洗药局部熏洗。

3）功能锻炼

经手法整复石膏固定后，即可开始行足趾、膝关节屈伸活动，股四头肌静力收缩，当X线检查骨折愈合，去除石膏不负重关节功能锻炼开始主动行踝关节屈伸、内外翻活动，1～2个月后逐步开始扶拐不负重步行训练。

2. 手术治疗

对于骨折脱位合并错位较大，骨碎片进入距舟关节或嵌在距下关节内，施行手法复位失败者可行手术治疗。

距骨骨折切开复位后用克氏针、螺丝钉均可有效内固定。

骨瓣移植术是改善距骨的血供是防治距骨体缺血性坏死的有效途径。

对于伴有严重距下关节炎的患者,采用距下关节融合或三关节融合的方法进行治疗。对于严重粉碎性的距骨骨折,无法采用任何复位、固定者,可行一期踝关节融合术。对于距骨头骨折,若内固定不稳定或发生骨不连,则可考虑行距舟关节融合术。

（四）护理要点

（1）距骨血液循环较差,骨折后肿痛较重,易并发缺血性坏死。骨折早期,应抬高患肢制动、局部冷敷,以降低毛细血管的通透性,减少渗出,使损伤破裂的小血管及时凝固止血,减轻肿胀。

（2）行手术治疗的患者,备皮必须严谨。术前 3d 用高锰酸钾温水泡脚,每天 2 次,每次 20min。告知患者避免抓挠皮肤,慎用外敷药,避免皮肤过敏,以保持皮肤的完整性,保证手术的顺利进行。

（3）术后加强切口护理,密切观察切口敷料渗血情况,用笔标记渗血范围,2~4h 查看比较一次,防止距骨缺血性坏死和切口感染。

十、足舟骨骨折

足舟骨位于跗骨中部,为内侧纵足弓之顶,前面于楔骨相关节,后面接距骨头,足舟骨骨折临床上较为少见,多因遭受直接暴力的打击或者间接的传导暴力所致。

（一）解剖与病理分型

足舟骨作为中足及足内侧柱的重要组成部分,承受多方应力,并有特殊血供。

足舟骨形似舟状,远端凸出,近端凹陷,是足内侧柱和足横弓近端后内侧的重要组成部分。除内侧面、跖侧和背侧外,其余部分均被关节软骨覆盖。其近端与距骨相关节,远端与内、中、外三块楔骨相关节,外侧与骰骨相关节。背侧、跖侧和内侧面是韧带、关节囊和腱性结构的附着点。其中,内侧结节是胫后肌腱的部分止点,跟舟足底韧带(弹簧韧带)止于舟骨跖侧突。生物力学研究显示,舟骨体部中央 1/3 区域承受剪力最大,骨折易发生于此处。舟骨背外侧 1/3 血供源自足背动脉的分支,内侧粗隆血供来自足背动脉和足底内侧动脉的双重供应,而背部中央 1/3 区域血供匮乏,跖侧血供来自足底内侧动脉。因此,结合舟骨血供特点及生物力学机制,舟骨中央 1/3 区域易受应力性损伤,且一旦发生则难以愈合。

根据骨折部位将足舟骨骨折分为三类:

（1）足舟骨背侧缘骨折:多由足处于跖屈位,重物打击或车轮轧于舟骨部,或足部受猛烈跖屈暴力。致舟骨背侧缘产生裂隙骨折或舟骨背侧缘产生小片撕裂骨折。此种骨折可仅是一小块碎片或无移位。

（2）足舟骨结节骨折:好发于青年人。常因胫骨后肌腱强力急剧收缩,使被附着的舟骨结节部被撕脱。

（3）足舟骨横形骨折:前足遭受强烈背伸暴力,使舟骨受到距骨头和楔骨的夹挤。产生舟骨水平位横断骨折。一般以背侧缘骨折块较大,而跖侧较小。背侧移位骨折可由于血供中断而发生缺血坏死。骨折块有时并发向内移位。

（二）临床表现与诊断

（1）患足有明显外伤史。

（2）患足疼痛,着地时疼痛加剧;患处肿胀,有明显皮下瘀斑。

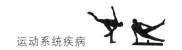

（3）结节部撕脱骨折，局部压痛明显，且较隆起；横断骨折局部隆起不明显，内、外侧楔骨纵向挤压时，舟骨部疼痛加剧；足内外翻时也可引起剧痛。

（4）摄足部正侧位 X 线片有助于了解骨折及移位情况，必要时做 CT 加三维重建。

（三）治疗

1. 非手术治疗

1）复位手法：

（1）足舟骨背侧缘骨折：若移位不大，可不作复位。移位较大的骨折，在局麻下，一助手握住前足作跖屈位牵引，术者同时用拇指挤按移位骨折片向下，使之回纳复原，然后在按压下回复到足功能位后再做外固定。

（2）足舟骨结节骨折：一般不用整复。若移位较大时，助手置足于跖屈内收、内翻位，术者用拇指按捺推挤骨折片以复位。复位后，术者暂不松手，继续维持骨折片位置，以待做外固定。

（3）足舟骨横断骨折：由一助手握足跟骨及足前部使患足跖屈、外翻位拔伸牵引。另一助手握小腿上段做对抗牵引，使距骨头和楔骨之间距离加大，术者用拇指按捺移位的骨折片，向下向外推挤，至局部平整与健侧相似时为已复位。复位后术者不能立即松手，应继续按住骨片。以待固定。如果复位后立即松手，骨折片会再次弹出而移位。

2）固定方法：

一般采用足底托板及足背部宽扁扇形夹板固定。足底托板与足大小相等，足背宽扇形夹板用硬纸板或杉树皮制作。长度以不超过足趾为度，宽度应达足两跖侧缘，在相当于骨折移位处放一半垫，用手按住，然后加背侧夹板，连同足底夹板一道，用绷带绑紧、固定。背侧缘骨折，将足固定于中立位 4 周左右；舟骨结节骨折，用铁丝托将患足固定于内收、内翻跖屈位；横形骨折，则应先置足于跖屈外翻位 3 周后，再改为患足中立位 3 周左右。固定后应立即拍摄足部 X 线片，若发现有再次移位，应行重新整复固定直至稳定为止。

3）药物治疗

据骨折三期辨证用药：早期活血消肿止痛，内服桃红四物汤加减；中期续筋接骨，内服正骨紫金丹或伤科接骨片；后期补益肝肾，口服金匮肾气丸，去除外固定后外用活血消肿，软坚散结熏洗药局部熏洗。

4）功能锻炼

经手法整复石膏固定后，即可开始行足趾、膝关节屈伸活动，股四头肌静力收缩，去除固定后开始主动行踝关节、足功能练习。

2. 手术治疗

（1）对水平横断骨折或背侧缘骨折块较大者，在严格复位后采用经皮穿针固定法。

（2）对遗留之纵弓下塌，对于负重疼痛等问题，必要时可行距－舟－楔骨融合以缓解症状。

（四）护理要点

（1）行石膏固定治疗者，遵循三阶段康复治疗原则。第一阶段，重在消肿止痛，病人常需卧床抬高患肢，指导患者行小腿肌肉等长收缩，抓握足趾，及膝、髋关节的主动活动。第二阶段，重在鼓励病人在支具的保护下下床活动，行患肢不负重锻炼。第三阶段（石膏拆除后），主要进行踝关节活动的恢复训练，最终帮助患者恢复足部负重和行走功能。

（2）健康教育：指导患者使用拐杖，穿着宽松舒适的厚底鞋等。

十一、跟骨骨折

跟骨骨折是最常见的跗骨骨折，占跗骨骨折的60%，占全身骨折的2%，约75%为关节内骨折，20%~45%伴有跟骰关节损伤。因跟骨及周围解剖结构复杂，局部软组织覆盖质量差，故治疗困难，且后遗症多，预后较差。跟骨骨折大多是由距骨在跟骨上的直接垂直暴力造成的，少部分可能由于扭转力造成。最常见的原因是高处坠落，低能量损伤导致无或轻微移位的骨折，高能量损伤导致粉碎性或关节内骨折。

（一）病因病理及分型

跟骨为不规则的矩形体，主要由松质骨构成，周围皮质骨极薄，共有前、中、后距下关节和跟骨关节四个关节面。跟骨中央在侧位X线片上有一个骨小梁稀少的透光区，是跟骨力学结构的薄弱区。后距下关节面呈凸状卵圆形，有较多骨小梁汇聚，它与跟骨纵轴在矢状面上形成约45°的交角；中距下关节面位于载距突上，其前外侧方为前距下关节面。跟骨的血供非常丰富，外侧有跟外侧动脉、跗外侧动脉和腓动脉穿支的降支；内侧有胫后动脉发出的足底内侧动脉和足底外侧动脉及其浅支。跟骨外侧切口多选择跟外侧动脉与跗外侧动脉和足底动脉弓的吻合处，即足背皮肤向足底皮肤延伸处。跟骨骨折大多是由距骨在跟骨上的直接垂直暴力造成的，少部分可能由于扭转力造成。最常见的原因是高处坠落，常伴有脊柱骨折。近来车祸引起跟骨骨折有升高的趋势。低能量损伤导致无或轻微移位的骨折，高能量损伤导致粉碎性或关节内骨折。

1.临床分型

临床常以跟骨侧位和轴位X线平片为依据进行分型，将跟骨骨折分为不波及与波及跟距关节面骨折：

不波及跟距关节的跟骨骨折：①跟骨结节纵形骨折；②跟骨结节水平（鸟嘴形）骨折；③跟骨载距突骨折；④骨前端骨折；⑤接近跟距关节的骨折。

波及跟距关节的跟骨骨折：①外侧跟距关节塌陷骨折；②全部跟距关节塌陷骨折。此分类对跟骨骨折手术指征的确立和预后评估有很大帮助。

2.CT分型

CT能清楚显示跟骨骨折线的走行、骨折块的大小和位置，甚至测量出骨折塌陷或分离的具体数值。1990年，Crosby和Fitzgibbone首次提出以CT扫描为依据的分类法：Ⅰ型：无移位或微小移位（<2mm）骨折；Ⅱ型：转位骨折（>2mm）；Ⅲ型：粉碎性骨折。许多作者均认为此分类对于选择治疗方法，评估骨折程度和预后有较大意义。

（二）临床表现与诊断

（1）患者有明显高处坠落受伤史或车祸伤史。

（2）伤后足跟部肿胀疼痛，明显瘀斑或皮肤破损，足跟横径增宽，严重者足弓变平。

（3）X线片跟骨侧位轴位片观察跟骨，CT加三维重建能清楚显示跟骨骨折线的走行、骨折块的大小和位置。

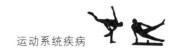

（三）治疗

1. 非手术治疗

非手术治疗通常采用手法复位、跟骨牵引、石膏托或夹板固定。本方法一般适应于：①无移位的关节内跟骨骨折；②患有严重心血管和糖尿病等或伴有严重复合伤危及生命的骨折患者；③关节重建无必要或无意义者，如年迈不能行走或已截瘫者；④骨折移位 2mm 以内的关节内骨折。

（1）手法复位：较易整复外侧壁向外移位。通常术者用双手大鱼际或用 Bohler 夹置跟骨两侧向中间夹挤，逐渐使增宽的横径恢复正常。术者再用双手拇指扣紧跟骨结节向下按，助手同时双手握足部，来回屈伸踝关节数次，最后助手尽量跖屈踝关节让跟腱松弛，以使 Bohler's 角得以恢复。

（2）固定方式：手法整复满意后，跖屈位石膏固定 4～6 周，跟骨结节纵形骨折将踝关节固定于中立位，横行骨折固定于半屈膝、踝关节跖屈位，体部骨折踝关节固定于跖屈位。也有学者手法复位后，外敷中药，再用 2 块夹板超踝关节固定 4～6 周，固定期间即开始行踝关节功能锻炼。

（3）药物治疗：据骨折三期辨证用药：早期活血消肿止痛，内服桃红四物汤加减；中期续筋接骨，内服正骨紫金丹或伤科接骨片；后期补益肝肾，口服金匮肾气丸，去除外固定后外用活血消肿，软坚散结熏洗药局部熏洗。

（4）功能锻炼：固定后即开始行未固定关节的功能活动，解除外固定后开始行踝关节功能锻炼。2 个月后经 X 线片证实骨痂生长牢固后，逐渐练习负重。难于整复的可先行跟骨牵引，对于严重畸形者可尝试使用矫形鞋。

2. 手术治疗

1）钢针撬拨复位

经皮斯氏针撬拨复位适合波及跟距关节的跟骨骨折，采用撬拨复位可恢复跟骨的 Bohler 角。

2）切开复位内固定

多学者主张关节面塌陷型骨折，移位 >2mm，估计软组织条件不会增加发生并发症的危险而且患者可配合术后康复者，均应该进行手术治疗。手术时间一般在伤后 7～14d 待肿胀消退后进行。常用内固定物有各种松质骨螺钉、二头或三头"U"形钉、各种形状的钢板（"Y"形、"H"形、"Y"形加"H"形、1/3 管形及重建钢板、多叶钢板）等（图 4 - 36）。

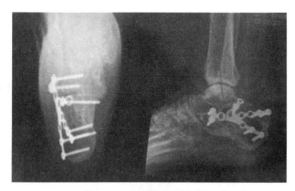

图 4 - 36　跟骨骨折钢板固定

3）关节融合术

该方法可降低后期距下关节炎的发生率。部分严重的跟骨骨折，由于该类患者常存在严重粉碎性骨折及骨和软骨缺损，所以骨折的良好复位固定和关节软骨面修复几乎不可能，因此跟距关节关节融合术成为必要。为了最大限度地保存足踝部的功能,在融合时应注意恢复跟骨的长度、高度和宽度。

（四）护理要点

（1）跟骨主要为松质骨组成,骨折后出血量较大,肿胀较重,要加强伤肢血运和肿胀的观察,用皮尺测量肿胀,早期每2h测量一次,发现异常,及时通知医生行减压处理。

（2）穿针内固定术后要注意观察患者针眼,切口的渗液渗血情况。如发现渗出不止者,将患足抬高,报告医生给予止血等处理。

十二、跖骨骨折

跖骨骨折是足部常见骨折,多因重物打击足背、碾压及足内翻扭伤引起。

（一）病因病理

在足的5个跖骨中,第1跖骨最粗大,发生骨折的机会较少,2～4跖骨发生骨折机会最大,第5跖骨基底由于是松质骨,常因腓骨短肌猛烈收缩而发生骨折。在大多数情况下,跖骨骨折为直接暴力引起,如重物打击,车轮碾压等,少数情况下,由长期慢性损伤（如长跑、行军）致第2或第3跖骨干发生疲劳骨折,跖骨骨折可发生在跖骨基底部,跖骨干和跖骨颈部,跖骨基底骨折后,远折端常向下、后移位,可压迫或损伤足底动脉弓,若足背动脉也有损伤或代偿不完时,可发生前足坏死,跖骨干骨折因暴力作用的大小、方向不同,可出现横形、斜形、粉碎性骨折,第2～4的单一跖骨干骨折常少有明显移位。跖骨颈骨折后,骨折远端常向下、后移位,使跖骨头下垂,影响足的正常负重,会出现疼痛。第1和第5跖骨头为足的负重点,故第1,第5跖骨骨折时要求良好复位。

（二）临床表现与诊断

（1）有明确足部外伤史。

（2）受伤后足部疼痛,肿胀、皮下瘀斑,足部短缩畸形,不能行走,检查可发现骨折部局限性压痛,有纵向叩击痛。

（3）疲劳性骨折有长期跑步或长途步行史,最初出现前足疼痛,劳累后加重,休息后减轻,局部可扪及骨性隆起。

（4）前足的正位、侧位及斜位X线拍片可准确判断骨折的部位,类型和移位情况。疲劳性骨折早期X线检查常为阴性,中后期出现骨膜反应或骨折线。

（三）治疗

1.非手术治疗

无移位骨折不需手法整复,铁丝托板超踝固定4～6周。

1）手法整复

患者仰卧屈膝,一助手握小腿,另一助手握趾部,对抗牵引。术者两手拇指置于足背骨折部的骨凸处,余四指置于足底折端突起处,对向提按,矫正前后移位,再两拇指置于足背骨折端骨间隙,以推挤法矫正侧方移位。

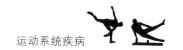

2）固定方法

复位后，在骨折端足背面骨间隙放置分骨垫，再以压板压迫骨折部，然后扎带捆扎固定，铁丝托板固定踝与中立位。第5跖骨粗隆骨折固定于外翻中立位。

3）药物治疗

据骨折三期辨证用药：早期活血消肿止痛，内服桃红四物汤加减；中期续筋接骨，内服正骨紫金丹或伤科接骨片；后期补益肝肾，口服金匮肾气丸，去除外固定后外用活血消肿，软坚散结熏洗药局部熏洗。

4）功能锻炼

整复固定后，即在固定上行踝背伸、跖屈动作，去除外固定后，主动活动踝关节，逐步负重活动。

2. 手术治疗

经闭合复位失败或者陈旧性骨折畸形愈合患者，可行切开复位内固定术。

（四）护理要点

（1）功能锻炼：指导患者做摇足扭转和跖屈提跟练习，增强足的屈肌力量，以帮助恢复和维持足弓形态。

（2）在鼓励患者自主锻炼的同时，可予以中药熏洗、按摩等，促进足部功能的恢复。

十三、髋关节脱位

髋关节（hip joint）是由股骨头和髋臼构成。股骨头呈球形，约占圆球的2/3，除头凹外，均为关节软骨所覆盖。股骨头的方向朝上、内、前，直立时，其前面的部分关节面位于髋臼外，仅在极度屈髋时，头部之软骨才全部与髋臼软骨相接触。髋臼是倒杯形的半球凹，其中央部深面粗糙，称髋臼窝，是非关节面部分，无关节软骨覆盖，骨质较薄，外力作用下易被穿破。其周围部分为关节面，呈马蹄形，覆以关节软骨。

髋关节的稳定性除了依赖关节骨性结构外，关节囊和韧带的附着也起重要作用。关节囊很坚固，起于髋臼边缘，前面止于转子间线，后面止于股骨颈中1/3与远侧1/3交界处，因此股骨颈前面全部在关节囊内，后面只有内侧2/3部分在关节内，关节囊前后均有韧带加强，这些韧带与关节囊的纤维层紧密交错，以至不能相互分离。其中最强大者为髂骨韧带，起于髋臼上缘的髂骨部分，跨越关节囊前方，分两股分别止于股骨颈基底部前方及小转子前方，又称"Y"形韧带。在伸髋及外旋髋时，该韧带特别紧张。当人在直立时，身体中心落于髋关节的后方，髂骨韧带有限制髋关节过度后伸的作用。在与臀大肌协同作用下，能使身体保持直立的姿势。在髋关节脱位时，即从此韧带为交点，而使患肢保持特有的姿势。除髂骨韧带外，关节囊前下方有耻股韧带，后方有坐股韧带。韧带之间形成薄弱区，遭受外力时，股骨头可经由此薄弱区脱出。圆韧带为关节内韧带，由髋臼进入股骨头，有供给血运及稳定股骨头的作用。

（一）病因病理

髋关节脱位（dislocation of hip）占大关节脱位的第3位，这种脱位多由强大暴力引起。按脱位后股骨头所在位置，可分为前脱位、后脱位和中心脱位3种。其中以后脱位最常见。

1. 前脱位

造成这种脱位的原因主要是杠杆作用力。当外力迫使髋关节外展、外旋时，大转子顶端与髋臼上缘相接触，股骨头因受杠杆作用而顶出髋臼突破关节囊前下方，发生前脱位。股骨头可停留在闭孔处或再上移位至耻骨上支水平。前脱位可以造成股动脉,股静脉损伤。

2. 后脱位

这种脱位多由间接暴力引起。当髋关节屈曲90°,股骨过度内收、内旋时,股骨颈前缘紧贴髋臼前缘,形成杠杆支点,这时股骨头的外上方已超越髋臼后缘,如果有强大暴力撞击膝部,迫使股骨向后,同时内收、内旋,股骨头即可穿破关节囊的后下壁,脱位于坐骨大切迹之前的髂骨翼上,或向后上移位至髋臼的后上,少数病例股骨头停留在坐骨部位。髋关节后脱位有时并发坐骨神经损伤。

3. 中心性脱位

髋关节中心脱位比较少见。大多数系传达暴力所致。当外力作用于股骨大转子外侧时,股骨头冲击髋臼底部,引起其呈星状骨折或粉碎骨折。暴力强度不同,股骨头向中心移位的程度亦有差别。可分为4种类型。

Ⅰ型:髋臼底部有横形或纵形骨折,股骨头无移位,损伤较轻,临床上多见。

Ⅱ型:髋臼底部骨折,股骨头呈半脱位进入盆腔,损伤较重,临床上较多见。

Ⅲ型:髋臼底粉碎骨折,股骨头完全进入盆腔,股骨头嵌入髋臼底部骨折间,损伤严重,临床上少见。

Ⅳ型:髋臼底部骨折并有髋臼缘骨折及同侧髂骨纵行骨折,骨折线达臼顶,股骨头完全脱位盆腔,损伤严重,临床上少见。

(二)临床表现与诊断

髋关节的位置深,周围肌肉丰富,关节脱位后肿胀不明显。除髋部疼痛、畸形、功能障碍及弹性固定外,不同方向的脱位,呈不同的特有临床征象。

1. 前脱位

有明显的外伤史,患肢呈外展、外旋及轻度屈曲畸形位弹性固定,足跟难以触及健侧小腿上段,相对长度变长,股骨大转子下移,髋外侧平坦。在腹股沟部或会阴部可以摸到圆滑的股骨头。若股骨头停留于耻骨上支水平,则可压迫股动、静脉,引起下肢血循环障碍,出现患肢大腿以下苍白、青紫、发凉、足背动脉及胫后动脉搏动减弱或消失。若停留在闭孔内,则可压迫闭孔神经出现麻痹症状。

2. 后脱位

患者有明显外伤史。伤肢相对长度变短,呈现屈曲、内收、内旋畸形,患侧膝部与健侧大腿部下段相贴形成黏膝征(adhesive knee sign)阳性。可于臀部摸到高突之股骨上段,大转子上移至髂坐骨结节连线之上。

3. 中心性脱位

患者往往有合并损伤,诊断时应注意,以免漏诊。股骨头移位程度不大者仅有局部疼痛、肿胀及轻度功能障碍,多无特殊畸形。脱位严重者患肢有轻度短缩畸形,纵向叩击疼痛明显,阔筋膜张肌及髂胫束松弛。

4. X线检查

对各种髋关节脱位均需摄片检查,以便确定脱位的方向和程度。在正位片上可见股骨头位置异常,沈通(Shenton)氏弧线中断。此外,应注意有无髋臼后上缘骨折及股骨头骨折。疑有中心性脱位者,应仔细阅片,观察髋臼底部有无骨折,这对确诊甚为重要。

(三)治疗

多数髋关节脱位能用手法复位治疗,偶尔有髋臼后缘骨折或股骨头骨折,骨片在关节内影响复位者

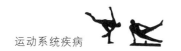

可行手术复位。

1. 前脱位手法整复

(1) 牵引推挤法：患者仰卧，用宽布带将骨盆固定于手术台上。一助手协助固定骨盆，另一助手握患肢小腿，使膝关节屈曲90°，顺势向外牵引。术者立于患者健侧，两手掌用力将大腿根部向外推挤，握小腿的助手在牵引的同时将大腿做轻度的内收、内旋和摇晃，如听到或感到复位的弹响，表示复位成功，即将患肢伸直(图4-37)。

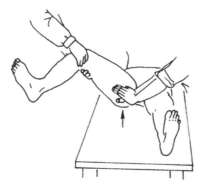

图4-37 髋关节前脱位推拉复位法

(2) 反回旋法：其操作步骤与后脱位回旋法相反，患者仰卧，一助手固定骨盆，另一助手立于患者健侧，双手掌推股骨头向外，术者一手握踝部，另一手以肘部提托腘窝，并顺势将患肢在外展、外旋状态下，屈髋、屈膝在90°以上，用力上提髋关节，再屈髋至极度，使股部紧贴腹壁内收、内旋、伸直，当听到"喀噔"复位音，即复位成功。应用此法时，原理与后脱位一样，即向脱出时畸形的相反方向使股骨头纳回髋臼内。只是左髋脱位，用反问号"？"方向，右髋脱位用正问号"？"方向。

(3) 侧牵引法：患者仰卧于整复床上。一助手以两手按压两侧髂前上棘以固定骨盆，另一助手用一宽布带绕过大腿根部内侧，向外上方牵引，术者两手分别扶持患膝及踝部，连续伸屈患髋，在伸屈过程中，可慢慢内收内旋患肢，即感到腿部突然弹动，同时可听到响声，畸形可随着响声消失，此为复位成功。

2. 后脱位手法复位

(1) 回旋法：又称为钱氏法或划问号(？)法(图4-38)。此法与同一时代的比奇洛(Bigelow)复位法基本相同。《伤科补要·臀骱骨》云："若出之，则难上，因其膀大肉厚，手捏不住故也。必得力大者三、四人，使患者侧卧，一人抱住其身，一人捏膝上拔下，一手揪其骱头迭进，一手将大膀曲转，使膝近其腹，再令其舒直，其骱有响声者，已上。"即左髋后脱位划正问号"？"，病员仰卧，用宽布带固定骨盆，助手用两手按住患者两侧的髂前上棘，加强对骨盆的固定，术者一手握住患侧踝部，另一侧前臂拷住患肢的腘窝在牵引下屈髋、屈膝，使股部贴及腹壁，然后将伤肢外展、外旋、伸直。在此过程中股骨头滑入髋臼时可听到弹响声或有震动感，表示已复位。伤肢能屈、伸、展、收等活动，而无弹性固定者，即为复位成功。右髋关节后脱位应划反问号"？"。

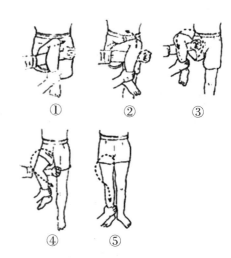

①　②　③

④　⑤

图4-38 髋关节后脱位"？"复位法

(2) 伯勒尔(Bohler)颈膝牵顶法(图4-39)：在地面上放一长约2m的木板，患者仰卧于其上，用宽布带将骨盆固定于木板上。将患肢髋关节及膝关节均屈曲90°,术者一膝跪于患侧地面,另一膝屈成直角并置于患肢腘窝下(右髋关节脱位时,术者用左膝),轻度弯腰,取一较宽的布带扭结成"8"字形,套于患腘肢窝及术者颈部。术者一手扶患肢踝关节上前方,另一手扶住患肢膝部,然后术者伸直躯干和颈部,使布圈向上牵引患肢。牵引时略将患肢膝部做不同方向旋转,可帮助复位。听到响声时表示复位成功。

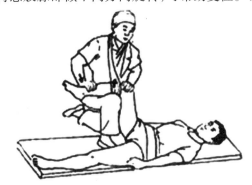

图4-39　伯勒尔(Bohler)颈膝牵顶法

(3)艾利斯(Allis)提拉法(图4-40):又称屈髋提拉法。患者仰卧于木板床或铺于地面的木板上。助手以两手按压髂前上棘以固定骨盆。术者面向病人,弯腰站立,骑跨于患肢上,用双前臂、肘窝扣在患肢腘窝部,使其屈髋、屈膝各90°,徐缓用力提拉及外旋,使股骨头接近关节囊破口,促使股骨头滑入髋臼,当感觉到弹响声,患肢畸形消失,屈伸滑利,即表示复位成功。

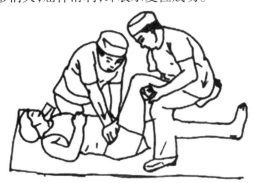

图4-40　艾利斯(Allis)提拉法

3. 中心性脱位的复位方法

(1)拔伸扳拉法:若轻微移位,可用此法。患者仰卧,一助手握患肢踝部,使足中立,髋外展约30°做拔伸旋转牵引;另一助手把住患者腋窝行反向牵引。术者立于患侧,先用宽布带绕过患侧大腿根部,一手推骨盆向健侧,另一手抓住绕大腿根部之布带向外扳拉,可将内移之股骨头拉出。触摸大转子,与健侧相比,两侧对称,即为复位成功。复位后用皮肤牵引或胫骨结节牵引维持4~6周。

(2)双向牵引法:适用于股骨头突入骨盆较严重的患者。患者仰卧,患侧用股骨髁上牵引,8~12kg。可逐步复位。若复位不成功,再在股部上方加布带侧向牵引,或在股骨大转子部做侧方骨牵引,侧牵引重量5~7kg。在向下、向外两个分力同时作用下,可将股骨头牵出。经床边照片,确实已将股骨头拉出后,减轻髁上侧方牵引重量至维持量,继续牵引6~8周。用此法复位往往能将移位的骨折片与脱位的股骨头一齐拉出。解除牵引后进行功能锻炼,10~12周可负重行走。只要髋臼上方尚有较完整的关节面,能与股骨头对合,则仍能恢复一定的功能。

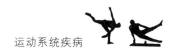

4. 髋关节复位的标志

(1)复位后双下肢等长,仰卧位屈膝时,双膝高度相等。

(2)臀部隆起畸形消失。

(3)股骨头转子顶端位于髂前上棘与坐骨结节连线上。

(4)疼痛减轻,髋部正位 X 线片见股骨头回纳到髋臼中,沈通(Shenton)线恢复正常。

5. 固定

复位后,可采用皮肤牵引或骨牵引固定,患肢两侧置砂袋防止其内、外旋,牵引重量 5~7kg。后脱位一般维持在髋外展 30°~40°中立位 3~4 周,若合并髋臼缘骨折,牵引时间可延长至 6 周左右,待骨折愈合后再解除牵引;前脱位维持在内旋,内收位牵引 4 周左右;中心性脱位维持中立位牵引 6~8 周,待髋臼骨折愈合后才考虑解除牵引。

6. 功能锻炼

复位后即可在牵引下,行股四头肌静力收缩及踝关节屈伸锻炼。解除固定后,可先在床上做髋关节的屈伸、收展、内外旋及膝关节的屈伸活动。以后逐步做扶拐不负重锻炼。3 个月后,X 线照片见股骨头供血良好,才能下地负重锻炼。中心性脱位,关节面因有破坏,床上练习可适当提早而负重锻炼则应相对推迟,以减少创伤性关节炎的发生及股骨头无菌性坏死的发生。

7. 手术治疗

髋关节后脱位合并大块髋臼缘骨折,妨碍手法复位者,可行切开复位,螺丝钉固定骨折块,修补关节囊;中心性脱位,骨折块夹住股骨头难以脱出者,亦可考虑切开复位;但如果髋臼底部骨折为粉碎者,则不宜切开复位;疑有神经和股动、静脉受压,手法复位不能解除压迫者,则应尽快切开复位,以便及时解除压迫;手法复位后,持续的足背或胫后动脉搏动消失,则是手术探查动脉的指征。对陈旧性髋关节脱位,青壮年 1 年以内,未显示股骨头缺血性坏死者,可考虑单纯切开复位。脱位超过 1 年者,可根据患者具体情况,考虑用转子下、外展截骨术,髋关节置换术等。

(四)护理要点

(1)健康教育:该病多因髋臼发育不良所致,日常生活中,应回事减少髋关节的负重、避免重体力劳动和剧烈运动。

(2)行全髋关节置换术者,术后患肢保持外展中立位(20°~40°)并抬高 20°左右;注意翻身、躺卧等姿势,预防假体脱位;尽早开始患肢肌力训练,预防深静脉血栓形成。

十四、足部脱位

距骨周围脱位

(一)病因病理

距骨周围脱位(peritalus dislocation)又称距下关节脱位(dislocationof subtalar joint),系指距舟关节及距跟关节同时脱位,而距骨仍停留在踝穴内。

距骨周围脱位多为强大的旋后暴力所致。如高处落下,足旋后位着地(跖屈加内翻),暴力使踝关节外侧韧带(如跟腓韧带、距腓前韧带等)和距下关节骨间韧带(如距跟骨间韧带、距跟内侧韧带、距舟韧带等)发生断裂,距骨与其他跗骨分离,距骨仍位于踝穴内,足及其他跗骨脱向内侧,即发生距骨周围脱位。当足在强力外翻伴跖屈应力作用下,可导致距下关节外侧脱位(图4-41),这种情况极为少见。

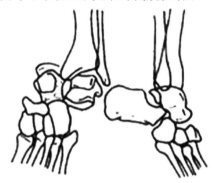

图4-41 距骨周围脱位

(二)临床表现与诊断

(1)有明显的过度旋后或跖屈外翻受伤史。

(2)踝及足部疼痛、肿胀和广泛的皮下瘀斑。足部功能障碍。

(3)足明显变形。内脱位者可见足呈旋后畸形(内翻、内旋)。外脱位者可见足呈外翻、外旋畸形。呈弹性固定。

(4)X线检查摄X线正、侧、斜位片,可明确脱位的方向及是否合并有骨折。

(三)治疗

距骨周围脱位,由于不影响距骨主要血液供应,甚少发生缺血性坏死,一般手法复位,预后较好。

1.手法复位

内脱位者在麻醉下,助手托起小腿。术者一手握足跟,另一手握前足,先在旋后位牵引并加大跖屈、内翻畸形,然后将足外旋、外翻、背伸,即可复位。外脱位者,复位方向相反。

2.固定

复位后,用绷带反方向包缠,用铁丝托板将足固定于中立位。内脱位者,可置于稍中立、外翻位外脱位者为中立稍内翻位。固定时间4~6周。解除固定后配合外用药物和按摩,进行主动功能锻炼。

距骨全脱位

距骨全脱位(total dislocation of talus)是指距骨在暴力作用下,与距舟、距跟关节分离,并从踝穴内完全脱出,是一种十分严重的损伤。

距骨位于踝穴中,与胫骨、跟骨、舟骨组成距小腿、距下及距舟关节。距骨体前宽后窄。距骨有6个关节面,几乎全部骨面为透明关节软骨面所覆盖。血液供应主要来自从距骨颈前外侧进入的足背动脉关节支。而从距小腿关节和距下关节骨间韧带所供血液有限,故脱位后易引起缺血性坏死。距骨无肌肉附着,脱位后一般不再移位。由于周围关节囊和坚强韧带牵拉,手法整复较困难,而一旦整复成功,则比较

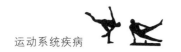

稳定。

（一）病因病理

受伤机制与距骨周围脱位相似。在暴力作用下，除距下关节骨间韧带断裂外，踝关节两侧韧带也同时断裂，故距骨自踝穴中脱出，距骨体位于外踝前方，距骨头面向内侧，距跟关节面指向后方。本脱位常为开放性，即使皮肤未破裂，距骨突出压迫皮肤，有引起皮肤坏死的可能。

（二）临床表现与诊断

（1）有典型的受伤史。

（2）受伤后，踝、足部明显肿胀，剧烈疼痛。踝关节功能障碍。

（3）足呈明显的旋后畸形，外踝前方可扪及距骨体，突出部皮肤紧张，踝穴空虚，并有弹性固定。

（4）开放性脱位可在踝部前方见露出的距骨体或外踝骨端。

（5）X线检查摄踝关节正、侧、斜位X线片可见距骨体在外踝前方，距骨头指向内侧，距骨沿其纵轴旋转；其距跟关节面向后方，距骨不在踝穴内。

（三）治疗

距骨全脱位需紧急处理，不能延误。因为距骨表面的皮肤受到牵拉非常容易坏死。此外，由于距骨的双重旋转（一为沿垂直轴旋转90°，距骨头指向内侧；另一为沿纵轴旋转90°，距跟关节面指向后侧），故整复较困难。

1. 手法复位

腰麻或坐骨神经阻滞麻醉下，患者仰卧位，一助手握患小腿下段，另一助手一手握足跟部，一手握前足，顺跖屈内翻位做对抗牵引，尽量增大距小腿关节的间隙。在将足强力内翻的同时，术者以两拇指用力向后、内推挤距骨体部，同时，将距骨沿其纵轴旋转即可复位。当足部肿胀严重时，可在跟骨穿入一斯氏针（Steinman pin），上好牵引弓后做对抗牵引，方法同前。

2. 固定

复位后要摄片检查复位情况。复位良好后，用短腿石膏靴固定于足背伸90°中立位最少3个月。拆除石膏后，也要摄片检查，若距骨血运良好，无坏死现象，方可逐渐下地行走。若X线片显示骨密度增深，应延长石膏固定期，直到血管再形成。

3. 手术疗法

紧急手法复位失败或开放性损伤病例，可采用手术切开复位，或做距下关节融合术（fusion ofsubtalar joint），以减少距骨缺血性坏死的机会。术后短腿石膏靴固定3个月。

跗骨间关节脱位

跗骨间关节脱位（dislocation of intertarsal joints）包括距舟关节及跟骰关节的脱位。因此，应称为跗横关节脱位（dislocation 0f transverse tarsal joint）或肖帕尔（Chopart）关节脱位，也有称为跗中关节脱位（mid—tarsaldislocations）。它是足部关节常见脱位之一。

跗横关节由跟骰关节及距跟舟关节联合构成。关节线弯曲如横置的"S"形，内侧部凸向前方；外侧部则凸向后方。两关节的关节腔互不相通,在解剖学上是两个独立的关节。

（一）病因病理

多由于足前部扭转,足被动过度内翻或外翻,或因重物由高处坠落,砸伤足背中部而发生关节部分或全部脱位。跟骰关节和距舟关节虽不相通,但两关节常同时脱位,常合并舟骨或骰骨骨折及伴发足底内侧和外侧神经损伤。从而引起足趾跖面麻木和蚓状肌与骨间肌的瘫痪,造成足趾呈爪形畸形。

（二）临床表现与诊断

（1）有明确的受伤史。

（2）伤后局部肿胀、疼痛、压痛。

（3）踝关节前下方有骨性突起,足前部有旋转畸形或内收外展畸形,足弓可变低或增高,足踝部功能障碍。

（4）X 线检查可确定脱位情况及是否合并骨折。

（三）治疗

一般首先手法复位。复位时患者平卧,膝半屈曲,一助手握住踝部,另一助手握住前足进行对抗牵引,术者用对向推挤纠正侧向移位。如系内侧移位,术者用手掌将前足向外推,足跟向内推即可整复。再用双手拇指按压高突的骨性隆起纠正前后移位,复位多可成功。复位后用铁丝托板或石膏托将足背伸90°超踝固定于中立位 4~6 周,在固定期间尽可能早期做足趾的屈伸运动,每隔 1~2 天解开固定,在足和小腿做按摩,以利日后功能恢复。

跗跖关节脱位

跗跖（tars metatarsaljoints）关节由三个关节组成,包括第 1 趾骨底与第 1 楔骨,第 2、3 趾骨底与第 2、3 楔骨,第 4、5 趾骨底与骰骨所构成的关节,跗跖关节脱位（tars metatarsaldislocations）是足踝部脱位中比较多见的一种脱位。

（一）病因病理

多因重物砸伤足背,车轮碾压,或前足遭受严重扭转应力所致。趾骨底可向内、外、背、趾侧脱位。脱位的趾骨数目有时仅 1~2 个,有时为全部趾骨,一般常见的是第 2~5 趾骨向背外侧脱位,重者第 1 趾骨亦脱向内侧,多合并楔骨骨折或趾骨底骨折。第 1、2 趾骨底分离。可损伤足背动脉而引起足缺血性坏死。又因扭转暴力,可致胫后动脉扭曲,引起胫后动脉痉挛和主要趾血管的血栓形成,并可合成足底神经损伤引起爪形足。

（二）临床表现与诊断

（1）有明显的受伤史。

（2）伤后足背肿胀、疼痛、功能障碍。

（3）足部畸形呈弹性固定,足背变形,横径增宽,足弓变低平,站立时疼痛难忍。若有血管损伤,前足

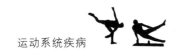
微循环障碍。

(4)X线检查摄正、侧位片。可明确脱位的方向和程度以及是否伴发骨折。

(三)治疗

一般可闭合整复固定,患者平卧,一助手固定踝关节,另一助手握住跖趾关节部进行对抗牵引。术者根据移位方向用双手掌挤按法,或者用拇指推压脱位的趾骨底即可复位。然后推压足底恢复足弓的正常高度。复位后容易再脱位,因此必须做有效的固定,足弓处加一厚棉垫托顶,以维持足弓,再放适宜的弧形硬纸板,用绷带加压包扎后用铁丝托板超踝将足固定于90°中立位4~6周。固定后,应密切观察足背动脉及胫后动脉的脉搏情况,经一周左右,患者可扶拐下床活动,但严禁负重。解除固定后,进行功能锻炼。

若不能控制其再脱位者,应在无菌操作下,用骨圆针固定或切开复位固定,必要时行关节融合术。

跖趾关节脱位

跖趾关节脱位(metatarsophalangeaI dislocations),是指跖骨头与近节趾骨构成的关节发生分离。临床上以第1跖趾关节向背侧脱位多见。

(一)病因病理

跖趾关节脱位多因奔走急迫时,足趾踢硬物或踢足球时姿势不对而引起。由于第1跖骨较长,蹋趾仅有2节,踢碰硬物时常先着力,外力迫使跖趾关节过伸,近节趾骨底冲破关节囊背侧而向趾骨头背侧脱出。有时可冲破足背部皮肤成为开放性脱位。

(二)临床表现与诊断

(1)有明显外伤史。

(2)局部肿胀,疼痛,伸屈功能障碍,患肢不敢着地。

(3)跖趾呈背伸短缩畸形,即跖趾关节过伸,趾间关节屈曲畸形。跖骨头向足底突出,近节趾骨底滑向跖骨头背侧,关节呈弹性固定。严重者跖趾关节呈直角,或有皮肤破裂,露出近节趾骨底。

(4)X线检查。摄正,侧位片可明确诊断并观察是否伴有撕脱性骨折。

(三)治疗

手法复位。助手固定踝关节,术者一手握患趾,或用布带提牵患趾;一手握患跖骨远端,先扩大畸形,将患趾极度背伸牵引,然后持跖骨的拇指将脱位于跖骨背侧的趾骨底推向远端,当其滑到跖骨头时,在维持牵引下,将患趾由伸直位转为屈曲位,即可复位。此型脱位,有时关节头嵌入屈趾肌腱之间,不易复位,关键在于极度背伸,扩大畸形后,将患趾骨底推到跖骨头处,嵌入松懈后,脱位才能顺利复位。复位后用绷带包扎将足踝90°中立位固定2周左右。固定期可进行未固定关节的功能锻炼,去除固定后逐渐练习负重行走。

趾间关节脱位

趾间关节脱位(dislocationof phalangeal joint)不多见,且复位容易。多因踢撞硬物,或过伸暴力使远节趾骨移位于近节趾骨背侧。受伤后局部疼痛,肿胀,足趾缩短,脱位之趾间关节前后径增大,关节畸形,不敢活动。X线检查:正、侧位片可明确诊断以及是否有撕脱性骨折。

治疗:手法复位即可。术者一手握踝部或前足,一手握足趾远端,水平拔伸牵引即可复位。复位后,可用纸板或胶布固定2周左右。

十五、股骨头缺血性坏死

股骨头缺血性坏死,为常见的骨关节病之一。是指由于某种原因导致股骨头的活骨组织坏死的一种病理过程,由于其病理机制多为骨质的血供障碍所致,所以也称为股骨头缺血坏死。其主要症状,从间断性疼痛逐渐发展到持续性疼痛,再由疼痛引发肌肉痉挛、关节活动受限,最后造成跛行等,严重影响生活;激素类药物亦会导致本病的发生。中医认为病因分为外因和内因,且内因外因相互作用,使人体阴阳失去平衡,气血的不足而生疾,亦称"髀枢痹""骨痹""骨蚀"。

(一)病因病理

髋关节的血液供应来自近、远侧两个动脉环。近侧环由旋股内、外侧动脉及臀上、下动脉在髋臼周缘表面吻合形成,远侧环(即股骨颈基底动脉环)由旋股内、外侧动脉在股骨颈基底部关节囊外吻合形成,同时臀上、下动脉也有分支参与动脉环的组成。远侧环常见不完整,此环在许多有关股骨近端血供文献中均有描述,而对近侧环则仅有邵光湘等、朱盛修提及。关于髋关节囊的血供未见专门报道,国内只有少数学者在专著论述中对髋关节的血液供应有所记载,但并未详尽,其中邵光湘记载髋关节的近侧环是由旋股内、外侧动脉,臀上、下动脉及闭孔动脉、髂腰动脉组成的,而朱盛修则认为近侧环是由旋股内、外侧动脉,闭孔动脉及臀上、下动脉组成的。我们认为这些动脉间的吻合称动脉环比较贴切、形象,但通过观察只看到动脉环是由旋股内、外侧动脉及臀上、下动脉组成,而闭孔动脉、髂腰动脉及第一穿动脉升支只是与此环有分支吻合,并不直接参与此环的组成。观察说明,髋关节及股骨上端的血液供应来自近、远侧两动脉环。近侧环主要分布于髋臼、股骨头凹附近及关节囊近侧部,远侧环主要供应股骨头、颈,大、小转子及关节囊远侧部。两环之间通过臀上、下动脉,闭孔动脉的分支及关节囊动脉支发生吻合,共同维持髋关节的正常血液供应。虽然远侧环对髋关节的血液供应起重要作用,但近侧环的作用也不可忽视。

目前病因主要分为以下三种:

1.创伤导致股骨头坏死

如外力撞击引起股骨颈骨折、髋关节脱位、髋关节扭挫伤等。创伤是造成股骨头坏死的主要因素。但创伤性股骨头缺血坏死发生与否、范围大小,主要取决于血管破坏程度和侧支循环的代偿能力。

2.药物导致股骨头坏死

如因气管炎、哮喘、风湿、类风湿、颈肩腰腿痛、糖尿病、皮肤疾患等,而长期服用激素类药物。由于大量或长期使用激素,导致了激素在机体内的积蓄而发病,这是早期的一种说法。近期认为股骨头坏死的发生与激素使用的种类、剂型、给药途径有直接关系,与激素的总量及时间并不成正比。但长期大量使用

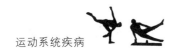

激素或日量过大,剂量增减突变也是发生股骨头坏死的原因之一。

3.酒精刺激导致股骨头坏死

由于长期大量的饮酒而造成酒精在体内的蓄积,导致血脂增高和肝功能的损害。血脂的升高,造成了血液黏稠度的增高,血流速度减缓,使血液凝固性改变,因而可使血管堵塞,出血或脂肪栓塞,造成骨坏死。临床表现为酒后加重、行走鸭子步、心衰、乏力、腹痛、恶心呕吐等。

中医辨证:

1.损伤瘀滞型

有外伤史或过度活动史,髋部疼痛由轻而重,有时呈刺痛,拒按,向膝部放射,轻度跛行。舌紫暗或有瘀点,苔薄白,脉弦涩。

2.气滞血瘀型

无外伤史,服用激素类或消炎镇痛类药物后发病,髋部刺痛,痛有定处,时轻时重,夜间加重,跛行,舌质紫暗或有瘀斑,脉细涩或沉弦。

3.寒湿阻滞型

髋部持续性重着疼痛,患肢冰凉,得热痛减,畏寒怕冷。舌淡胖,苔白腻,脉沉缓或沉迟。

4.经络痹阻型

髋部疼痛向膝部放射,患肢麻木,肌肤不仁,筋脉拘急。舌质淡红,略有瘀点,苔薄白,脉弦紧。

5.肝肾亏虚型

髋部疼痛,下肢乏力,腰膝酸软,头昏耳鸣,精神萎靡不振,关节屈伸不利。舌淡红苔薄或少苔,脉沉细无力。

6.气血两虚型

髋部疼痛,面色萎黄,倦怠乏力,纳差,气短懒言,舌淡白,苔薄,脉虚细无力。

(二)临床表现与诊断

1.病史

有外伤、服用激素、嗜酒、风湿病、减压作业等病史。

2.症状

1)疼痛

股骨头缺血坏死早期可以没有临床症状,而是在拍摄X线片时发现的。最早出现的症状是髋关节或膝关节疼痛。疼痛可为持续性或间歇性。逐渐或突然出现髋部或膝部疼痛、钝痛或酸胀不适等,常向腹股沟区或臀后侧或外侧,或膝内侧放射,该区有麻木感。疼痛性质在早期多不严重,但逐渐加重,也可受到外伤后突然加重。经过保守治疗后可以暂时缓解,但经过一段时间会再度发作。原发疾病距离疼痛出现的时间相差很大。

2)关节僵硬与活动受限

早期患者髋关节活动正常或轻微丧失,表现为向某一方向活动障碍,特别是内旋。应在平卧位伸髋及屈膝屈髋90°位进行屈、伸、内收、外展及内旋检查,双侧对比,才能发现。随病情发展活动范围逐渐缩小,晚期由于关节囊肥厚挛缩,髋关节向各方向活动严重受限,髋关节融合,出现髋关节僵直。

3)跛行

早期患者由于股骨头内压增高,可有间歇性跛行,休息后好转,晚期患者由于股骨头塌陷及髋关节半脱位可有持续性跛行。骨性关节炎病人由于疼痛及晨僵,常有跛行,晚期由于屈曲、外旋、内收畸形,跛行加重。

3.体征

局部深压痛,内收肌止点压痛,部分病人轴向叩痛可呈阳性。早期髋关节疼痛、Thomas 征、4 字试验阳性;晚期股骨头塌陷、髋关节脱位、Allis 征及单腿独立试验征可呈阳性。其他体征还有外展、外旋受限或内旋活动受限,患肢可以短缩,肌肉萎缩,甚至有半脱位体征。伴有髋关节脱位者还可有 Nelaton 线上移,Bryant 三角底边小于 5cm,Shenton 线不连续。

4.X 线片提示股骨头缺血坏死。

关于股骨头缺血性坏死的 X 线分期,自 1980 年以来国内外学者在文献中报道的方法较多,如佐佐木(1986)四期分法、山本(1984)五期分法、松野(1984)五期分法、Bonnarens(1985)五期分法、Ficat(1985)六期分法、Marcas 六期分法、国内学者四期分法等,各自均不完全一致,但在晚期基本统一为髋关节骨性关节炎。目前尚无国际上统一的标准方法,现将选出具有代表性的临床各个分期加以阐述,根据发病时间的长短和骨质改变的轻重不同,其 X 线的表现可分为早、中、晚三期。以国内学者金黄南、张雪哲等论述居多。

(1)早期:可见骨质弥漫性稀疏,股骨头无变形,关节间隙不窄,但骨密度不均匀,有局限性骨密度增高、硬化,且范围不等。同时在骨密度增高区的边缘有斑片状密度减低区,或股骨头持重区的软骨下骨折,表现为新月形或带形透光区,典型者呈剥苹果皮样改变,此种改变对早期诊断很有帮助,此外股骨头坏死可凹陷呈碎片状,此为重力作用的结果。

(2)中期:股骨头轻度变形,关节面塌陷,正常的弧形曲线消失,出现台阶征。骨密度仍不均匀,出现囊样破坏区,周围可有新骨增生,此期关节间隙可正常或变窄。

(3)晚期:股骨头明显变形、塌陷、压缩、变平,密度不均,常见骨质硬化及囊状相间。股骨颈粗短,髋臼受累,关节间隙变窄,关节周围如髋臼缘及股骨头边缘有明显骨赘形成,且常伴有脱位。

对高度怀疑股骨头缺血坏死,X 线片无坏死改变的,应该行 CT 或 MRI 检查(图 4-42)。

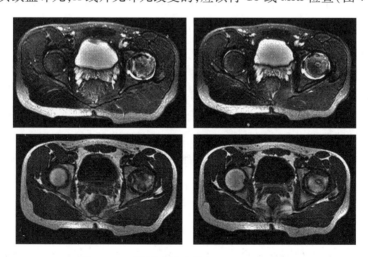

图 4-42　股骨头缺血性坏死 MRI 表现

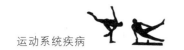

（三）治疗

1. 非手术治疗

适用于病变早期患者，一般病变范围越少越容易修复，治疗包括停止服用激素、戒酒、严格避免负重、卧床牵引、理疗等。同时用中药可改善骨的微循环，增加血流量；减轻骨的坏死，促进骨坏死修复

2. 手术治疗

适用于中晚期股骨头塌陷变形髋关节功能严重障碍患者。手术方法有股骨颈钻孔减压术、钻孔减压加钽棒固定术，经粗隆旋转截骨术，带肌蒂或血管蒂骨瓣移植术，多条血管束植入术，还有股骨头修补与部分重建术，股骨头再造术，髋关节成形术，股骨头置换，全髋置换术等。

（四）护理要点

（1）行介入治疗者，术前 1~2d 指导患者进易消化、少渣饮食，防止术后因便秘而用力排便致穿刺部位出血。术中注意放射防护，用铅衣遮盖患者的非治疗区，尽量减少暴露。术后患者绝对卧床休息 24h，患肢外展制动，垫高 15°，穿刺部位 20kg 砂袋压迫 6~8h 帮助止血。

（2）行髋关节置换术者，术后患肢保持外展中立位（20°~40°）并抬高 20°左右，24h 内冰袋冷敷术区；注意翻身、躺卧等姿势，预防假体脱位，及早开始患肢肌力训练，预防深静脉血栓形成等并发症。

十六、网球腿

网球腿包含跖肌腱断裂和腓肠肌内侧头损伤，由于跖肌腱断裂多见于网球运动员，所以又名"网球腿"。临床发现腓肠肌内侧头断裂与单纯跖肌腱断裂症状近似，临床治疗，训练安排也类似，所以临床上将这类伤病一起归类到网球腿。近年来发现，该伤在不经常参加运动的人群中也呈升高的趋势，甚至不运动的人群也有发生。可能与长期运动不足或因病引起的肌肉、肌腱功能退化有关。

（一）病因病理

1. 解剖结构

小腿三头肌由腓肠肌和比目鱼肌组成，有三个头。两个头构成浅层（腓肠肌），一个头在深层，三个头向下汇总成一个总的跟腱，止于跟骨。跖肌是一个肌腹短小、肌腱细长的肌肉，约 7% 的人没有此块肌肉。它起于股骨外上髁腓肠肌外侧头的上方，行走于比目鱼肌与腓肠肌之间，止于跟骨的内缘或附着于跟腱。跖肌是退化的肌肉，是使踝关节跖屈的肌肉中最小的一个。其参与运动的作用并不大（图 4－43）。

2. 受伤机制

网球腿多发于球类（尤其网球）、赛跑、跳高、跳远等项目。大多由于膝关节伸直时再突然蹬地提踵起跳时受伤。网球运动中接高球时需要这个动作，此动作中，该肌已充分收缩，又强加了一个很大的力，所以此时极易拉伤或断裂。另外，在膝关节伸直位时突然一个严重的外翻或内翻扭伤，也可以使腓肠肌内侧头或外侧头拉伤。足球运动中的直接踢或撞击，也会使该肌部分损伤或断裂。

还有一个不容忽视的因素是，小腿三头肌长期过度紧张疲劳，致使该肌僵硬，弹性明显下降，在突然外力的情况下更易引起该肌拉伤或断裂。尤其过于肥胖或者患有某些消耗性疾病的人群，也易发生此

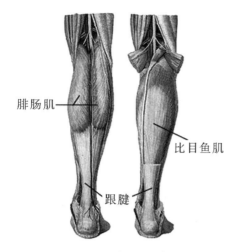

腓肠肌

比目鱼肌

跟腱

图 4 - 43　小腿后侧解剖图

伤。临床中很多病例就是发生在正常走路时,只是做了一个突然加速的动作,就引起该肌群的拉伤或断裂。

（二）临床表现与诊断

1. 棒击感

这是发生跖肌腱和小腿三头肌断裂时的第一感觉,也就是伤者突然感觉有人在身后朝向自己的小腿"猛击一棒"或"猛踢了一脚"。

2. 剧疼

"棒击感"后,随即感觉小腿像"中弹"一样,非常疼痛,多被迫停止运动或中止比赛,不能做跳、跑等动作。个别患者感觉小腿响了一声后常开始疼痛,做提踵动作时疼痛加剧。

3. 跛行

由于提踵时疼痛加重,患者会采取自我保护性的走路姿势而出现跛行。

4. 早期局部表现

刚受伤时,小腿的外形上多无改变,稍晚可以出现肿胀、变形及皮下出血。这时顺着跖肌腱走向可以发现敏锐的压痛点。如果腓肠肌完全断裂,会发现有一明显的凹陷,皮下有瘀斑。

5. 陈旧性伤的局部表现

局部可以触摸到较硬的疤痕结构,是由于断裂处与周围组织粘连造成,踝背伸活动时可以感觉小腿后疼,背伸受限,形成点足。长此以往,腓肠肌会出现废用性萎缩。

（三）治疗与预防

1. 损伤早期局部冰敷或外敷新伤药加压包扎,并用铁丝托板将踝关节固定于中立位,卧床休息。内服桃红四物汤加减,2～3d 后配合按摩或红外线照射,每次 20～30min,每日 1 次,针刺委中、承筋、承山,留针 5min,每日 1 次,7 次为 1 疗程。

损伤中后期由于急性损伤治疗不及时形成慢性粘连者,采用抚摸、揉、揉捏、弹拨、刮等手法剥离和松解粘连。指针殷门、委中、承山、阴陵泉、三阴交、涌泉等穴。针刺治疗可取阿是穴温针,对侧小海、支正,留针配合患侧起踵运动 10min,隔日 1 次,7～10 次 1 疗程。

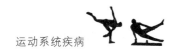

除了腓肠肌和比目鱼肌发生大的断裂需要手术外,单纯的跖肌腱断裂和小的腓肠肌、比目鱼肌的拉伤可以保守治疗康复。临床发现,早期锻炼对防止粘连的发生十分重要,以尽量不限制日常活动为宜。

2. 预防:

(1)冬季做户外运动时一定要充分"预热"。

(2)加强大腿后侧肌群和小腿三头肌的锻炼(如俯身腿弯举、坐姿提踵、立姿提踵)。

(3)小腿三头肌已出现僵硬酸痛时,一定注意放松治疗,绑上护腿或打支持带。

(四)护理要点

(1)受伤现场配合医生行弹力绷带加压包扎。包扎要松紧适度,动作要快,争取在2min内完成。完成包扎后检查足背动脉搏动情况,如搏动减弱、无力,要剪开重新包扎,防止组织缺血坏死。

(2)指导居家护理:告知患者患肢抬高休息,加强踝、趾关节主动活动,以促进血液循环。选择大小宽窄适宜的运动鞋,避免穿大鞋。

十七、踝管综合征

踝管综合征是指胫后神经或其分支,经过内踝后面的屈肌支持带下方的骨纤维管时受压而引起的症候群,多是由于踝管内压力过大或组织过多,造成踝关节背屈或跖屈时胫后神经及其分支受压所致。本病在临床上不易引起注意,故常易误诊。多见于经常运动的青壮年。

(一)病因病理

1. 踝管管腔缩小

(1)外伤:胫骨远端骨折、踝关节扭伤或挤压伤之关节固定术后、跟骨骨折、创伤后水肿和后期纤维化造成胫后神经在踝管内粘连。

(2)胫后静脉瘀血、栓塞性静脉炎。

(3)足外翻畸形,产生屈肌支持带及踇长屈肌的纤维起点张力增加。

2. 踝管内组织过多

(1)胫后肌、趾长屈肌、踇长屈肌腱的腱鞘炎、滑膜增生或腱鞘囊肿。

(2)风湿性关节炎、滑膜组织水肿和炎症。

(3)先天性解剖异常,如增生或肥大的副踇长屈肌。

(4)体重增加(脂肪过多积累)。

(5)胫后静脉瘤。

(6)胫神经及其分支的神经鞘瘤。

(7)某些药物引起的踝管内组织增生。

3. 踇长屈肌筋膜纤维弓在跖内侧神经或跖外侧神经进入处产生压迫,尤其是在足外翻时更明显

由于胫神经血管束在踝管中被纵向纤维间隔包绕并和肌腱间隔分开,相对地很少受到踝关节活动的牵拉,但踝管又是一个缺乏弹性的骨纤维管,因此胫后神经及其分支在踝管内可因多种原因受到压迫:首先造成局部缺血,胫后神经有丰富的血液供应,其神经纤维对缺血十分敏感;其次踝管内、外各种原因引起胫后神经运动、感觉和营养的一系列病理变化,即胫后神经受压后踝管内压力急剧上升,导致胫后神经

外膜上的小动脉或小静脉的血流减少,神经缺氧,进而毛细血管内皮细胞损害,蛋白漏出,产生水肿,又转而增加踝管内的压力,进一步压迫神经外膜的血管。因而病变早期,受压神经的近端肿胀,而远端则苍白,触及较硬。由于神经的连续性保持完整,神经节段在显微镜下呈现水肿,细胞增殖及纤维化,轴束元改变,如及时给予减压,则神经受损可治愈。

（三）临床表现与诊断

1.患者起病缓慢,本病好发于男性,特别是体力劳动者及经常运动的青壮年人,女性肥胖者亦多发,单侧者多于双侧。

2.在早期,表现为足底、足跟部间歇性疼痛、紧缩、肿胀不适或麻木感,疼痛有时向小腿放射,有时沿足弓有抽搐,久站或行走后加重,有夜间痛醒病史,多数患者在脱鞋后能缓解。随着病情的进展,疼痛常逐步加重,进一步可出现胫神经在足部的支配区感觉减退或消失。足跟部的皮肤感觉可以是正常的,这是因为跖内侧神经在跟骨以上从胫神经分出或是由于卡压的部位在跟管下方。晚期可出现足趾皮肤发亮、汗毛脱落、少汗等自主神经功能紊乱征象,甚至有足内在肌萎缩表现。检查时两点间距离辨别力消失是早期诊断的重要依据;内踝后下方的 Tinel 征常为阳性;将足外翻外旋时可诱发疼痛。

3.体格检查

（1）叩击或重压内踝下方的胫后神经可引起疼痛及麻木发作。

（2）将足外翻或背屈,甚至直腿抬高时,足底亦可有疼痛及麻木感。

（3）内踝后方可触及梭形肿块或小结节。

（4）跖内侧神经或跖外侧神经所支配的肌肉发生萎缩,特别是外展肌、小趾外展肌和第一、二骨间肌。有时足内侧纵弓处可见饱满,提示肌肉肥大或异常。跖内侧神经营养性发生改变,表现为皮肤干燥不出汗,发亮,脱毛,皮肤青紫,发冷甚至溃疡。

（5）肌电图可显示跖内侧神经或跖外侧神经所支配的足小趾肌震颤。

（6）X 线片检查:有时可显示造成骨性压迫的原因。

（四）鉴别诊断

根据病史、症状及相关检查,一般不难确诊。应与以下病症鉴别:

1.踝关节内侧韧带损伤

有典型的足外翻扭伤史,局部肿胀、疼痛剧烈。压痛点多见于内踝前下方。踝关节活动受限较重。但无神经受压症状,一般不难鉴别。

2.内踝部的腱鞘炎

多是由于劳损或反复轻微的扭伤而造成内踝部的腱鞘发生无菌性炎症。内踝后下方疼痛、肿胀、行走不便,但症状均较轻且无足部麻木和自主神经功能紊乱的表现。

（五）治疗

1.治疗原则

舒筋活血,散风通络,消肿止痛。

2.取穴与部位

阴陵泉、三阴交、太溪、昆仑、承山、委中、足三里、内外膝眼等穴。

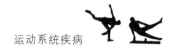

3. 主要手法

抚摸、揉、推、擦、弹拨为主。

1）局部顺筋法：患者患侧在下，侧卧于床上，足踝部放于床外。医者用一手拿足趾，另一手拿足跟部，将拇指置于内踝后下方，摇晃拔伸踝关节后使之外翻并背伸，拇指自踝管远端向近端捋顺数次，可重复2~3次。

2）点按三阴交、照海、太溪、昆仑等穴，然后施揉捻法，以解痉止痛，最后用擦法擦热局部。并可配合局部湿热敷。

4. 封闭治疗

曲安奈德10mg加2%利多卡因2ml做跖管内注射，5~7天1次，根据病情需要注射2~3次。

5. 手术治疗

经非手术治疗无效而症状严重者，可采用手术切开跖管，松解压迫，有骨刺或跖管黏液囊肿一并切除。

（六）护理要点

（1）健康教育：指导患者患肢抬高休息，可予温水泡脚，避免负重和剧烈运动。

（2）行药物封闭治疗者，严格无菌技术操作，注意穿刺点选择，避免损伤血管、神经、韧带及肌腱，观察封闭后疗效和药物反应。

十八、跟腱断裂

跟腱断裂是一种较常见的肌腱断裂，新鲜病例的治疗，大多比较满意，但有的病例，早期未明确诊断，以至延误治疗。

（一）病因病理

跟腱断裂伤有两类原因，一类为锐器或钝器直接切割或打击跟腱致其断裂，为开放损伤；另一类为闭合性损伤，多系跑跳运动损伤，如翻筋斗，跳起投篮，跳远等，在跟腱有退行变性的基础上，外伤使跟腱撕裂。也有钝器击于跟腱部，发生断裂，而皮肤未破裂。

跟腱长约15cm，自上而下逐渐变窄增厚，以跟骨结节上方3~6cm为最窄。Langeren等跟腱血管造影证实，邻近止点及肌肉侧有较好的血供，在腱中间血供少，受损伤后可引起局部营养不良，发生退行性变，为断裂的基础。跟腱附着于跟结节后端，当踝关节背屈时，跟腱在杠杆的顶端，受压应力最大，在起跳时虽然胫后肌、腓肠肌、趾屈肌都收缩，但这些肌肉都是通过踝部，在跟腱之前，所受张力较小。在起跳时，跟腱可承担3~4倍体重，在退变的基础上易发生撕断。笔者一组自发断裂9例中，6例中年演员的跟腱断裂发生在止点上3~4cm处，3例青年人发生在肌腱结合部，无退行变性改变。另外严重的腱周围炎和痛风等都可使跟腱变弱，而断裂。

（二）跟腱损伤类型

依据手术时跟腱损伤所见病理情况，可分为3种类型，它与损伤机制有密切关系（图4-44）。

1. 横断型

系割伤或砍断所致的开放损伤，跟腱横行断裂部位多在止点上3cm左右，断面齐整，向近端回缩3~

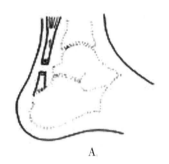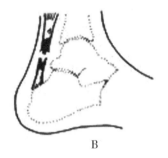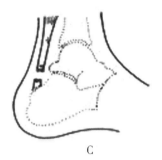

A. 横断型；B. 撕裂型；C. 撕脱型

图 4 – 44　跟腱损伤类型

5cm。根据损伤程度可分为完全或部分断裂。

2. 撕脱型

系因跟腱部直接遭受砸、碰伤所致,开放或闭合,跟腱的止点撕脱或于止点上 1.5cm 处完全断裂,断面呈斜行,尚整齐,近侧腱端有少量纤维撕脱,近端回缩均 >5cm。

3. 撕裂型

多为演员及体育爱好者,跟腱止点上 3～4cm 处完全断裂,断端呈马尾状,粗细不等,长度参差不齐。此型损伤的解剖基础是跟腱有退行变性。病理检查,肌腱有透明变性,纤维性变,腱纤维间有脂肪组织,小圆细胞浸润,血管增生等退行变性。

（三）临床表现与诊断

新鲜损伤表现为跟部疼痛。患足不能以足趾站立。检查局部肿胀,触痛,并能摸到跟腱连续性中断及凹陷,跖屈力弱、Thompson 征阳性(俯卧位,捏患者小腿三头肌时,踝不动)。O'Brien 试验时插入的针不动或针体与肌腱运动的方向相反移动。X 线片检查有时可见软组织钙化或增厚影像,超声检查可显示腱纤维断裂或囊肿样变。磁共振检查更明确(图 4 – 45)。陈旧损伤多为跛行,平足行走,不能提踵,触及跟腱有凹陷,小腿肌肉萎缩,但因瘢痕粘连连续,Thompson 征往往为阴性,踝背屈角度比对侧小,足跟较突出,一般认为诊断不困难。

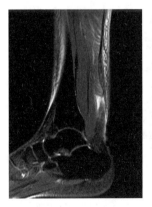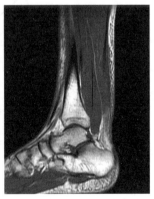

图 4 – 45　跟腱断裂

小腿三头肌是踝关节跖屈作用的主要肌肉,但不是唯一屈肌,胫后肌、腓骨长短肌、跖肌也有协同作用。故跟腱断裂后,仍可做 30° 跖屈活动,所以跟腱断裂后不是跖屈活动消失,而是跖屈力量减弱。认为

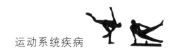
跟腱断裂后足跖屈活动必然丧失的观点,是造成误诊的主要原因。也不能因有轻度跖屈运动认为系跟腱部分损伤,手术探查闭合损伤时多可见完全性断裂。

(四)常见并发症

Nistor 综述 2 647 例跟腱手术并发症,伤口瘘管 3%,皮肤和肌腱坏死 2%,再断裂 2%,深部感染 1%。对于术后肌腱坏死和感染,应彻底清创,用腓侧皮瓣覆盖,待皮肤愈合后用滑移肌腱或局部供腱(如跖肌)进行二期修复或肌腱重建。

(五)治疗

1.非手术治疗

对于跟腱部分撕裂患者伤后立即冰敷,并用推、挤、捏手法复位,局部外敷新伤药,钢丝托板或石膏托固定于膝踝各屈曲 30°位,每 2 周更换外固定并逐渐增加背伸角度,石膏拆除后,使足跟抬高,继续在中立位用踝足支具固定 4 ~ 14 周,同时可于局部外敷旧伤药,配合按摩治疗并进行功能锻炼。治疗后跟腱的强度、力量及耐力与手术相比无显著差异。

2.手术治疗

适于横断、撕脱型的跟腱损伤,如运动员、舞蹈及武功演员各种损伤,跟腱手术治疗目的是修复肌腱,保持其生理长度。

对于新鲜跟腱部位开放性损伤,清创手术时,均应探查跟腱有无断裂,未探查跟腱者,即有遗漏的可能。手术方法:取俯卧位,做跟腱内侧切口,长 10 ~ 15cm,锐性切开皮肤,皮下及腱鞘。将皮瓣及腱鞘一起翻转至外侧。对新鲜断裂伤,应予直接缝合。跟腱从其止点撕脱者,可用 Bunnell 钢丝缝合法,固定跟腱于跟骨。对撕裂型断裂,跟腱如马尾状,顺行整理断裂肌腱,用丝线行 Bunnell 缝合(图 4 - 46)必要时可游离跖肌腱加强修复。

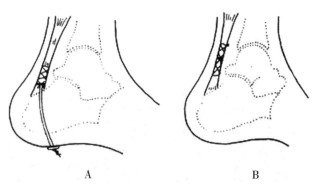

A.抽出钢丝缝合;B.丝线缝合

图 4 - 46　跟腱断裂缝合法

陈旧跟腱断裂伤断端间瘢痕一般长 3 ~4cm,大者可达 6cm,并有肌肉挛缩,为改进其功能亦行修复,方法有以下几种。

(1)Bosworth 法:由腓肠肌中间纵行取一条长 13 ~ 15cm 腱膜,向下翻转与远端盘绕后固定(图 4 - 47)。

(2)Lindholm 法:由腓肠肌两侧边各翻一条腱膜与跟腱远端缝合(图 4 - 48)。

(3)Abraham 倒 V-Y 腱成形术:切除或切开断端间瘢痕,在腓肠肌的肌肉,腱移行部下方 1cm 向下做

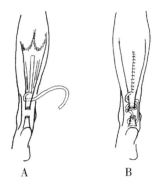

图 4 - 47　Bosworth **法缝合修复跟腱**

腱的倒 V 形切开,V 臂的长度,约大于缺损段的 1.5 倍。将 V 部向下拉以使腱的断端接触,在无张力下直接缝合,然后缝合倒 V 部(图 4 - 49)。对未切除瘢痕者,可将远断端劈开,行鱼嘴状插入缝合,再缝合下移的倒 V 部。

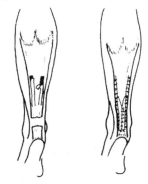

图 4 - 48　Lindnolm **法修复跟腱**

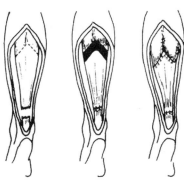

图 4 - 49　Anraham **法修复跟腱**

3. 术后处理

术后踝跖屈 30°、膝屈 30°位长腿石膏固定,3 周后改用高跟短腿石膏固定,6 周拆除,穿高跟鞋练习踝关节屈伸及小腿肌力,保护 3 个月,半年内不做剧烈运动。

(四)护理要点

(1)行手术治疗者,术前用高锰酸钾或碘伏泡脚 30min。陈旧性断裂者,术前 3d 开始泡脚,早晚各 1 次,每次 20min。术前日泡脚后常规备皮,修剪足趾甲,用肥皂水刷脚 5min 后无菌巾包扎。

(2)术后抬高患肢,钢丝托板外固定于屈膝 30°,踝部跖屈 30°体位。指导患者侧卧或俯卧,防止压迫伤口。

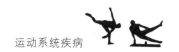
第五章

老年期运动系统疾病

第一节　因骨质疏松易发的老年骨折

一、股骨颈骨折

股骨颈骨折(fracture of the femoral neck)系指由股骨头下至股骨颈基底部之间的骨折。常发生于老年人,随着人们平均寿命的延长及老龄人口的增多,其发病率日渐增高。其临床治疗中存在骨折不愈合和股骨头缺血坏死两个主要问题,成为老年医学的重要课题之一。

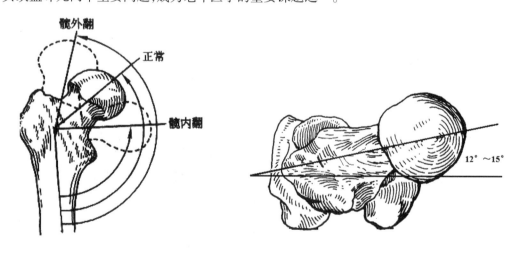

（1）内倾角　　　　（2）前倾角

图 5 - 1　股骨颈内倾角和前倾角

股骨头呈球形,关节面约占圆球的 2/3,表面为关节软骨覆盖,股骨头的方向朝前、内、上方,头顶稍后有一凹,是圆韧带附着处;髋关节囊很坚固,起于髋臼边缘及髋臼盂唇,前面止于粗隆间线,后面止于股骨颈中 1/3 与远 1/3 交界处。股骨颈前面全部在关节囊内,后面只有内侧 2/3 在关节囊内。股骨颈与股骨干之间形成一夹角称颈干角(或内倾角),正常范围在 110° ~ 140° 之间,平均约为 127°,其随年龄增长

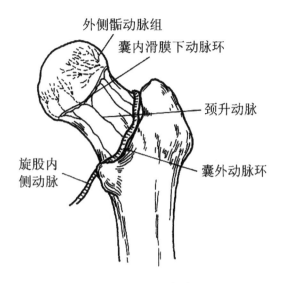

图 5 - 2 股骨头、颈部的血供

而减小。颈干角大于正常值为髋外翻,反之为髋内翻。自股骨头中心沿股骨颈画一轴线,与股骨两髁间连线形成一前倾角,正常在 12° ~ 15° 之间。在治疗股骨颈或股骨粗隆间骨折时,必须保持这两个角度,否则将遗留髋关节畸形,影响关节功能(图 5 - 1)。股骨头、颈部的血供主要来自三个途径:①来自关节囊的小动脉,是股骨头主要血供来源。主要由旋股内、外侧动脉和臀下动脉、闭孔动脉的吻合部到关节囊的附着部,分为上干骺端动脉和下干骺端动脉进入股骨颈。上干骺端动脉供应股骨头外上部分的血运;下干骺端动脉供应股骨头颈内下部的血运。②来自股骨干滋养动脉,仅达股骨颈基底部;③来自圆韧带小动脉,其由闭孔动脉分支"内骺动脉"组成,仅供给股骨头内下部分(图 5 -2)。因此,股骨头、颈血运主要依靠来自关节囊和圆韧带血管。两组血管之一遭受损伤可通过其相互间吻合代偿,若吻合不良或两组均受损伤,则因血运不佳而使股骨颈骨折愈合困难,并使股骨头发生缺血性坏死。

股骨颈骨折有以下特点:①患者平均年龄较大,部分患者伤前即有心血管疾病或中风偏瘫、糖尿病等全身性疾病。而伤后多需长期卧床,体质更虚,引发一些危及患者生命的并发症如肺炎、血管栓塞、泌尿系感染、静脉炎、褥疮等,故病死率较一般骨折患者为高。②由于特殊的解剖结构特点,骨折部所受剪力较大,影响骨折稳定及复位后的稳定,进而影响骨折固定的可靠性,故骨折不愈合率较高,为 10% ~ 30% 。③由于股骨头血运的特殊性,骨折后易发生主要供血来源的血管破坏,故而不但影响骨愈合,且可能发生股骨头缺血性坏死,平均为 20% ~40% 。股骨头缺血性坏死是决定预后的主要问题,因此,股骨颈骨折(尤其是囊内骨折)是一种治疗较为困难的损伤,是尚未得到圆满解决的骨折。

(一)病因病理

股骨颈骨折多见于老年患者。其主要原因为骨质疏松,其股骨颈部张力骨小梁和压力骨小梁数目减少,股骨颈生物力学性能削弱,骨内强度下降,使股骨颈脆弱。同时,老年人髋周肌群退变,反应迟钝,不能有效地抵消对髋部的有害应力。因而,当在锻炼中或日常生活中遭受轻微外力时,如平地滑倒或绊倒,或由床上和坐椅上跌下时,即可发生骨折。

另外,如长跑、长途行军等均可引起股骨颈疲劳性骨折,其特点是有慢性劳损史,症状不重,骨折线与新生骨痂同时存在,常被误诊为髋部软组织损伤,应仔细观察 X 线片才能发现。此类原因较少见。

股骨颈骨折治疗方法的选择和预后的判断与股骨颈骨折的分型有较密切的关系,股骨颈骨折常有以

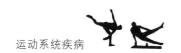
下几种分类:

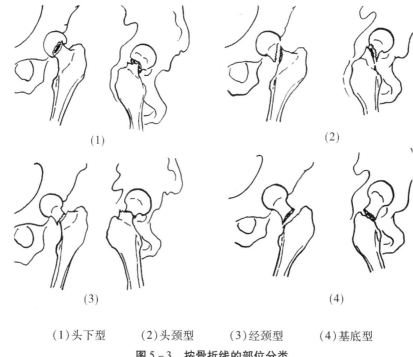

(1)头下型　　　(2)头颈型　　　(3)经颈型　　　(4)基底型

图 5 - 3　按骨折线的部位分类

1. **按骨折线的部位分类:**

1) 头下型骨折

骨折线位于股骨头与股骨颈的交界处。骨折后由于股骨头完全游离,可以在髋臼和关节囊中自由旋转移动,同时股骨头的血液循环大部分中断,只有圆韧带内的小凹动脉存在,因此,此类骨折愈合困难,股骨头易发生缺血坏死。

2) 头颈型骨折

骨折线由股骨颈上缘头下开始,向下至股骨颈中部,骨折线与股骨纵轴线的交角很小,甚至消失。这类骨折由于剪应力大,骨折不稳定,远折端往往向上移位。骨折断端移位和它所造成的关节囊、滑膜被牵拉、扭曲等改变,常导致供给股骨头的血管损伤,使骨折不易愈合且易造成股骨头缺血坏死。

3) 颈中型骨折(经颈型)

骨折线完全通过颈部中段,由于关节囊支动脉经关节囊滑膜下进入股骨头,供应股骨头的血液循环,因此骨折尚能愈合。

4) 基底部骨折(基底型)

骨折线位于股骨颈与大转子间,接近转子间线。由于骨折部位两端血液循环良好,骨折容易愈合。

2. **按骨折线走行方向分类**

保弗尔斯(Pauwels)于 1935 年提出这一分类法,故又称为 Pauwels 分类法。主要是以骨折线的倾斜角来反映所遭受剪应力的大小,其依骨折线与两髂嵴的连线所形成的夹角(Pauwels 角)或者骨折线与股骨干纵轴垂直所形成的角度(Linton 角,林顿角)将骨折分为 3 型(图 5 - 4):Ⅰ型,角度小于 30°,最稳定;Ⅱ型,角度在 30°~50°之间,稳定性次之;Ⅲ型,角度大于 50°,最不稳定。Pauwels 或 Linton 角越大,剪力越大,骨折也越不稳定。

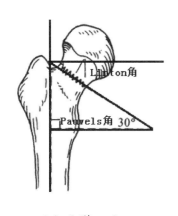

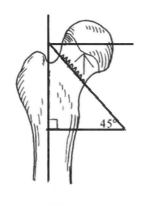

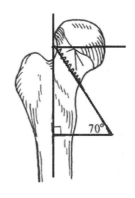

（1）Ⅰ型＜30°　　　　　　（2）Ⅱ型30°～50°　　　　　　（3）Ⅲ型＞50°

图5-4　Pauwels角与Linton角

3.按骨折移位程度分类（Garden分类法）

加登（Garden）于1961年提出这一分类法，根据股骨颈骨折移位情况将骨折分为4型，这也是近年来国内外学者采用较多的股骨颈骨折分类方法，此分类法对估计预后较为合理。

Ⅰ型：不完全骨折。骨折没有穿过整个股骨颈，股骨颈有部分骨质连接，骨折无移位，近折端保持一定血供，这种骨折容易愈合。

Ⅱ型：完全骨折无移位。股骨颈虽然完全断裂，但对位良好，较稳定。如属股骨头下骨折，仍有可能愈合，但股骨头坏死常有发生；如系颈中部或基底部骨折，容易愈合，股骨头血供良好。

Ⅲ型：部分移位的完全骨折。股骨颈完全骨折，并有部分移位，多属远折端向上移位或远折端的下角嵌插在近折端的断面内，形成股骨头向内旋转移位，颈干角变小。

Ⅳ型：股骨颈完全移位骨折。两侧的骨折端完全分离，近折端可产生旋转，远折端多向后上移位，关节囊及滑膜有严重损伤。因此，经关节囊和滑膜供给股骨头的血管也容易损伤，造成股骨头缺血坏死，预后较差。

4.按骨折两端的关系分类

1）外展型

在跌倒时下肢处于外展位。两折端呈外展关系，压力骨小梁折断向内成角，颈干角加大，骨折端嵌插，位置稳定，愈合率高（图5-5）。

2）内收型

在跌倒时，下肢处在内收位。股骨头呈内收，骨折远端向上错位，断端极少嵌插，颈干角减小，愈合率较低。

5.按骨折线所处位置分类

按骨折线所处位置分类可分为关节囊内骨折和关节囊外骨折。其中，头下型、头颈型、经颈型为囊内骨折，基底型为囊外骨折。

（1）外展型　　　　　（2）内收型

图5-5　按骨折两端的关系分类

6.其他分类

按骨折发生的原因可分为创伤性骨折和病理性骨折；按骨折发生的时间可分为新鲜骨折和陈旧性骨

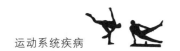

折。

(二)临床表现与诊断

1.病史

患者常有外伤史,老年人跌倒后诉髋部疼痛,疼痛可放射到大腿内侧和膝部,移动患肢时疼痛加重,不敢行走和站立,应想到股骨颈骨折的可能。

2.体征

1)畸形

患肢多有轻度短缩、屈髋、屈膝、内收或外旋的典型畸形(图5-6)。跟掌试验(colcaneus - palm test)阳性,即将患足跟置于术者手掌之上,足外旋者为阳性,足不外旋者为阴性(图5-7)。在移位骨折,远折段被肌群牵拉而向上移位,大转子在内拉通线(Nelaton 线:即髂前上棘与坐骨结节中点的连线)之上(图5-8)。骨折后,三角(Bryant 三角:即大转子与髂前上棘间的水平距离,正常人是5cm)底边缩短(图5-9)。

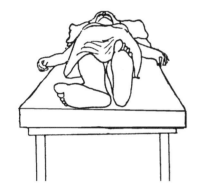

图5-6 右股骨颈骨折外旋畸形

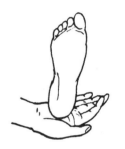

图5-7 跟掌试验

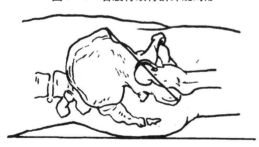

图5-8 内拉通(Nelaton)线

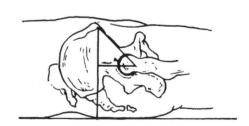

图5-9 布赖恩特(Bryant)三角

2)压痛、叩击痛

腹股沟中点稍下方有明显压痛。在患肢足跟部或大转子局部叩击,髋部疼痛。

3)功能障碍

移位骨折的病人在伤后不能坐起或站立。但也有一些无移位的线形骨折或嵌插型骨折在伤后仍能走路或骑自行车,应予注意,以免漏诊。

3.X线检查

摄髋关节正、侧位X线片可明确骨折部位、类型和骨折移位情况。值得注意的是,有些无移位骨折在伤后立即排摄的X线片上可能看不见骨折线,在2~3周后,因骨折处部分骨质发生吸收现象,折线才清楚显示出来。因此,对疑有骨折而初次摄片未见骨折者,应先按无移位骨折处理,1~2周后再摄片复查。

（三）治疗

应按骨折的时间、类型、患者的年龄及全身情况等决定治疗方案。

1. 非手术治疗

1）无移位骨折

无移位骨折(包括外展型、Garden Ⅰ、Ⅱ型)可用皮肤牵引持续牵引6~8周,维持骨位。老年人应鼓励取半卧位,早期股四头肌静力收缩练习,主动活动踝关节和足趾关节。解除牵引后,为了防止患肢外旋,可在患足穿上有横木板的防旋鞋(图5-10)。同时做到"三不":即不盘腿、不侧卧、不下地。3个月后可考虑扶拐杖下地行走,但患肢不能负重。以后每1~2个月摄X线片复查1次,至骨折坚固愈合,股骨头无缺血坏死现象时,方可弃拐逐渐负重行走。

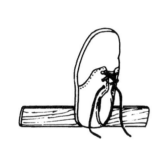

图5-10　防旋鞋

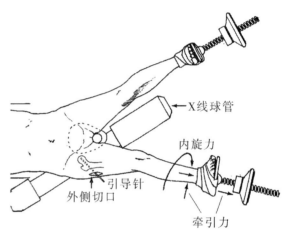

图5-11　整复台牵引复位

2）对移位较少的股骨颈骨折

复位和有效固定是治疗的基本原则。

（1）复位方法

①骨折整复台快速牵引复位法。又称麦克尔文尼(Mc Elvenny)法。复位需在手术室里专用牵引台上进行。麻醉后,患者仰卧于牵引台上,将双足固定于牵引架上,会阴部用立柱挡住,双下肢伸直,各外展约30°旋转加牵引至双下肢等长,然后分别将健肢和患肢各内旋20°,将患肢内收至中立位或稍外展位,最后叩击大转子使骨折嵌插。多数骨折皆可用此法达到满意的复位(图5-11)。在施行这种方法时,应始终注意保持骨盆在两侧绝对对称的位置上,在牵引患肢时,防止骨盆向患侧倾斜;在内旋患肢时,防止骨盆向对侧倾斜。

②惠特曼(Whitman)法。麻醉后取仰卧位,助手固定骨盆,术者左手托住膝部,右手握踝部,使膝、髋屈曲20°~30°,大腿外旋拔伸,然后徐徐将患肢内旋伸直,并保持患肢于内旋外展位(图5-12)。

③利德贝特(Leadbetter)法。患者仰卧,术者一手握住踝部,使髋和膝均屈曲90°,用另一前臂置于患者小腿后侧近端,沿股骨干轴线向上牵引,然后依次内旋、外展髋关节,并伸直髋关节和膝关节,保持患肢于外展位(图5-13)。

④骨牵引逐步复位法。先行股骨髁上或胫骨结节牵引。牵引方向先为顺势,如外展型先外展位牵引,内收型先内收位牵引,牵引重量4~8kg,3~5d后摄片,如骨折移位基本矫正,则将外展位牵引改为中

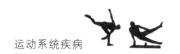

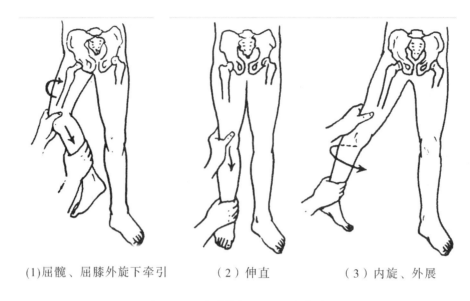

(1)屈髋、屈膝外旋下牵引　　（2）伸直　　　　　（3）内旋、外展

图 5 - 12　惠特曼(Whitman)复位法

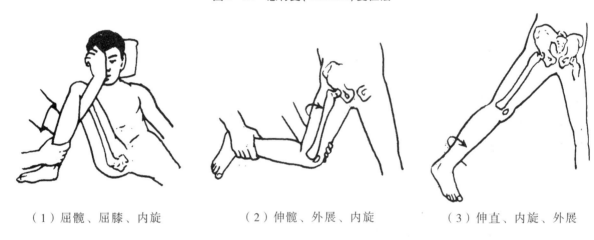

（1）屈髋、屈膝、内旋　　　（2）伸髋、外展、内旋　　　（3）伸直、内旋、外展

图 5 - 13　利德贝特(Leadbetter)复位法

立位;内收位牵引改为外展或中立位,患肢外旋改为内旋位。若有向前成角,将患肢置于屈髋、屈膝位即可矫正。复位一般在 1 周内完成,此法的优点在于不会加重原有损伤,且无需麻醉,故越来越被广泛应用。

经过上述方法复位后,跟掌试验应为阴性。复位后可选用皮肤牵引或骨牵引,用 4 ~ 5kg 重量维持牵引,保持患肢外展、中立位或稍内旋位,并注意下肢血液循环情况。待 X 线检查证实骨折临床愈合后才能解除牵引。

2. 手术治疗

1)内固定手术治疗

对移位较大及经非手术治疗失败的股骨颈骨折,采用有效内固定手术治疗是较适宜的治疗方法。股骨颈骨折的固定方法较多,可选用三翼钉、加压螺丝钉、多针(钉)内固定等(图 5 - 14),内固定有利于断端的准确对合和稳定,能提高骨折的愈合率,避免长期持续牵引引起的卧床并发症。在给病人治疗时,应根据年龄、全身情况、骨折移位程度、骨折解剖部位等选择合适的内固定方法。

2)人工全髋关节或股骨头置换术

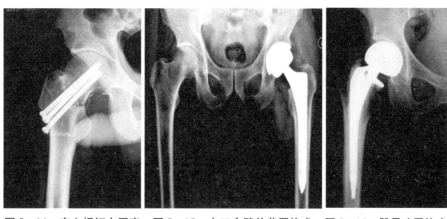

图5-14　空心螺钉内固定　图5-15　人工全髋关节置换术　图5-16　股骨头置换术

适用于高龄患者,新鲜股骨颈头下骨折;粉碎性、陈旧性股骨颈骨折不愈合;股骨头已坏死者。此术后患者可在术后1~2周下床活动,髋关节功能可基本恢复正常,患者行走自如(图5-15、图5-16)。

3)其他手术方法

其他手术方法有切开复位内固定加带股方肌骨瓣移植术、切开复位内固定加带旋髂深血管蒂髂骨瓣移植术、切开复位内固定加带缝匠肌骨瓣移植术、粗隆下外展截骨术、粗隆间内移截骨术或粗隆间楔形截骨术等,可根据患者年龄、全身情况、骨折类型等酌情选用。

3. 功能锻炼

复位固定后,应早期加强全身锻炼,预防因长期卧床发生并发症。早期应主动活动上肢,可运用健身球、哑铃等练习上肢力量,下肢可做股四头肌静力收缩练习,伸、屈踝关节活动等,同时应嘱患者做深呼吸运动。中期,可坐位上肢做哑铃操,膝后垫物逐渐加厚,以增大屈膝角度,髋部可擦舒活酒做抚摩、揉捏按摩。后期应加强髋、膝关节伸屈活动,扶拐行走,半年后方可负重。

4. 药物治疗

采用骨折三期辨证的治疗原则进行治疗。早期瘀肿、疼痛较剧,应以活血祛瘀、消肿止痛为主,如桃红四物汤、活血祛瘀汤加三七粉等;若有大便秘结,腹胀满等症,可酌加枳实、大黄等通腑泄热或桃红承气汤加味;胃中不佳者,佐以开胃健脾药,宜服三七粉加保胃散。中期痛减肿消,宜养气血、舒筋活络加接骨,可用舒筋活血汤、接骨丸等。后期除用接骨丸外,还须注意补肾壮骨、益肝续筋,服健肾丸、强筋片或虎潜丸等。外用药早期可敷双柏散或新伤肿痛散以消肿止痛;中期可用2号接骨药外敷;后期可用3号熏洗药煎水外洗。

老年人股骨颈骨折,用药时攻伐不可太过,宜攻补兼施,对老年患者应时时把挽救生命放在第一位,要细心观察,防治并发症,切忌麻痹大意。对无移位骨折或嵌插骨折,早期瘀肿不甚,可提早用补肝肾、壮筋骨药物。对出现便秘、腹胀等症,亦不可攻下太过,酌服麻子仁丸通便即可。

（四）并发症

股骨颈骨折多见于老年,而这些年老体弱的病人骨折后,长期卧床,容易引起一些危及病人生命的并发症,常见的有肺炎、血管栓塞、心力衰竭、脑血管意外、精神失常、泌尿道感染、褥疮等,应积极预防。

（五）护理要点

（1）老年患者,相对固执,应予以尊重、亲切、顺从的交流方式进行沟通。

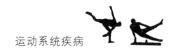

（2）行骨牵引治疗者，保持患肢于外展中立位，穿防旋鞋防止患肢外旋。指导患者扩胸、深呼吸、咳嗽以锻炼肺功能；足量饮水，保持口腔卫生。

（3）行髋关节置换术者，后期要培训患者正确的日常生活能力，避免髋关节过度屈曲，终身不坐低凳，不跷二郎腿，避免跑、跳、提重物等。

二、股骨转子间骨折

股骨转子间骨折（interochanteric fracture）又称股骨粗隆间骨折，系指由股骨颈基底至小转子水平以上部位所发生的骨折，是老年人常见损伤，患者平均年龄比股骨颈骨折患者高 5~6 岁。股骨转子部的结构主要是松质骨，周围有丰富的肌肉，血供充足，骨骼的营养较股骨头优越得多，这些解剖学上的有利因素为股骨转子间骨折的治疗创造了有利条件，骨折后极少不愈合，但易发生髋内翻畸形，高龄患者长期卧床易引起较多并发症。

（一）病因病理

受伤的原因及机制与股骨颈骨折相似，多发生于老年人。老年人骨质疏松，肢体不灵活，当下肢突然扭转、跌倒或使大转子直接触地致伤，容易造成骨折。由于转子部受到内翻及向前成角的复合应力，引起髋内翻畸形和以小转子为支点的嵌压形成小转子蝶形骨折，亦可由髂腰肌突然收缩造成小转子撕脱骨折。

（二）病理分类

顺骨转子间骨折有多种分类方法，一般按骨折线和所处部位分为顺转子间骨折、逆转子间骨折以及转子下骨折。

1. 顺转子间骨折

骨折线的走行方向大致与转子间线平行，即自大转子顶点的上方或稍下方开始，斜向内下方走行，到达小转子的上方或其稍下方，约占 80%。按照埃文斯（Evans）标准分为 4 型（图 5-17）。

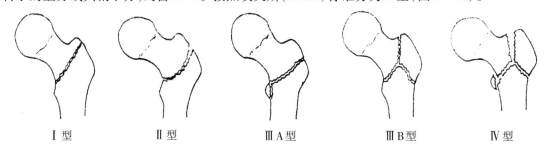

| Ⅰ型 | Ⅱ型 | ⅢA型 | ⅢB型 | Ⅳ型 |

图 5-17　埃文斯（Evans）分类

Ⅰ型：顺转子间骨折，无移位，为稳定性骨折。

Ⅱ型：骨折线至小转子上缘，该处骨折皮质可压陷或否，骨折移位呈内翻变形（骨皮质未压陷者为稳定骨折）。

ⅢA型：小转子骨折变为游离骨片，转子间骨折移位，内翻畸形，不稳定。

ⅢB型：转子间骨折加大转子骨折，成为单独骨折块，不稳定。

Ⅳ型:除转子间骨折外,大小转子各成为单独骨折块,亦可为粉碎骨折,不稳定。

2.逆转子间骨折

骨折线与转子间线方向相反(垂直),即骨折线自大转子下方斜向内上方走行,到达小转子上方,小转子也可能成为游离骨片。骨折近端外展、外旋,远端向内、向上移位。

3.转子下骨折

骨折线经大、小转子下方,可为斜行、横断或锯齿形,亦可轻度粉碎。近折端因髂腰肌、臀中肌、臀小肌及外旋肌牵拉而屈曲、外展、外旋;远折端内移并外旋移位。

对于转子下骨折是否稳定,骨折的原始状态是重要的依据,凡伤后即有髋内翻畸形者,为不稳定型,且原始内翻愈严重,后遗髋内翻畸形的可能性愈大;反之,原始无髋内翻畸形者为稳定型,后遗髋内翻畸形的可能性大为减小。

(三)临床表现与诊断

患者多为老年人,有明确的外伤史,如突然扭转、跌倒臀部着地等。伤后髋部疼痛,拒绝活动患肢,不能站立行走,局部可出现肿胀、皮下瘀斑,骨折移位明显者,下肢可出现短缩,髋关节内收、外旋畸形明显,检查可见患侧大转子上移。无移位或嵌插骨折,上述症状较轻,但大转子叩击痛、足跟纵向叩击痛剧烈。一般来说,股骨转子间骨折和股骨颈骨折的受伤姿势、临床表现基本相同,在摄X线片前往往不易鉴别。但仔细分析可发现如下特点:

1.年龄

平均发病年龄较股骨颈患者为高,65~70岁。

2.肿胀

由于骨折在关节囊外,因而局部肿胀较股骨颈明显。

3.皮下瘀斑

受伤数小时后,即可在髋外侧出现皮下瘀斑,而股骨颈骨折系在关节囊内,则无此体征。

4.压痛点

多在大转子部,而股骨颈骨折的压痛点多在腹股沟韧带中点的下方。

5.患肢外旋

由于骨折线在关节囊和髂股韧带附着点的远侧,故远侧骨折段处于90°外旋位。而股骨颈骨折一般仅外旋呈45°~60°位。髋关节正、侧位X线片可明确骨折类型和移位情况。

本病多发生于年老体弱者,因长期卧床,容易发生各种并发症,如肺炎、血管栓塞、心力衰竭、尿路感染或褥疮等,故临床辨证必须慎重,要注意全身状况,以防贻误。

(四)治疗

由于病人多为老年人,故对转子间骨折的治疗关键有二,一为降低死亡率(股骨转子间骨折的死亡率为10%~20%),二为减少髋内翻的发生率。股骨转子间骨折的治疗方法很多,效果不一,具体选择何种治疗方法,应根据患者的年龄、骨折的时间、类型及全身情况,还要充分考虑患者及家属的意见,对日后功能的要求、经济承受能力、医疗条件和医生的技术水平等,进行综合分析后采取切实可行的治疗措施。在积极进行骨折局部治疗的同时,还应注意防治患者伤前基础性疾病和治疗过程中可能发生的危及生命的并发症,如褥疮、坠积性肺炎、尿路感染等,争取做到既保证生命安全,又能使肢体的功能获得满意的恢

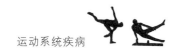

复。

1. 非手术治疗

1) 稳定性无移位骨折

卧床休息,足穿"防旋鞋",用沙袋保持患肢外展30°~40°、稍内旋或中立位。亦可用皮肤持续牵引,重量2~4kg,时间6周,做到"三不":不盘腿、不侧卧、不下地。6周后,可在外展板保护下,不负重扶双拐行走。骨折愈合后,患肢才能开始负重。

2) 明显移位的不稳定骨折

患肢置于布朗氏架或托马氏架上,行股骨髁上或胫骨结节牵引,根据肌力情况及体重而定牵引重量。若有远端侧向移位,加侧向牵引(用布带牵引远折段的近端),3~5d后摄片了解重叠及侧向移位的矫正情况,如果重叠已矫正可行手法复位。

手法复位步骤:在局麻下,患者仰卧,一助手固定骨盆,另一助手握住股骨髁上或胫骨结节牵引弓顺势牵引。术者一手向下推按股骨大转子,另一手使下肢外展,助手同时内旋患下肢,即可复位。若有侧向移位,用提按手法矫正。

对骨牵引的要求是:①牵引重量要足够,约占体重的1/7,否则不足以克服髋内翻畸形;②牵引应维持足够时间,一般应超过8~12周,骨折愈合初步坚实后去除牵引,才有可能防止髋内翻的发生;③确保牵引的效果,而不为一些假象所迷惑。例如在保持患肢外展位时,应注意其与躯干轴线及骨盆的关系。躯干向患侧倾斜,可使患肢的外展角加大;躯干向健侧倾斜,则可使患肢的外展角减小、消失,以致呈内收位,势必造成髋内翻,因此应向患者讲明保持体位的重要性。

3) 闭合穿针内固定

适用于无移位或轻度移位的骨折。采用局部麻醉,在C形臂X线透视下,对移位骨折,先进行复位,于转子下2.5cm处经皮以斯氏针打入股骨颈,针的顶端在股骨头软骨下0.5cm处,一般用3枚或多枚固定针,最下面固定针须经过股骨距,至股骨颈压力骨小梁中。固定针应呈等边三角形或菱形在骨内分布,使固定更坚强。固定完成后,针尾预弯埋于皮下。在C形臂X线透视下行髋关节轻微屈曲活动,观察断端有无活动。术后患肢足部穿"丁"字鞋防止患肢旋转,保持外展30°中立位。术后患者卧床3d后可坐起,固定8~12周后,行X线片检查,若骨折愈合,可扶双拐不负重走,练习髋关节功能。

4) 功能锻炼

复位固定后,即应早期行双下肢股四头肌静力收缩、推髌及踝关节伸屈活动,配合深呼吸、扩胸等活动,以预防褥疮、坠积性肺炎等。

5) 中药治疗

早期宜活血祛瘀,消肿止痛。对老年体弱者,气血虚衰,不宜重用活血祛瘀、攻破之药,以免误伤正气。中后期宜和营生新,补益肝肾,选服正骨丸、接骨丸、壮筋养血汤等。

2. 手术治疗

对经非手术治疗失败的股骨转子间骨折可行手术切开复位内固定术。内固定的优点在于早期离床、负重,避免长期卧床引起的并发症,降低死亡率;同时,功能恢复较快,髋内翻畸形发生率低。手术禁忌证为高龄合并心脏疾病者、心功能失代偿者、急性脑供血障碍者、尿毒症或肝昏迷者等基础性疾患者。股骨转子间骨折常用的内固定方法有两大类:带侧板的髋滑动加压钉和髓内钉固定系统。固定材料有Jewett钉、DHS或Richard钉、Gmma钉、Ender钉、Kuntscher钉等(图5-18、图5-19)。对转子间骨折不愈合或固定失败的患者以及老年不稳定性转子间骨折同时存在骨质疏松时,可考虑行人工关节置换术。

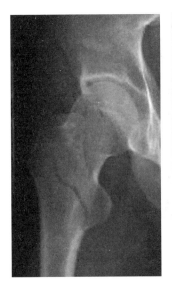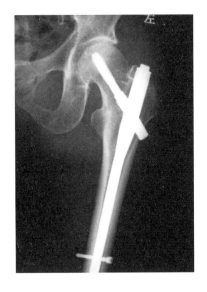

图 5 - 18　动力髋螺钉(DHS)内固定　　　图 5 - 19　股骨近端髓内钉内固定

（五）护理要点

（1）行牵引治疗者,保持患肢外展中立位,应协助患者安置体位,髋部放正。对于消瘦的老人,硬板床上垫褥要厚实透气,防止压疮。

（2）拆除牵引后,平卧时两大腿间应放置软枕,不能侧卧于健侧,防止髋关节内收、内旋。

三、胸腰椎压缩骨折

在脊柱损伤中,大部分患者均为胸腰椎骨折,单纯胸腰椎骨折(simple fracture of thoracolumbar vertebre)好发于胸 12 ~ 腰 2 椎,此区是活动较少的胸椎与富于活动的腰椎移行部。临床上根据损伤时的体位和损伤的程度分为屈曲型、伸展型和粉碎型骨折。

胸腰椎屈曲型压缩性骨折

胸腰椎屈曲型压缩性骨折(flexibility compression fracture of thoracolumbar vertebral body),系指单纯性胸腰椎体压缩性骨折,好发于 T12 ~ L2 椎体。

（一）病因病理

中老年人,由于有骨质疏松和骨软化症,间接外力使脊柱胸腰段过度前屈,对椎体产生挤压而引起,如从高处坠落或不慎跌倒时,以足跟或臀部着地,脊柱处于过度屈曲位;在站立位时,肩部遭受外力的突然打击,脊柱骤然过度屈曲,均可导致胸腰椎体压缩性骨折,甚至在举提重物时脊柱的突然屈曲,也可导致胸腰椎体的压缩性骨折。

受伤时,如果脊柱前屈的角度较小,仅使 1 ~ 2 个(严重时可有 2 ~ 3 个)椎体前缘纵向挤压呈楔形(wedge)。压缩程度不超过椎体厚度的 1/2 左右,无附件损伤者,属于稳定性骨折,如果脊柱前屈的角度大,致伤暴力也大,则可造成胸腰椎不稳定压缩性骨折(图 5 -20)。

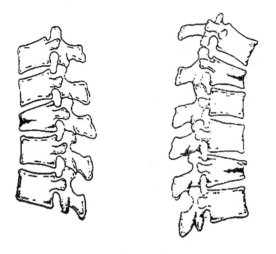

图 5 - 20 椎体压缩性骨折

（二）临床表现与诊断

（1）有典型的脊柱屈曲受伤史。

（2）伤后胸腰部剧烈疼痛，活动受限，行走困难或不能行走。

（3）检查时可见胸腰部正常生理曲线改变，局部肿胀，受伤之脊椎棘突有后突畸形，受伤椎骨的棘突部有明显压痛和叩击痛，相邻椎骨棘突之间距离加宽。另外，检查时应注意是否有脊髓损伤。

（4）影像学检查　摄胸椎下段及腰部正、侧位 X 线片，可显示骨折的部位、类型，也可加摄斜位片以助诊断，必要时行 CT 检查。

（三）治疗

1. 急救搬运

胸腰段脊柱损伤的治疗应从伤后现场急救开始。对于胸腰椎骨折者，搬运病人时可就地取材，如用担架、门板等。搬运中要注意做到头、背、腰、下肢在一条线上，滚动翻身（图 5 - 21），或三人一起平托，一人抬头颈，一人抬腰背部，一人抬臀部和下肢（图 5 - 22），切忌一人背送或一人抱头一人抱腿，致使脊柱旋转或向前屈曲活动（图 5 - 23）。

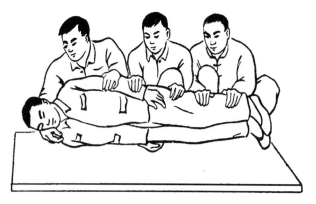

图 5 - 21　滚动法翻身

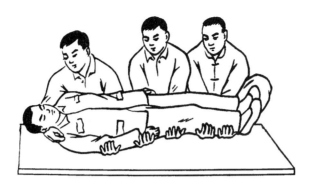

图 5-22　平托搬动

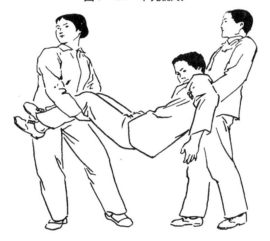

图 5-23　脊柱损伤不正确搬运法

2. 非手术治疗

采用非手术治疗时,我们应综合考虑患者全身情况,合理选择治疗方法。

1）手法复位、垫枕卧床

目前对单纯椎体压缩性骨折的治疗有两种意见:一是早期快速过伸复位,腰围带或石膏背心固定,以及逐渐进行腰背伸肌锻炼等综合治疗;另一种方法主张既不复位,也不固定,患者需卧硬板床休息,早期进行功能锻炼,3~4 周可下床活动。郑怀贤教授主张宜早期手法复位,其方法是让患者俯卧于检查床上,嘱两助手分别握持两腋下和踝部,进行对抗牵引 3~5 分钟,术者两手掌重叠于骨折部用力持续向下按压,同时嘱握踝部牵引之助手逐渐将两下肢向后抬起,使腹部离开床面,即可使骨折复位。过伸复位后,患者仰卧于硬板床上,并在背部骨折处垫枕,一般需卧床 4~6 周后,即开始下床活动。还可以采用悬吊过伸牵引法,三点俯卧躯干悬空复位法等治疗。

2）药物治疗

早期可服桃红四物汤加减,骨折局部贴敷新伤药;中、后期选服接骨丸、正骨紫金丹、六味地黄丸等,患部贴敷活络膏或旧伤药等。

3）按摩治疗

早期外擦舒活酒,用表面抚摸、揉、搓等手法在腰背部按摩。中、后期用揉、按压、推压等手法按摩,还可配合针灸及理疗治疗。

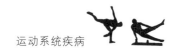

4）功能锻炼

复位后一周,疼痛有所缓解,即可在保持脊柱过伸位的情况下,逐渐进行仰卧三点或五点支撑拱桥练习,也可采用俯卧位飞燕点水动作练习,这样可增加前纵韧带及椎间盘张力,使压缩的椎体受到逐渐牵拉力,骨折的畸形得到矫正,形态逐渐恢复。同时,可预防骨质疏松、肌肉萎缩的发生,促进腰背部功能的康复。

3. 手术治疗

对于不稳定性骨折可考虑行椎体成形术等微创手术治疗或内固定手术治疗。

4. 预防并发症

对胸腰椎骨折的卧床病人,应尽量多做呼吸运动,肢体活动,多饮水,勤擦洗腰骶部,以预防血栓形成、肺炎、尿路感染及褥疮的发生。

腰椎伸展性骨折

腰椎伸展性骨折(extensibility fracture of lumbar vertebra)临床多见于4、5腰椎,中老年人较少见。

（一）病因病理

胸腰椎后方遭受较大暴力使脊柱发生极度过伸而致伤。一般由间接暴力所致,也可由直接暴力作用于腰部或仰面从高处坠落,腰部撞击在坚硬物体上,使脊柱骤然过度后伸,造成腰椎伸展性骨折。此种骨折,可能是单纯性椎体前缘撕脱性骨折,也可合并前纵韧带撕裂、椎弓根骨折、关节突或棘突骨折。如有椎板骨折,其骨碎片可挤入椎管内,则可产生严重的脊髓神经压迫症状。

（二）临床表现与诊断

(1)有典型的脊柱过伸外伤史。

(2)伤部疼痛,腰部活动受限。如有脊髓神经压迫者,可在损伤平面以下出现完全性或不完全性截瘫。

(3)影像学检查。通过摄腰部正位、侧位和斜位片,必要时行 CT 检查,以助明确诊断。

（三）治疗

1. 急救搬运

在急救搬运时,应将病人由 2～3 人轻轻滚动在木板或担架上,尽量避免骨折处有移动而增加损伤(图 5-21)。

2. 非手术治疗

治疗时应卧硬板床,在头颈部用枕垫高,膝后部垫枕使髋和膝关节屈曲,脊柱呈轻度屈曲位,使骨片相互靠近,疼痛缓解后,宜用石膏背心或钢皮背心将腰部固定于中立位或轻度屈曲位 2～3 个月。可内服中西药物(见胸腰椎屈曲型压缩性骨折)。到中、后期配合按摩、理疗及功能锻炼等治疗。

3. 手术治疗

对合并有关节突或椎板骨折,经过 1～2 月固定治疗后,仍有脊柱不稳定或疼痛较重者,可行脊椎融合术。

胸腰椎粉碎性骨折

胸腰椎粉碎性骨折(comminuted fracture of thoracolumbar vertebral body)系不稳定性骨折,临床上较多

见。

（一）病因病理

受伤机理与单纯性椎体屈曲性压缩性骨折基本相同,只是暴力与脊柱屈曲度均较大。伤时棘上及棘间韧带多有撕裂;椎间盘也多被撕裂,并突向两侧及前、后方,也可向上、下突出至粉碎的椎体内形成许莫尔氏结节(schmorl' node)。骨折部大多累及椎体前部,也可累及椎体后部。

（二）临床表现与诊断

与胸腰椎屈曲性压缩性骨折基本相同,只是损伤程度较重。

（三）治疗

1. 非手术治疗

根据损伤情况不同,治疗上分为以下两种情况:

1）相对稳定的椎体粉碎性骨折

椎体粉碎性骨折只累及椎体的前部,椎体的后部尚完整,棘上及棘间韧带无严重撕裂,此种情况可按单纯椎体压缩性骨折处理。

2）不稳定的椎体粉碎性骨折

椎体粉碎性骨折已累及椎体后部,棘上及棘间韧带有严重撕裂者,仍需进行手法复位,复位后卧硬板床,腰部垫枕,4~6周后开始下床活动。药物、按摩、功能锻炼等与胸腰椎屈曲型压缩性骨折相同。

2. 手术治疗

有的学者主张对不稳定的椎体粉碎骨折应尽早采用伤椎与邻近健椎植骨融合术或钉棒系统内固定治疗,这样可使畸形得到矫正,也可避免将来产生慢性腰背痛。

（四）护理要点

（1）病室向阳、通风、采光,将患者安置于靠窗的位置,有助于减少患者的孤独无助感。

（2）患者卧硬板厚垫床休息。搬运时,采用滚动法或铲式担架;翻身时,采用轴线翻身法。

（3）加强基础护理,防止坠积性肺炎、压疮、泌尿系感染等并发症。

四、肱骨外科颈骨折

肱骨外科颈骨折(fracture of surgical neck of humerus)是指肱骨解剖颈下2~3cm与肱骨干交界处的骨折。多见于中老年人。

（一）病因病理

如跌倒时重心倾向患侧,上臂外展或后伸触地,传达暴力致肱骨外科颈发生骨折。伤肢在内收位触地致伤者较少发生。直接暴力所致的肱骨外科颈骨折多合并肱骨大结节骨折,根据受伤机理和骨折移位的情况,可将骨折分为5种类型。

1. 后伸型

此型骨折发病率较高。如患者不慎致上臂在后伸姿势下跌倒(或后伸稍外展、内收位),肘或手掌触

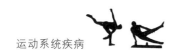

地致伤,暴力沿患肢纵轴,由后下传至前上方,造成外科颈骨折。肱骨头向后倾倒,远折端向前移位,并向前突出成角。若为后伸外展位致伤,骨折端向前、内侧突出成角;后伸内收位致伤,骨折端则向前、外侧突出成角。

2.外展型

上臂在外展位或外展后伸位跌倒时手掌触地致伤,骨折的远、近折端都有不同程度的移位,骨折的近端受冈上肌、冈下肌牵拉,呈外展外旋移位,远折端受背阔肌、胸大肌、大圆肌牵拉,而向内、向前、向上方移位,此时肱骨头内收,远端骨干外展,骨折端向内张口,并突出成角,远折端一般向内上方移位,断端外侧可发生嵌插。

3.内收型

多为患肢在内收位或内收后伸位触地致伤。肱骨头外展,肱骨干内收,骨折端向外张口突出成角。远折端向外上移位,断端内侧可发生嵌插。

4.嵌插型

跌倒时上肢伸直轻度外展手掌触地,暴力沿肢体纵轴向上传达到肱骨外科颈发生骨折,若暴力继续作用,使骨折远端骨干嵌入骨折近端。

5.肱骨外科颈骨折合并肩关节脱位

上臂在外展外旋位遭受较严重暴力所致肱骨外科颈骨折,残余暴力继续作用于肱骨头,使肱骨头冲破关节囊向前下方移位而造成肩关节前脱位,以盂下脱位多见。有时肱骨头受喙突、肩胛盂或关节囊的阻碍而不能复位,引起骨折近端肱骨头产生内下旋转,肱骨头游离而位于骨折远端的内侧。临床上本种类型较少见,若处理不当,容易造成患肢肩关节严重的功能障碍。

(二)临床表现与诊断

(1)有典型姿势体位受伤史。
(2)伤后肩部肿胀、疼痛,上臂内侧可见皮下瘀斑,患肩活动功能障碍或丧失。
(3)肱骨颈部有明显压痛,移位严重者可扪及骨擦音及折断异常活动感。
(4)严重移位的外展型骨折可出现"假方肩"畸形,须与肩关节脱位相鉴别。
(5)合并肩关节脱位者,会出现"方肩"畸形,在腋下或喙突下可扪及肱骨头。
(6)影像学检查。摄肩部 X 线正、侧位片可明确骨折类型及移位方向。

(三)治疗

1.非手术治疗

1)无移位的骨折

可局部外敷消肿止痛、活血化瘀药物,采用小夹板固定后,将患肢用三角巾悬吊于胸前。2~3周即可开始功能活动。

2)手法整复

(1)后伸型:在臂丛神经阻滞麻醉下,患者仰卧位,伤肢屈肘90°,前臂中立位于体侧。一助手用宽布袋绕过患肢腋下向头顶方向牵拉,另一助手握其肘部顺肱骨干纵轴做顺势对抗牵引,以矫正重叠及嵌插移位。术者立于患侧,双手环抱折端,两拇指推近折端向前,余四指提远折端向后,同时牵引远端的助手将上臂上举,若折端向前成角过大,患臂屈曲上举过顶,即可矫正远折端向前移位及向前成角。若远折端同时有向外或向内侧移位及成角,在持续牵引下术者用双手拇指和余指分别按住骨折内外侧近、远端,用提按手法矫正。

(2)外展型:在臂丛神经阻滞麻醉下,患者仰卧位或坐位,患臂外展肘屈曲,两助手牵引方法同后伸型。在顺势牵引至重叠、嵌插解除后,术者双拇指按住近折端外侧,余指环抱远折端内侧,用提按手法(按近端向内,提远折端向外),同时牵引肘部的助手内收上臂矫正向内侧移位和向内侧成角。术者亦可一手握近端,一手握远端行对向推挤使之复位。若骨折同时伴有向前成角,可用前屈过顶法进行矫正。

(3)内收型:在臂丛神经阻滞麻醉下,患者仰卧位或坐位。患臂置于体侧,两助手顺势牵引。术者两拇指于外侧推远折端向内,余指提拉近折端向外,助手同时在牵引下外展上臂,即可复位。若伴有向前成角,可用过顶法矫正。

(4)肱骨外科颈骨折合并肩关节脱位:在臂丛神经阻滞麻醉下,患者平卧,患肢外展位,用一宽布袋绕过患侧腋窝,由一助手向健侧外上方牵拉,两布带间用一木板支撑。另一助手握持患肢腕部进行顺势拔伸牵引,并根据正位 X 线片上肱骨头旋转的程度,将患肢外展至 90°以上,拔伸牵引持续 10 分钟左右,以解除骨远折端对肱骨头的挤夹,张开破裂的关节囊口,为肱骨头进入关节盂打开通路。术者用两拇指自腋窝将肱骨头前下缘向上、后、外推顶,余指按住近肩峰处作支点,使肱骨头回纳入肩关节盂而复位。如骨折端仍有侧方移位或成角移位,助手用手按住固定整复好的肩关节,术者用提推法矫正。

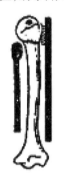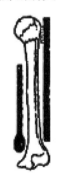

(1)外展型骨折　　　(2)内收型骨折
图 5-24　蘑菇头样压垫放置位置

3)固定方法

复位后在助手维持牵引下,用绷带包绕上臂部 3~4 层或衬以棉垫,在原移位或成角的骨突处放置压垫,用 4 块超肩关节肱骨小夹板和束带捆扎固定。外展型骨折需在内侧夹板上端用棉花包成蘑菇头样压垫,放于腋窝;内收型骨折蘑菇头要倒置在上臂内侧下方(图 5-24)。束扎的松紧程度以不影响血液循环为度。而后用一长布带穿过前、外、后三侧夹板上端布带环并作结,此布带再绕过对侧腋窝打结,健侧腋窝要放棉垫,以免损伤腋窝皮肤。屈肘 90°,前臂旋后。外展型骨折,伤肢后侧放一直角铁丝托板,并兜于胸前;内收型骨折用外展平手架将伤肢固定在外展位。若肱骨头外旋,则将伤肢固定在外展举手架上(图 5-25)。肱骨外科颈后伸型骨折,上臂应固定在 90°的屈曲位,让患者仰卧,肩、肘关节各屈 90°,做上臂和前臂的双向皮牵引,或前臂皮牵引加肘部兜布牵引,3 周后拆牵引,下床活动。

4)药物治疗

按照骨折三期用药原则论治。骨折早期瘀滞较重者,可内服祛瘀汤、新伤续断汤或接骨七厘散。中期多气血亏虚,可选用生血补髓汤、壮筋养血汤等。后期经络瘀阻、筋肉挛缩,治宜舒筋通络,方用舒筋活血汤等。

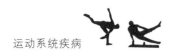
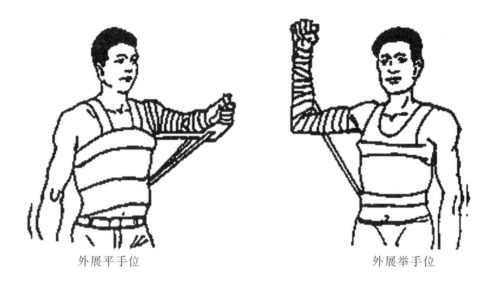

外展平手位   外展举手位

图 5 - 25 肱骨外科颈内收型骨折支架固定

5）功能锻炼

肱骨外科颈骨折是邻近关节部位的骨折,且波及结节间沟。骨折后易发生关节周围组织的粘连及肱二头肌长头腱与结节间沟粘连。较长时间的固定,导致关节周围肌肉萎缩,软骨退变,肩关节功能发生障碍,尤其在中老年人,可继发肩凝症,更应注意预防。因此,复位后在不影响固定的前提下尽早进行功能锻炼至关重要。

2. 手术治疗

经非手术治疗失败者可行切开复位内固定术,常用术式有钢板内固定、克氏针张力带内固定和拉力螺钉内固定等;对于老年患者严重的粉碎性骨折,因其肱骨头坏死可能性极大,可行人工关节置换术。

（四）护理要点

（1）行手法复位,外展位固定治疗者,向患者说明外固定的目的、注意事项,引起患者重视并自觉保护。患者坐起、卧下时,护士应予协助,以免患肢用力不当而影响固定效果。密切观察患肢远端血运及感觉运动情况,如发现肢端严重肿胀、青紫、麻木、剧痛,应及时报告医生处理。

（2）切开复位术后,应注意观察患肢末梢血运及伤口渗血情况,有无压迫神经和血管现象,手部是否肿胀等。

（3）维持固定 3 周后,指导患者行肩关节、肘关节的活动训练,活动度从小到大,手法治疗宜轻柔、力度适中,避免再损伤。

五、桡骨远端骨折

桡骨远端骨折是指桡骨远端关节面以上 2～3cm 内的桡骨骨折,是临床上最常见的骨折之一,多发生于老年人,女性多于男性。桡骨端是松质骨与密质交界的部位,在老年人,特别是绝经期后的妇女,此种骨折的发生与骨量减少、骨质疏松密切相关。

科雷斯(Colles)骨折

科雷斯骨折(Colles's fracture)又称桡骨远端伸直型骨折,系指发生于桡骨远端关节面以上 2～3cm 范围内的骨折,约占所有骨折的 6.7%～11%。

(一)病因病理

科雷斯骨折多为间接暴力所致。常见于患者跌倒时前臂旋前、腕背伸手掌触地,躯干向下的重力与地面向上的反作用力交汇于桡骨远端松质骨而发生骨折,暴力轻者,骨折嵌插而无移位,暴力较大时,骨折远端向背侧或背桡侧移位,严重时桡骨远折端发生旋转,桡腕关节面向背侧及桡侧倾斜,正常的掌倾角和尺倾角减少或消失,形成"银叉"畸形(图 5－26、图 5－27)。桡骨远端骨折移位明显时可合并桡尺远侧关节分离及尺骨茎突骨折。合并尺骨茎突骨折时,尺骨茎突与桡骨远折端一起移位,腕三角纤维软骨盘多保持完整;桡骨远折端移位明显而尺骨茎突完整时,腕三角纤维软骨盘必然撕裂,发生桡尺远侧关节

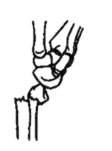
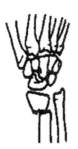
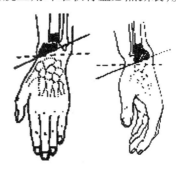

图 5－26 科雷斯骨折移位　　　图 5－27 科雷斯骨折"银叉"畸形

分离。而直接暴力造成损伤者较少见,亦可见于"摇柄骨折"。

(二)临床表现与诊断

(1)有跌倒时腕背伸手掌支撑着地的外伤史。

(2)腕部肿胀、疼痛,活动受限、障碍或丧失。

(3)骨折端局部压痛明显。骨折有明显移位时,呈现特有的"银叉"畸形,并可扪及移位的骨突,桡尺远侧关节明显增宽。

(4)影像学检查。摄腕关节正、侧位片可明确骨折情况。

(三)治疗

1.非手术治疗
非手术治疗时要遵循下列原则:①准确复位,包括骨折移位、桡尺远侧关节的分离以及掌倾角、尺倾角的改变都必须整复;②必须理筋,包括屈腕肌腱、伸腕肌腱、拇伸肌腱、拇展肌腱和神经血管,都必须理顺归位;③短期固定,一般 3～5 周,且此处骨位表浅,包扎不宜过紧;④早期活动,复位后即可做伸指、分指、握拳以及轻度屈伸腕关节的活动;⑤按照骨折三期用药原则论治。

1)无移位的骨折
用桡骨远端骨折夹板、中立板包扎固定,三角巾悬吊胸前 3～5 周。

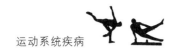

2）有移位的骨折

（1）手法整复：对骨折有移位者，选用臂丛麻醉或局部血肿内麻醉，患者取坐位或仰卧位，患肢被动外展50°～70°，前臂中立位，肘关节屈曲约90°。一助手双手环抱患肢前臂上段及肘关节处，另一助手一手握患肢拇指及大鱼际，另一手握患肢其余四指及小鱼际，先顺势拔伸牵引3～5min使嵌插、重叠及旋转移位纠正，然后，牵引肢体远端的助手在牵引肢体近端助手的配合下逐渐将前臂旋前、掌心向下，在持续对抗牵引下，术者用侧方捺正、尺偏手法纠正侧方移位及恢复尺偏角，用折顶、掌屈手法纠正背侧移位、掌侧成角及恢复掌倾角。若粉碎严重的骨折用合腕手法使骨折碎片靠拢复位；骨折波及关节面致关节面不平整者，术者手法整复最后应双手扣住骨折部位，在稳住骨位的前提下，令牵引患手的助手轻轻摇摆、旋转患腕，通过腕骨磨造关节面使之恢复平整。

（2）固定：整复后，助手维持牵引，术者在前臂包裹一层薄棉垫，在骨折远端的背侧、近端的掌侧各放置一个薄棉平压垫，骨折的桡侧放置一个棉横压垫，各压垫均用胶布粘贴于桡骨远端骨折小夹板相应的位置上，将夹板依次放妥（原则上背侧、桡侧板超过腕关节，掌侧、尺侧板至腕横纹处），用束带捆扎。小夹板固定完毕后，术者依次轻轻牵拉患肢各手指以理筋归位。最后，选取规格合适的中立板固定前臂于中立位（图5-27），手把圆柱，三角巾或颈腕吊带悬吊患肢于胸前3～5周。

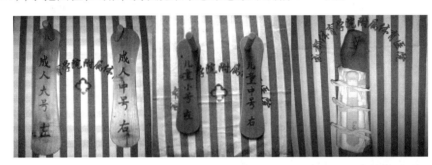

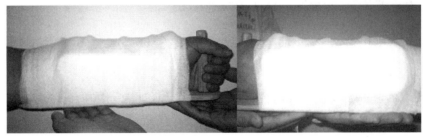

图5-27　中立板外观、小夹板固定后外观和中立板固定后外观

（3）术后观察、推拿及功能锻炼治疗：术后注意观察患肢远端血液循环及手指活动情况，随时调整束带的松紧。根据骨位稳定程度分别于复位后第3天、10天、3周左右摄片了解骨位，若骨折有明显移位，及时调整。肿胀严重者可悬吊患肢，做握拳和伸手指活动。一周后开始肩、肘关节活动。骨折愈合后，去除外固定，行推拿、中药熏洗及主、被动功能锻炼等治疗恢复患腕及前臂功能。

2.手术治疗

陈旧性科雷斯骨折畸形连接骨痂不多者，用手法折骨后重新复位。骨折已愈合，畸形明显，影响功能者，可分别采取尺骨头切除术、尺骨头部分切除及桡骨远端截骨术，若老年患者能够自理生活者，不必手术治疗。

（四）护理要点

（1）重点预防并发症

骨折早期,重视患肢局部感觉和运动功能观察,预防腕部正中神经及尺神经损伤;后期注意预防创伤后骨萎缩,告知患者如出现患肢疼痛,腕及手指肿胀僵硬,皮肤红而变薄,要及时来院复诊。

（2）中频脉冲电治疗的护理

应用 1 000 ~ 5 000Hz 的等幅电流作用于患处,以消肿镇痛、松解粘连、促进血液循环。注意安置患者舒适体位,妥善固定电极片,避免接触不稳造成电击伤;强度适中,以患者耐受为宜,避免皮肤灼伤。

（3）阿是穴超声波治疗的护理

利用超声波的机械、热和生物化学效应,促进组织代谢,消散结缔组织的过度增生,改善血液循环。注意患肢保暖,涂抹耦合剂要充分,超声波手柄游走要缓慢匀速。

史密斯（Smith）骨折

史密斯骨折(Smith's fracture)又称为桡骨远端屈曲型骨折。1847 年 Smith R.W 详细描述了桡骨远端骨折,远折端向掌侧移位,合并桡尺远侧关节脱位的病例,此后即称此类骨折为史密斯(Smith)骨折。因受伤机理及损伤的畸形与科雷斯骨折相反,故又称为反科雷斯骨折,此种骨折临床上较少发生,约占全身骨折的 0.11% ,与伸直型骨折相比,骨折的稳定性较差。一般多见于女性患者。

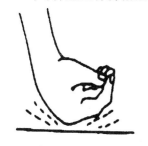　　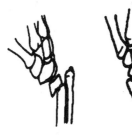

（1）跌倒时手背着地常造成屈曲型骨折　　　　（2）骨折远端向掌侧或掌、桡侧移位

图 5 - 28　Smith 骨折的受伤机制

（一）病因病理

史密斯骨折多为间接暴力所致。患者跌倒时,前臂旋后、腕掌屈手背触地致伤,或暴力直接作用于桡骨远端背侧而发生骨折。折线呈斜形或横形,远折端向掌侧或掌、桡侧移位,骨折端向背侧突出成角或张口,桡腕关节面前倾角增大(图 5 -28)。移位严重时,可伴有桡尺远侧关节分离,尺骨头向背侧移位或尺骨茎突撕脱骨折。

（三）临床表现与诊断

（1）大多有跌倒时腕掌屈手背支撑着地的外伤史。
（2）伤后腕部肿胀、疼痛。移位明显时,可见腕部呈典型的“锤状”畸形,腕部活动功能丧失。
（3）影像学检查。摄腕关节正、侧位片可明确诊断。

（四）治疗

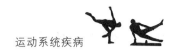

1. 非手术治疗

1）手法整复与固定

整复手法和固定方法与科雷斯骨折相反。桡远小夹板的掌、桡侧板适当超过腕关节,以保持腕稍背伸、尺偏位,然后用中立夹板固定前臂于中立位,三角巾悬吊 3～5 周。

2）药物治疗

按照骨折三期用药原则论治。

3）功能锻炼及按摩治疗

参见科雷斯骨折。

2. 手术治疗

骨折手法整复失败或骨折畸形连接畸形明显而影响功能者,可考虑手术治疗。

（五）护理要点

（1）同 Colles 骨折的护理。

（2）后期常鼓励患者采用中药熏洗治疗,通过热把药离子渗透入皮肤,使局部血管扩张,促进血液和淋巴循环,改善周围组织的营养,起到活血化瘀温通经络的作用。注意中药熏洗的护理指导:遵医嘱取透骨草 30g,伸筋草 20g,川芎 9g,川草、乌各 10g,红花 9g,苏木 9g,海桐皮 12g,归尾 12g 加水煎至煮沸,倾倒入 30cm 高的小桶内,先用热气熏蒸患处,水温稍减后用药水浸洗。2 日 1 剂,每日早晚各 1 次,每次 20～30 分钟。注意保暖,安排舒适的座位,妥善放置熏洗桶,避免发生烫伤等意外。

巴尔通（Barton）骨折

巴尔通骨折（Barton's fracture）又称为桡骨远端掌侧和背侧缘骨折,即发生在桡骨远端关节面的掌侧缘及背侧缘的骨折（图 5－29）。骨折自桡骨远端关节面斜向前上方及后上方,常伴有桡腕关节半脱位。

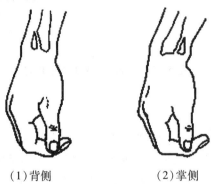

（1）背侧　　　　（2）掌侧

图 5－29　巴尔通骨折

（一）病因病理

1. 巴尔通背侧缘骨折

巴尔通背侧缘骨折与科雷斯骨折发生机理相似。跌倒时前臂旋前、腕背伸手掌触地,腕骨冲击桡骨远端关节面背侧缘致骨折。折块呈楔形,多向背、桡侧及近端移位。

2. 巴尔通掌侧缘骨折

巴尔通掌侧缘骨折与史密斯骨折的受伤机理相似,跌倒时腕掌屈位触地,近侧列腕骨撞击桡骨远端关节面掌侧缘发生骨折。骨折块多为三角形,多向掌、桡侧及近端移位,折块较大时腕骨可随之产生移位,桡腕关节发生半脱位。有人认为,此种骨折也可发生于腕过度背伸位触地,由于桡腕掌侧韧带的强力牵拉致桡骨远端关节面掌侧缘撕脱骨折。

(二)临床表现与诊断

(1)有明显腕部受伤史。

(2)局部肿胀、疼痛、压痛,腕部活动受限。

(3)移位明显时局部可出现相应的"银叉"畸形和"锤状"畸形。

(4)影像学检查。摄腕关节正、侧位片可明确诊断。

(三)治疗

巴尔通骨折系关节内骨折,要求准确对位,早期功能锻炼。

1. 非手术治疗

1)手法整复

在臂丛神经阻滞麻醉下,两助手分别握持肘部及腕部,于前臂旋前位做对抗牵引3~5分钟,术者两手于骨折端侧方做对向推挤,矫正骨块的侧方移位;然后双拇指按住向掌侧或背侧移位的骨块,余指环抱骨干做对向推压,助手配合做腕背伸或掌屈(掌侧缘骨折背伸、背侧缘骨折掌屈),使骨折块复位。

2)固定

掌侧缘骨折:用绷带包裹后,在远折端掌侧及近折端背侧各放置一平垫,用桡远夹板、中立板固定。放置夹板时掌侧板应超出桡腕关节1cm,以防止腕掌屈。

背侧缘骨折:其压垫分别置于远折端背侧及近折端掌侧。桡远夹板背侧板应超出桡腕关节,防止腕背伸。最后用前臂中立板,患肘关节屈90°位前臂中立位悬吊胸前。

(3)功能锻炼、按摩及药物治疗

参见科雷斯骨折。

2. 手术治疗

手法复位失败者,可行手术治疗。

(四)护理要点

(1)重点注意体位固定的护理,要保持夹板、石膏托等外固定有效,同时,保持患腕始终固定于中立位。

(2)由于长期悬吊固定致锻炼不便或患者惧怕疼痛致锻炼依从性不高,易并发肩手综合征,严重影响腕关节功能的康复。护士应加强患者功能锻炼的依从性教育。强调康复是一个护患紧密合作的过程,每次训练前应向患者讲明康复训练的意义和方法,并督促其加强肢体主动功能锻炼。

桡骨茎突骨折

桡骨茎突为桡骨远端关节面外下方锥状突起,桡骨茎突骨折(fracture styloid process of radius)临床较为少见。

(一)病因病理

多为直接暴力撞击所致。患者不慎跌倒时腕背伸,手掌桡侧触地,暴力经腕舟骨作用于桡骨茎突部

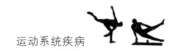

发生骨折。骨折块多呈三角形,折线多由桡腕关节面斜向桡骨茎突外上方,由于暴力的作用及肱桡肌的牵拉,骨折块向外上方移位。此外,腕部过度的向尺侧偏、腕桡侧副韧带遭受强烈牵拉,可造成桡骨茎突撕脱骨折,一般撕脱骨块较小,多向下或尺侧移位。

（二）临床表现与诊断

（1）有明显的外伤史。

（2）局部肿胀、疼痛、皮下瘀斑,腕关节活动受限,局部可扪及移位的骨折块及骨擦音。

（3）影像学检查。摄腕关节正、侧位片可明确诊断。

（三）治疗

1. 非手术治疗

采用在局部麻醉下,两助手分别握持肘部及腕手部,术者双手环抱前臂下端,双拇指推压移位之骨块使之复位。术后用绷带包绕3层或衬以棉垫,桡侧茎突部放置一合适压垫,用桡远小夹板固定。放置夹板时,背、桡侧板应超出桡腕关节1cm,以保持腕关节掌屈、尺偏位。最后用中立板固定于患肢屈肘、前臂中立位,三角巾悬吊于胸前3周。

撕脱骨折块向下、尺侧移位,可试行用拇、示指夹持骨块归位。固定腕桡偏位两周,改为中立位固定1周。

2. 手术治疗

此处骨折系关节内骨折,要求准确复位,避免创伤性关节炎的发生。若手法整复失败及复位后骨位不稳定者,可行手术切开复位内固定。

（四）护理要点

（1）健康教育贯穿护理始终,告知患者该类骨折因属关节内骨折,有引起创伤性关节炎的可能,应注意预防。尤其是对门诊治疗的患者,应督促患者遵医嘱保持有效外固定,防止再移位是获得优良疗效的关键。

（2）腕部畸形和腕关节功能障碍是桡骨茎突骨折的主要并发症。按骨折三期原则制定标准引导训练模式,结合患者复诊情况对患者实施引导训练,并建立登记卡,记录患者每次训练的时间、具体动作、训练前的功能情况和患者的主诉以便下次参照。针对患者年龄、文化程度等个体差异,采用动作示范、口头讲授及电话咨询相结合的方法,务求明白易懂易于依从。

第二节　脊柱退行性疾病

一、颈椎病

颈椎病又称颈椎退行性关节炎、颈肩综合征或颈椎综合征,系颈椎间盘退行性变及其继发性椎间关节退行性变所致脊髓、神经根、椎动脉、交感神经等邻近组织受累而引起的相应临床症状和体征。本病是临床常见病、多发病,多见于中老年人。发病率随年龄的增加而增加。随着人们工作性质的改变及互联网、电脑的普及应用,发病年龄呈现年轻化的趋势。

（一）病因病理

颈椎病的发生与颈椎的解剖特点和生理功能有直接的关系,颈椎位于缺少活动的胸椎和重量较大的头颅之间,活动度大,又要维持头部的平稳,所以颈椎易发生劳损,尤以下段颈椎(第4～6颈椎)更为明显,颈椎后方小关节面趋于水平方向,使颈椎的活动度增加,但另一方面也使颈椎易于遭受各种静力和动力因素的急、慢性损害,颈椎这些结构特点是颈椎病发病的解剖学基础。

颈椎病发病原因主要为颈椎退行性变和颈部损伤。首先,颈椎间盘、椎体、椎间小关节等结构的退行性变及其继发的椎间隙狭窄、黄韧带增厚、后纵韧带钙化等病理改变,均可影响和压迫颈神经根、脊髓和椎动脉等重要结构。其中尤以钩椎关节骨质增生较易发生且出现较早,而钩突与椎动脉、神经根的关系十分密切(图5-30)。因此,颈椎退行性变是颈椎病发生的主要原因之一。其次,颈部软组织劳损可改变颈椎的生理曲度,加速椎间盘退行性变过程和钩椎关节或关节突关节增生,进而刺激或压迫神经、血管等重要组织而诱发颈椎病。另外,颈椎急性外伤,如骨折、轻度脱位、严重扭挫伤,皆可加重颈椎间盘退行性变和颈椎损害而诱发颈椎病。

此外,先天性畸形如颈椎隐裂、椎体融合、颈肋、椎管狭窄等,均可成为颈椎病发病的病理基础。由于颈椎生理性前凸的存在和其下部为比较固定的胸椎,故其下部颈椎4～6为最易劳损部位。

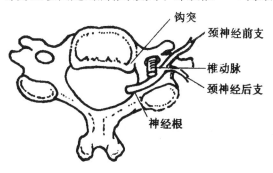

图5-30 钩突与椎动脉及神经根的解剖位置关系

中医学认为本病的产生主要是外伤、劳损、复感风寒湿邪,致经脉闭阻、气血运行不畅,引起肌肉、筋骨、关节的疼痛、麻木。此外,肝肾不足、精血亏虚,不能荣筋养骨,致骨骼变性、肌筋拘急、肢体麻木、屈伸不利、骨骼脆弱乏力、骨质疏松、骨赘形成,从而导致颈椎病的形成。

颈椎病可分为颈型、神经根型、椎动脉型、脊髓型、交感神经型、其他型等类型。如果两种以上类型同时存在,称为"混合型"。其中以神经根型、椎动脉型、脊髓型、交感神经型较常见。

1. 颈型

颈型颈椎病也称局部型颈椎病,是颈椎病中最轻的一种类型。各种致病因素导致颈肌痉挛、疲劳或肌力不协调,造成颈椎生理曲线发生改变、颈椎关节囊和韧带松弛、颈椎小关节失稳和颈神经根背支及副神经受刺激等而引发临床症状。

2. 神经根型

神经根型颈椎病是指侧方突出的椎间盘或椎体、钩椎关节和小关节的骨质增生刺激或压迫颈脊神经根而产生与受累脊神经分布区一致的根性痛及皮肤感觉减退等症状,病久可出现该脊神经支配的肌肉群萎缩、反射减弱或消失。

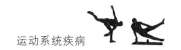

3. 椎动脉型

颈椎间盘退变引起颈椎不稳、椎体及钩椎关节增生。在颈部活动时,侧方突出的椎间盘、增生的骨刺可刺激或压迫同侧的椎动脉及其壁上的交感神经纤维,使椎动脉痉挛,血流发生障碍,导致椎动脉供血不足,患者出现头痛、头晕等症状。如果双侧均有骨刺或突出的椎间盘刺激、压迫,在颈部活动时,可使双侧椎动脉发生一过性阻塞,则患者可出现猝倒。若为血管硬化的老年人,则更易出现椎动脉型颈椎病。

4. 脊髓型

退行性的颈椎间盘向后突出、椎体后缘骨赘、黄韧带肥厚、后纵韧带钙化、椎体滑移等均可造成对脊髓的直接压迫;或者由于对交感神经的刺激,脊髓血管痉挛等导致脊髓变性甚至坏死,并由此引起相应的临床症状和体征。

5. 交感神经型

颈椎间盘的退行性改变及其继发性改变,直接或间接刺激颈部交感神经,而出现眩晕、头痛、视力障碍、耳鸣等交感神经受刺激的临床症状和体征。由于椎动脉壁上有交感神经分布,故交感神经型颈椎病也可出现椎动脉型颈椎病的某些症状。

6. 其他型

主要指食道压迫型,因颈椎椎体前缘骨质增生压迫和刺激食道,早期表现为吞咽时有异物感,严重时可引起吞咽困难等。

(二)临床表现与诊断

本病主要根据临床症状、体征和 X 线摄片检查进行诊断。

1. 颈型

主要表现为颈椎局部疼痛和颈部活动障碍,也可反射性地引起头、颈、肩部疼痛,通常无神经根、脊髓、椎动脉受压的症状。

颈椎 X 线摄片没有椎间隙狭窄等明显的退行性改变,但可以有颈椎生理曲线的改变、椎间不稳和轻度的增生等变化。

2. 神经根型

占颈椎病的 60% 以上,发病多为单侧,亦有双侧。多在劳累、损伤或"落枕"后发病,症状主要表现为颈肩部疼痛及沿神经根向上肢放射痛,手指麻木(表 5 - 1),可因颈部活动、咳嗽等情况而使症状加重。

检查时可见颈椎生理前凸减少、变直或后凸,颈部僵硬,活动受限,以后伸及患侧屈受限为主,患侧颈椎棘突旁触及压痛点,按压时,压痛向受累神经支配区域放射。

臂丛神经牵拉试验:又称 Eaten 试验,患者坐位,术者一手扶患者头部,另一手握患者腕部,然后两手呈反方向推拉,若病人感手疼痛或麻木则为阳性(图 5 - 31)。若在牵拉的同时做患肢内旋动作,出现疼痛者为 Eaten 加强试验阳性。

推头压肩试验:术者一手扶患侧头,另一手置患侧肩部,两手向相反方向用力,做推头压肩动作,出现疼痛及麻木者为阳性。该试验主要用于诊断中、上段神经根型颈椎病,C5 以下的颈椎病此试验多不明显。

直臂抬高试验:患者坐位或站立位,手臂下垂,术者立于患者身后,一手扶其患肩,另一手握其腕部向外后方抬高手臂,若出现疼痛为阳性。本试验主要用于臂丛神经病变、C5 以下的神经根型颈椎病,而 C5 以上的颈椎病多为阴性。

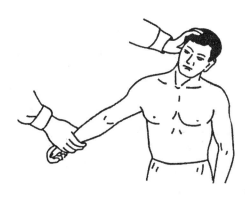

图 5-31　臂丛神经牵拉试验

椎间孔挤压试验(又称压头试验):患者坐位,头偏向患侧稍后伸,术者双手于患者头顶部向下按压,患者出现颈部疼痛并向手部放射则为试验阳性。当患者头处于侧偏后倾位出现阳性者为 Spurling's 压头试验阳性;患者头处于后伸位出现阳性者 Jackson's 压头试验阳性。

颈引伸试验:也可称为颈椎间孔分离试验。对疑有颈脊神经根疼痛患者,令其端坐,术者双手分别托住患者下颌及枕部,逐渐向上牵引(图 5-32),若原有上肢麻木疼痛感减轻或消失为阳性,表明颈脊神经根在椎间孔内受到压迫,提示有椎间盘病变、椎间孔缩小使神经根受压等。

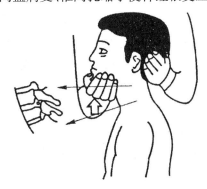

图 5-32　颈引伸试验

头部叩击试验:又称"铁砧"试验。患者端坐位,术者将一手平放于患者的头顶部,掌心向下,另一手握拳叩击放在头顶上的手背,患者自觉颈部不适、疼痛或伴有上肢放射性疼痛、麻木者,即为阳性。

表 5-1　颈神经根病变定位诊断表

颈椎间隙	颈神经根	疼痛部位	主要感觉障碍部位	肌肉无力	反射改变
C3、4	C4	颈部、后枕部、枕大神经压痛	上颈部、头枕部	颈项肌	肱二头肌腱
C4、5	C5	颈、肩胛部、肩部、上臂外侧、前臂桡侧至腕部	上臂外侧、前臂桡侧	冈上肌、三角肌、肱二头、肱桡肌、喙肱肌、桡腕伸肌	肱二头肌腱、肱桡肌
C5、6	C6	颈、肩胛内上缘、前胸、肩、上臂外侧、前臂桡背侧、拇指、示指	前臂桡背侧、拇指、示指	肱二头肌、桡侧腕伸肌、旋后肌、旋前圆肌	肱二头肌腱
C6、7	C7	颈、肩胛内缘中部、前胸、肩、上臂外侧、前臂背侧、示指、中指	示指、中指	肱三头肌最明显	肱三头肌腱、桡骨膜反射

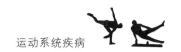

续表 5－1

颈椎间隙	颈神经根	疼痛部位	主要感觉障碍部位	肌肉无力	反射改变
C7、T1	C8	颈、肩胛内缘、内下缘上臂内侧、前臂尺侧、环指、小指	环指、小指、偶有中指	手内在肌、屈指和尺侧腕屈肌	无或肱三头肌
T1、T2	T1	肩胛、背、前胸、上臂和前臂内侧	前臂内侧	手内在肌	无或 Horner 征

X 线、CT 及 MRI 等影像学检查在诊断与治疗中具有重要价值。

X 线检查主要了解颈椎退行性改变情况，一般需摄颈椎正、侧位片及斜位片。正位片可见钩突增生，变尖，钩椎关节左右不对称等；侧位片可见颈椎生理曲度改变（前凸减少，变直或反弓），椎间隙变窄，椎体有骨刺形成，项韧带钙化等改变；斜位片可见患侧椎间孔相对狭窄或变形。

CT 及 MRI 检查对了解椎间盘突出程度、椎管和神经根管狭窄情况及硬膜囊、神经根受压情况等有重要帮助。

肌电图检查可判断神经根型颈椎病神经损伤节段和程度。

3. 椎动脉型

为刺激或压迫椎动脉所致，在临床上并不少见，常发生在原有动脉硬化基础上，本型占10% ～15% 以上。临床上，椎动脉型颈椎病通常与其他类型的颈椎病混合存在，但症状表现仍有主次之分。椎动脉型颈椎病的主要症状有以下几个方面。①眩晕：常为主要症状，几乎每例患者均有轻重不一的眩晕感觉，多伴有复视、眼震、耳鸣、恶心呕吐等症状。症状每于头部取过伸位或转动到某一方位时出现，当头部脱离该方位时症状消失或者明显好转，是本病的一个重要特点。②头痛：枕部跳痛，被认为是急性椎动脉供血不全的一个症状。有时可沿椎动脉的走行方向放射。③猝倒：是本型颈椎病特有的症状。发作前多无预兆，患者肢体突然失去支持力而跌倒。症状的出现较症状的缓解为快，且发作时病人往往保持头脑清醒，猝倒以后还能慢慢爬起来再走。④视听觉障碍：较为多见，表现为患者头颈转到某一位置时即突然出现视力障碍如弱视、失明、复视、眼睛闪光或冒金星、视野缺失等；或听力障碍如耳鸣、耳聋等。通常视听觉障碍症状持续数分钟后减轻并逐渐恢复。⑤脑干症状：肢体麻木、感觉异常、持物落地，严重者可出现对侧肢体的轻偏瘫和对侧脑神经症状。

椎动脉型颈椎病的体征具有神经根型颈椎病的颈部特征，发作时，可因主要症状不同而有不同的体征。

椎动脉扭曲试验：患者端坐，术者一手扶患者头顶，另一手扶其后颈部，使头向后仰并向左（右）侧旋转45°，约停 15s，若患者出现眩晕、视物模糊、恶心、呕吐者即为阳性。说明对侧椎动脉供血受阻，提示有椎动脉型颈椎病或椎动脉综合征。此试验对年龄大、头晕较重的患者，不要用力过猛，以防产生晕厥。

X 线检查可见颈椎生理弧度变直或反弓，多有椎间隙狭窄，骨质增生，椎间孔变窄，钩椎关节骨刺形成。

彩色多普勒检查可显示椎动脉狭窄及血流量减少。

4. 脊髓型

本型占颈椎病的 10% ～15%，常见于中年 40 ～60 岁患者。起病方式多为慢性，亦有急性外伤后诱发者。下颈椎即 C5～6 和 C6～7 间隙约占 90%。由于对脊髓的压迫方向和程度不同，临床上可有脊髓单侧受压和双侧受压的两种表现。

脊髓双侧受压表现为缓慢进行性双下肢麻木、发冷、疼痛，步态不稳，步态笨拙，双腿发抖、无力等。

严重患者可波及双侧上肢,出现双上肢无力、疼痛、麻木,持物落地。四肢肌张力增加,肌力下降,腱反射亢进,浅反射下降或消失,病理反射阳性。深浅感觉均障碍,往往有"胸腰束带"感。脊髓单侧受压可出现一侧的脊髓前角、椎体束和脊髓丘脑束损害的症状,即可出现典型和非典型的布朗-塞夸特(Brown-Sequard)综合征,表现为同侧运动麻痹和对侧感觉麻痹(即病变水平以下同侧肢体肌张力增加,肌力减弱,腱反射亢进,浅反射减弱,并出现病理反射;重者可引出髌阵挛或踝阵挛;对侧温度觉及痛觉障碍)。

检查可见颈部活动正常或受限,椎间孔挤压试验、臂丛神经牵拉试验阴性。双侧或单侧下肢肌张力增高,膝反射、跟腱反射亢进。常见的病理反射为霍夫曼(Hoffmann)征、巴彬斯基(Babinski)征、髌阵挛、踝阵挛、卡达克(Chaddock)征、戈尔登(Gordon)征和奥苯汉姆(Oppenhiem)征阳性。

莱尔米特(Lhermitte)征:患者坐位或立位,屈颈低头,如出现沿肩背向下放射至腰腿的疼痛或麻木者即为阳性。

X线检查有颈椎生理弧度改变,椎间隙变窄,颈椎体骨赘形成,颈椎管狭窄等改变。

CT或MRI可见脊椎管矢状径变小或脊髓受压、黄韧带肥厚等改变。

5. 交感神经型

本型约占颈椎病的10%。本型单独发生者较少见,常与其他类型并发。

临床症状表现可分为交感神经兴奋症状和交感神经抑制症状两类。交感神经兴奋症状有:头昏、头沉或偏头痛以及枕部或颈部疼痛;视物模糊、眼窝胀痛;心跳加快、心律异常、心前区疼痛和血压升高;肢体肿胀、发凉或多汗等。交感神经抑制症状:头昏眼花、眼睑下垂、流泪、鼻塞、心动过缓、血压偏低、胃肠蠕动增加或嗳气、Horner征(瞳孔缩小、睑裂变小或上睑下垂以及眼球内陷)阳性等。

X线检查可见颈椎生理弧弓消失或后突畸形,椎体上、下缘的后外侧有骨质增生。X线表现常常与临床症状不相吻合。

单纯交感型颈椎病较少见,因此在诊断上较为困难。一般根据上述自主神经功能紊乱的表现、颈椎活动和姿势对症状的影响、颈椎有退行性改变等,并排除其他类似疾病,即可作出初步诊断。

(三)鉴别诊断

1. 神经根型颈椎病的鉴别诊断

神经根型颈椎病应与下列疾病相鉴别:

1)胸廓出口综合征

由于臂丛神经、锁骨下动脉、锁骨下静脉在胸廓上口或胸小肌喙突止点区受压,可引起上肢麻木、疼痛。本病在锁骨上窝前斜角肌止点区有压痛,并可放射到手。此外Adson试验、肩过度外展外旋试验、压肩试验阳性,X线片检查可发现第七颈椎横突过大或有颈肋存在等均可与神经根型颈椎病鉴别。

2)肩关节周围炎

与颈椎病有相似症状,而且两种疾患亦可合并发生,应加以鉴别。肩周炎患者疼痛一般局限在肩周部,无前臂或手指的放射痛。压痛部位多位于肩周,同时,患侧肩关节运动常明显受限。而神经根型颈椎病有上肢放射痛及手指麻木感,压痛多位于颈椎关节突或棘突部,无明显肩关节受限。

3)肌萎缩型脊髓侧索硬化症

本症患者一般先出现两手明显肌萎缩,后不能屈肘,不能抬肩,但无感觉障碍,神经传导速度正常,病情发展较快,肌萎缩从手发展到肘及肩,最后舌肌萎缩,发音不清,X线摄片无异常。

2. 椎动脉型颈椎病的鉴别诊断

椎动脉型颈椎病应与下列疾病相鉴别:

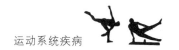
1）美尼尔（Meniere）综合征

是一种原因不明的内耳淋巴代谢障碍性疾病，以发作性眩晕、耳鸣、耳聋为主要临床表现，并有发作性及复发性特征。但眩晕的发作时常出现规律性水平性眼震，一般和体位、颈部活动无关，无颈椎病的体征和X线特征等可与颈椎病鉴别。

2）位置性眩晕

常见于50~60岁的女性，睁眼做体位试验可有位置性眼球震颤。眩晕具有周围性、位置性的特点。令患者采取可以诱发出眩晕的体位，一般为3~6s出现眼震，此潜伏期具有特征性。无颈椎X线的改变。

3）神经官能症

患者常有头晕、头痛、失眠、记忆力减退等一系列大脑皮质功能减退的症状，主诉多而客观检查无明显体征，发病特点也非发作性和一过性，其症状的波动与情绪变化有密切关系。

3. 脊髓型颈椎病鉴别诊断

本型颈椎病应与下列疾病相鉴别：

1）脊髓肿瘤

脊髓进行性受压，患者症状有增无减，从一肢体发展到四肢。感觉障碍和运动障碍同时出现，X线平片可见椎间孔扩大，椎体或椎弓破坏，MRI检查可协助诊断。

2）脊髓空洞症

好发于青年人，脊髓颈膨大部有病变，痛温觉与触觉分离，尤以温度觉减退或消失更为突出。MRI和CT有助于鉴别。

3）颈椎后纵韧带骨化症

颈椎后纵韧带骨化后，椎管狭窄率超过30%可出现脊髓症状。颈椎X线侧位片多可清晰地显示患椎椎体后有密度较高的条状或结节状阴影。CT和MRI可助鉴别。

4. 交感型颈椎病鉴别诊断

本型颈椎病常应与下列疾病相鉴别：

1）肢端动脉痉挛（雷诺Raynaud）病

本病是一种以对称性肢端发作性痉挛而致疼痛、麻木及皮肤先后苍白、发绀、潮红为主要表现的自主神经－血管性疾病。常见于青年女性，受累部位以手指为常见，偶见于足趾、外耳及鼻尖部。寒冷、疲劳和情绪激动常可诱发，入夏可缓解。其典型发作情况和颈椎X线摄片无改变等可与交感神经型颈椎病鉴别。

2）耳内听动脉栓塞

患者突然发生耳鸣、耳聋及眩晕，症状严重且持续不减。

3）冠状动脉供血不全

患者发作时，心前区疼痛剧烈，伴有胸闷气短，且只有一侧上肢或两侧上肢尺侧的反射性疼痛，而没有上肢其他节段性疼痛和知觉改变区。心电图多有异常，服用硝酸甘油酯类药物可缓解症状。

4）神经官能症

患者常有头晕、头痛、失眠、记忆力减退等一系列大脑皮质功能减退的症状，主诉多而客观检查无明显体征，其症状的波动与情绪变化有密切关系。

（四）治疗

以缓解症状为目的。采用综合治疗方法，包括牵引、功能锻炼、手法治疗、理疗、药物等，大多患者可获得较好治疗效果。

1. 颈椎牵引

颈椎牵引可以增大椎体间隙和椎间孔,解除神经根和脊髓所受的压迫和刺激,并使扭曲的椎动脉得以伸张;解除颈部肌肉痉挛,减少对椎间盘的压力,改善患处血液循环,有利于神经根水肿和炎症的消退;使移位的椎间关节复位,缓冲椎间盘组织向周缘外突所产生的压迫等。常采用坐位或仰卧位颌枕带牵引(图5-33)。牵引时必须掌握好牵引力的方向、重量和牵引时间,以保证牵引的治疗效果。

2. 手法治疗

手法治疗具有舒经通络、宣通气血、缓急止痛及调整颈椎内外平衡的作用,是治疗颈椎病的主要方法。病人取坐位或俯卧位,使颈肌充分放松,在颈后由上而下直至肩胛区,先做表面抚摩,然后做揉、揉捏、滚法数次;用拇指拨颈部两侧肌肉,再以双手搓颈部及肩胛部数次,并叩击肩胛区;拇指点按风池、天宗、肩井、风门、大椎等穴。双手掌分别托住其枕部和下颌部,用力缓慢向上牵引数次,然后用颈项旋扳手法轻稳地左右旋转扳动颈部各1次(图5-34);最后用揉捏和表面抚摩手法结束。手法不可过重,以病人轻松舒适为宜。脊髓型颈椎病禁用端提、旋扳手法,以免加重脊髓的损伤。

3. 药物治疗

按中医辨证论治。风寒湿型治宜祛风除湿,方用羌活胜湿汤加减。气滞血瘀型治宜活血止痛、舒筋通络,方用活血止痛汤、活血定痛汤或防风归芎汤加减。痰湿阻络型治宜除湿化痰、散瘀通络,方用半夏白术天麻汤加减。肝肾不足型,若属肝肾阴虚者,治宜滋水涵木、调和气血,方用六味地黄丸或芍药甘草汤加减;若属肝阳上亢者,治宜平肝潜阳通络,方用天麻钩藤饮加减。气血亏虚型,若属气虚下陷者治宜补中益气,方用补中益气汤加减;若属气血两虚者,治宜益气养血、舒筋通络,方用归脾汤加减。外用药物以活血止痛、舒筋活络为主,可用外敷活血散或外贴舒筋活络药膏。

西药可选用双氯芬酸钠缓释胶囊、洛索洛芬钠片等非甾体类抗炎镇痛药缓解疼痛,并配合神经营养类药物如维生素 B_1、维生素 B_{12} 等治疗。病情严重者可短期应用糖皮质激素类药物治疗。

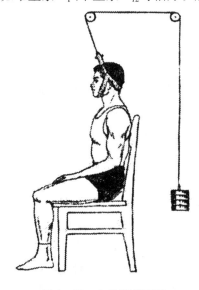

图5-33　坐位颈椎牵引

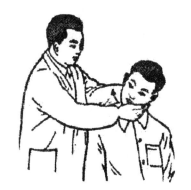

图5-34　颈椎旋转扳法

4. 针灸治疗

可选取风池、肩井、天宗、肩髃、曲池、内关、外关、后溪、阿是穴等穴位针刺治疗,可配合艾灸治疗。

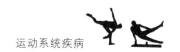

5. 物理治疗

常用理疗方法有磁疗、蜡疗、超短波疗法、超声波疗法等,临床可根据病情选用。

6. 功能锻炼

主要作用是通过颈肩及背部的肌肉锻炼增强其力量以保持颈椎的稳定性,恢复及增进颈椎的活动功能,防止颈椎关节的僵硬,改善颈部血液循环,解除肌肉痉挛,促进炎症消退,减轻疼痛。临床上以徒手颈部功能锻炼为主,其常见锻炼方法有:①俯卧飞燕点水;②左顾右盼;③前屈后伸;④颈椎侧弯;⑤耸肩缩颈;⑥夹背牵项等。临床应根据病情选择适合的锻炼方法、运动量、运动强度。此外,还可做颈部保健操、广播体操、太极拳、八段锦等运动锻炼。急性期患者症状较重者不宜功能锻炼。

7. 手术治疗

经确诊后,有下列三种情况者可考虑手术治疗:①患颈椎病经系统的非手术疗法治疗无效者;②患者的脊髓压迫症状渐进性加重,影响工作和生活者;③症状突发,经确诊为颈椎病,并经短期非手术疗法治疗无效者。方法可分为前路手术、前外侧路手术和后路手术3类,分别进行椎板切除减压、椎间盘切除、骨刺切除、椎动脉减压等。

（五）护理要点

（1）急性期卧床休息,不宜使用高枕。佩戴颈托限制颈部活动,避免过分旋转和屈伸,向一侧转身时,要头肩部同时转动,防止眩晕引起猝倒。

（2）行颌枕带牵引者,要注意牵引的姿势、位置、重量和牵引中的反应,如呼吸、头晕、心悸、恶心等,注意防止下颌和耳周围疼痛。

（3）健康教育:注意颈部日常保健,避免长时间的伏案工作;改变体位要"三慢",即抬头转头慢、坐起慢、站起慢;注意颈部保暖。

二、腰椎间盘突出症

腰椎间盘突出症主要系指腰部椎间盘的纤维环破裂和髓核组织的突出,刺激或压迫腰脊神经根、血管等周围软组织而引起的一系列症状和体征,又可称腰椎纤维环破裂症或腰椎髓核脱出症,是临床最常见的腰腿痛疾患之一,属于祖国医学"腰腿痛""痹证"范畴。本病男性多于女性;发病部位以发生于L4～5之间的椎间盘较多,约占60%,其次为L5～S1。

（一）病因病理

椎间盘因年龄增长而发生一系列退行性改变,如组织水分减少,失去弹性,椎间隙变窄、周围韧带松弛等,是造成椎间盘纤维环破裂的重要内在因素。急性或慢性损伤为发生椎间盘突出的外因。在椎间盘发生退行性改变的基础上,当腰椎间盘突然或连续受到不平衡外力作用时,均可能使椎间盘的纤维环破裂,导致髓核发生突出。在姿势不当或准备欠充分的情况下搬动或抬举重物,或长时间弯腰后猛然伸腰等;甚至由于腰部的轻微扭动,如弯腰洗脸时、打喷嚏或咳嗽后,均可导致腰椎间盘突出症的发生。椎间盘纤维环破裂后,髓核向后膨出或突出,如压迫后纵韧带则引起腰痛;由于后纵韧带两侧结构薄弱,故髓核多向后外侧突出,而此处正是脊神经穿出椎间孔的部位,突出物可压迫硬脊膜和脊神经(图5-35)。神经根受压后发生充血、水肿、变性,表现出神经根激惹征象,久之可有周围组织的增生肥厚,甚至与突出的椎间盘发生粘连。

因腰骶部负重量及活动度大,承受的挤压和扭转应力很大,故下腰部(L4~5,L5-S1)的椎间盘容易发生变性破裂,一般髓核多向后外侧突出刺激 L5(L4~5)或 S1 神经根(L5-S1),而引起单侧坐骨神经痛。L3~4 椎间盘突出较少见,它以刺激 L4 神经根为主,出现股神经症状。

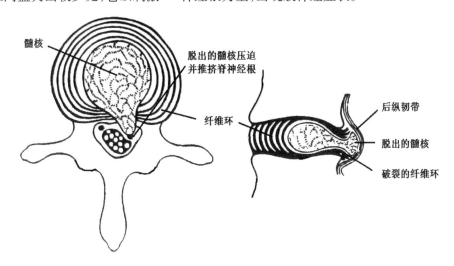

图 5-35 腰椎间盘突出症病理示意图

腰椎间盘突出症常见的分型方法如下。

1. 根据突出的方向和部位分类

髓核可向各个方向突出,有前方、侧方、后方、四周和椎体内突出(Schmorl 结节)。其中以后方突出为最多,且后方突出在椎管内可刺激或压迫神经根与马尾神经,引起严重的症状和体征,临床上常把后方突出又分为中央型和旁侧型,其中后者最多。

1)旁侧型突出

突出位于椎间盘的后外侧,即后纵韧带外侧缘处,突出物压迫神经根,引起根性放射性腿痛,多为一侧突出,少数为双侧突出。

2)中央型突出

髓核从椎间盘后方中央突出,压迫硬膜囊及马尾神经,引起相应的症状和体征,一般以偏中央突出为多,正中央突出少。

2. 根据椎间盘突出的程度分型

分为膨出、突出、脱出 3 型。

1)膨出

纤维环内部破裂,外层因为髓核压力而凸起,常呈半球形孤立凸起于椎间盘的后外侧,居神经根外前方或内下方,亦可称为凸起型。

2)突出

纤维环全层破裂或几乎全层破裂。已纤维化的髓核或破碎的纤维环、甚至部分软骨板向后移入椎管,亦可称为破裂型。

3)脱出

脱出物突入椎管内,压迫硬膜或刺激神经根,亦可称为游离型。

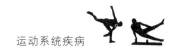

（二）临床表现与诊断

1. 病史

多数患者曾有不同程度的腰部慢性损伤史,并且在本病发生之前的一段较长时间内,就存在着因椎间盘退行性改变而引起的非特异性症状,如轻微外伤即诱发急性腰痛,腰痛反复发作等。

2. 主要症状

腰痛和坐骨神经痛是腰椎间盘突出症两个最主要的症状。绝大部分患者都有腰痛,主要在下腰部或腰骶部。坐骨神经痛多逐渐发生,开始为钝痛逐渐加重,疼痛多呈放射痛,由臀部、大腿后外侧、小腿外侧至跟部或足背部。少数患者可出现由下而上放射痛,先由足、小腿外侧、大腿后外侧至臀部。咳嗽、打喷嚏、大小便引起腹压增加时,皆可使腿痛加重。若为中央型突出,可出现双侧下肢放射痛或交替性疼痛。

3. 临床检查

脊柱生理弧度发生改变,可有不同程度的脊柱侧弯,突出椎间盘在神经根内下方时(腋下型),脊柱向患侧弯,突出椎间盘在神经外上方时(肩上型),脊柱向健侧弯(图5-36)。病变腰椎间隙棘突间和棘突旁常有压痛点,按压压痛点可引起下肢的放射性疼痛;叩击下腰正中区,也可引起放射痛。患肢肌肉萎缩、受累神经根支配区的皮肤感觉减退或迟钝,踝及蹬趾背伸或跖屈肌力减弱,腱反射减弱或消失。神经系统检查有助于定位诊断(表5-2)。

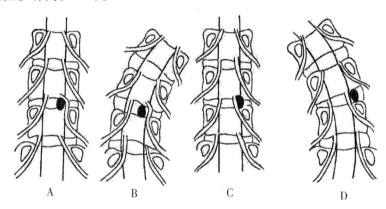

A.椎间盘突出在神经根内侧时;B.神经根所受压力可因脊柱侧凸突向健侧而缓解;

C.椎间盘突出在神经根外侧时;D.神经根所受压力可因脊柱侧凸突向患侧而缓解

图5-36　姿势性脊柱侧曲与缓解神经根所受压力的关系

表5-2　不同水平椎间盘突出的临床定位诊断

突出水平	L3~4	L4~5	L5~S1
受累神经	L4	L5	S1
疼痛部位	骶髂部、大腿外侧及小腿前侧	骶髂部、大腿及小腿外侧	骶髂部、大腿、小腿及足跟外侧
压痛点	L3~4棘间及棘旁	L4~5棘旁	L5~S1棘旁
感觉异常区	小腿前内侧及大腿前侧	小腿前外侧及足背内侧	小腿后外侧、外踝后及足外缘
肌力改变	伸肌无力	蹬趾背伸无力	蹬足跖屈无力
肌肉萎缩	股四头肌	胫前肌	腓肠肌
反射改变	膝反射减弱或消失	无改变	跟腱反射减弱或消失

1）直腿抬高试验（Lasegue 征）

患者仰卧，双下肢放平，先抬高健侧，正常时，腰骶神经根可有 4mm 的滑动范围，因故抬高到 70°不致使其紧张，再抬患肢，病变严重者仅抬高 5°~10°即出现腰痛及小腿外侧、足背、跟部放射性疼痛；一般认为，抬高在 50°以内且有疼痛者则为阳性，说明有坐骨神经痛及腰椎间盘突出症。

2）直腿抬高加强试验（Bragard 征）

患者仰卧，检查者将患肢直腿抬高到出现疼痛及窜麻感时，将腿稍稍放低一点，症状消失。这时如果将足背伸，症状又重新出现，则为阳性。说明有坐骨神经痛及腰椎间盘突出症。此试验可帮助鉴别下肢抬高试验是由于神经还是肌肉因素所致的。

3）健肢直腿抬高试验

患者仰卧，当健肢直腿抬高时，患肢出现坐骨神经痛者为阳性。此试验的机制是由于直腿抬高健肢时，健侧神经根袖牵拉硬膜囊向远端移动，从而使患侧神经根向下移动，使腋下型椎间盘突出压迫神经根而产生疼痛。肩上型突出本试验为阴性（图 5-37）。

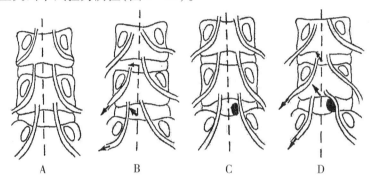

A. 正常情况；B. 左侧直腿抬高时，对侧神经根离开椎间孔而移向中线；

C. 当右侧椎间盘突出在神经根内侧时；D. 左侧直腿抬高试验可增加该神经根所受之压力

图 5-37　健肢直腿抬高试验对患肢的影响

4）仰卧挺腹试验

患者仰卧，做抬臀挺腹的动作，使臀部、背部离开床面，出现患肢放射痛即为阳性。或挺腹的姿势下做咳嗽动作，或术者用手压迫患者的腹部或两侧颈静脉引起了腿部放射痛则皆为阳性（图 5-38）。直腿抬高试验在腰椎间盘突出症的患者多为阳性，但一些柔韧性较好的患者，如演员和运动员，直腿抬高到 90°时，往往仍不受限且无疼痛，此时，可用本仰卧挺腹试验加以鉴别。肌源性疾患仰卧挺腹试验时无腿部放射痛。

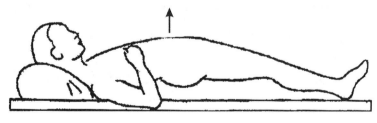

图 5-38　仰卧挺腹试验

5）胸腹垫枕试验

患者俯卧位，胸部垫一软枕，使腰段脊柱呈过伸位。术者用拇指在患椎旁下压，可出现局部压痛，并伴向臀部及下肢部放射痛或刺麻感，然后将枕头下移置于腹部，做相同方法和力量的压痛检查，若腰臀腿

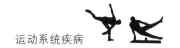
痛麻明显减轻或消失为阳性。

6）Lindner 征（屈颈试验）

患者取坐位或半坐位，两下肢伸直，此时坐骨神经已处于一定紧张状态，然后向前屈颈，引起了患侧下肢放射痛即为阳性。屈颈时，牵扯了椎管内硬脊膜和脊髓而刺激了神经根（图 5 - 39）。

7）腘神经压迫试验

患者仰卧，将患侧髋、膝关节皆屈曲到 90°，然后逐渐伸直膝关节直到出现坐骨神经痛为止。此时将膝关节稍屈曲，坐骨神经痛则消失，以手指压迫股二头肌内侧的腘神经，如出现腰至下肢的放射痛即为阳性（图 5 - 40）。

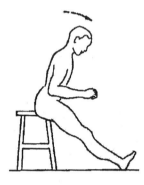
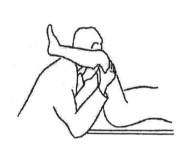

图 5 - 39　Lindner 征　　　　　图 5 - 40　腘神经压迫试验

8）股神经牵拉试验

患者俯卧，患膝关节屈曲 90°，术者将小腿上提，出现大腿前面疼痛即为阳性。在 L2 ~ 3、L3 ~ 4 椎间盘突出症时，本试验为阳性；而 L4 ~ 5、L5 ~ S1 椎间盘突出症时，本试验为阴性。

9）Naffziger 征（颈静脉压迫试验）

患者站位、坐位或卧位，压迫颈静脉时引起患肢疼痛，有时麻感较疼痛感为著。患者疼痛或麻木感可由上往下发展，也可由下往上出现；体位不同，此征感觉可不一样，以站位症状最明显；本征在腰椎间盘突出症的阳性率约为 72%。但阴性不能否定腰椎间盘突出症。

4. 影像学检查

X 线检查主要在于排除腰椎其他疾病。CT、MRI 检查可清晰地显示椎间盘突出部位及程度，现已成为诊断腰椎间盘突出症的常规检查方法。

1）腰椎平片检查

腰椎 X 线平片可见到髓核突出的椎间隙变窄或前窄后宽，髓核压迹后移等现象，结合临床症状和体征有一定诊断意义。同时，可排除骨病引起的腰骶神经痛，如结核、肿瘤等。

2）CT 检查

CT 可直接显示腰椎间盘突出及钙化、"真空"等明显的退行性改变，对突出的程度有较好的估计，但对椎间盘早期退变及椎间盘突出的某些细节的观察不如 MRI。

3）MRI 检查

MRI 是诊断腰椎间盘突出的有效手段，其能非常清晰地观察椎体、髓核和纤维环以及其他附件，因而可直接看到椎间盘突出及其继发征象，可明确地做出定位和定性诊断。

5. 肌电图检查

肌电图检查有助于对神经肌肉疾患和周围神经损伤的诊断及疗效的判定，亦有助于上神经或下神经元病变的鉴别诊断。

（三）鉴别诊断

1.腰椎结核和骶髂关节结核

有一部分患者有坐骨神经症状,易于与腰椎间盘突出症相混淆。结核患者血沉高,脓肿及 X 线片上有明显骨破坏是其鉴别要点。

2.腰椎椎管狭窄症

患者主要症状是腰痛、腿痛和间歇性跛行,常无明显体征。症状和体征之间的差异是其特点之一。X 线片、CT 或 MRI 检查可确诊。

3.急性腰肌筋膜损伤和腰椎关节突关节滑膜嵌顿症

这两种疾病都有剧烈腰痛、腰活动受限和腰肌痉挛,同时也可伴有下肢牵拉样疼痛。这种牵拉样疼痛与椎间盘突出压迫神经所引起的下肢放射性疼痛有所不同,故直腿抬高试验阴性,无下肢感觉和反射改变,局部痛点封闭可使疼痛消失。

4.腰椎骨质增生

起病缓,病程长,腰部痛点不集中,直腿抬高试验阴性,下肢无感觉异常和反射变化。

5.梨状肌综合征

压痛点在梨状肌表面投影区,无腰痛,梨状肌紧张试验阳性。梨状肌局部封闭,疼痛立即消除。

6.脊椎肿瘤

此病患者也有腰痛或伴下肢放射痛,且腰痛、下肢放射痛呈进行性加重,平卧不能减轻,患者身体日趋消瘦。X 线摄片显示有骨质破坏。

（四）治疗

通常以牵引、手法、药物、针灸、练功等综合治疗为主。

1.卧硬板床休息

诊断一旦确立,患者应卧床休息,以减轻体重之压力和活动所产生扭转、研磨力对破裂腰椎间盘产生的挤压,有利于椎间盘突出组织的还纳和炎症反应的消退。大多数具有腰腿痛症状特别是腰椎间盘膨出的患者,卧床休息可使疼痛症状明显缓解或逐步消失。通常严格卧床 2~3 周,症状缓解后可在腰围保护下逐渐站立、坐起或下床活动。

2.牵引疗法

牵引可缓解肌肉的痉挛,拉开腰椎间隙,使后纵韧带紧张,以利髓核不同程度的还纳以及改变与神经根相对位置关系。此外,牵引使患者脊柱制动,减少运动刺激,有利于病变椎间关节和周围韧带、肌肉及神经根等组织充血、水肿的消退和吸收。常用的牵引方法有:手法牵引、骨盆牵引、悬吊牵引、机械牵引等。腰部牵引时,必须根据病情特点,选用合适的牵引方法。若牵引引起疼痛加剧、呼吸紧迫,或发生心慌、面色苍白、恶心、呕吐等不良反应时,应立即停止牵引。

3.手法治疗

1）一般手法

病人俯卧床上,肌肉放松,先在腰背、臀部、腿部进行大面积的抚摩、揉和搓法;然后顺脊柱和竖脊肌由上而下做揉、推压、按压,环跳、委中、昆仑等穴位做指针刺激,最后以表面抚摩结束。手法治疗能解除

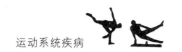

肌肉痉挛、减轻疼痛,手法复位、髓核还纳创造有利条件。

2)髓核还纳或减压整复手法

可采用腰椎斜扳法、按压抖动法、侧卧扳腿法、俯卧位扳腿等。

腰椎斜扳法:病人侧卧位,患侧在上,患肢屈髋屈膝,健肢自然伸直体位。术者面对病人站立,用双手或双肘分别按扶病人的肩前部及臀部,做相反方向的用力摇晃转动活动,当腰部扭转到有阻力时,再施一个增大幅度的猛推手法,常可听到"喀喀"响声,表示手法成功。

按压抖动法:患者俯卧,两助手分别把持双踝和腋部做对抗牵引 3~5min,术者用双手掌或掌根重叠用力按压患椎,做用力的上下抖动脊柱数次,按压力量由轻到重,抖动频率由慢到快。

侧卧扳腿法:患者侧卧,患侧在上,术者立于患者背后,一手抱住患者膝部,做屈膝屈髋尽力向前弯腰动作,另一手拇指指腹紧压椎间盘突出部位,然后逐渐做伸膝伸髋动作,尽力向后扳腿的同时拇指指腹用力向前顶压椎间盘突出部位,反复操作 2~3 次。

俯卧位扳腿法:患者俯卧,术者一手掌根压住患者棘突或棘突旁,另一手抱住患侧大腿拔伸,以患椎为支点,将患侧大腿做后扳或斜扳,或者旋转大腿,扳腿的同时,按压患椎的手部用力,使腰骶部有屈伸和"旋转活动感"。

手法使用后,患者要卧床休息 2~3d,并使用腰围固定腰部。患者经治疗症状、体征基本消失后,3 个月内除进行腰背伸肌锻炼外,应避免从事弯腰及负重的体力劳动,防止复发。

4. 药物治疗

依据中医理论辨证施治。气滞血瘀型治宜活血化瘀、行气止痛,可选用顺气活血汤、身痛逐瘀汤、和营止痛汤等加减;风寒湿型治宜祛风散寒、健脾化湿,可选用独活寄生汤加减;肾虚型偏于肾阳虚者,治宜温肾壮阳、强筋健骨,方用金匮肾气丸、右归饮等加减;肾虚型偏于肾阴虚者,方用六味地黄丸、左归饮等加减。亦可外用药物治疗,气滞血瘀型可外贴消瘀止痛药膏;风寒湿型可外贴温经通络膏或用热熨药热敷。

西药可选用双氯芬酸钠缓释胶囊、洛索洛芬钠片等非甾体类抗炎镇痛药缓解疼痛,并配合神经营养类药物如维生素 B_1、维生素 B_{12} 等治疗。病情严重者可短期应用糖皮质激素类药物治疗。

5. 针灸治疗

L3~4 椎间盘突出取 L3~4 夹脊穴、至室、大肠俞、承扶、委中等穴;L4~5 椎间盘突出取 L4~5 夹脊穴、肾俞、大肠俞、秩边、飞扬等穴;L5~S1 椎间盘突出取 L5 夹脊穴、肾俞、大肠俞、秩边、至阴等穴。针刺手法用泻法或平补平泻。

6. 封闭疗法

1)痛点封闭疗法

适用于腰部和下肢有明确局限性压痛的腰椎间盘突出症病例。正确的注射部位应有明确的压痛,常见于棘突间、棘突旁、臀部坐骨神经出口、腘窝等处。

2)硬膜外封闭疗法

将药物注入腰部硬膜外腔对神经根及局部疏松结缔组织起到镇痛、消炎、消除水肿和防止粘连等。

3)椎间孔神经根封闭

通过对突出椎间盘压迫的神经根进行局部阻滞以止痛,亦可用于诊断和治疗。

7. 物理疗法

腰椎间盘突出症的恢复期可配合物理疗法治疗,以改善周围组织的血液循环,促进神经根炎性水肿的吸收,缓解肌肉痉挛,促进机体功能恢复。常用的物理疗法有短波、超短波、传导热疗法等,对于有神经根粘连者可采用超声波、中频中药离子导入等治疗。

8.练功活动

腰腿痛症状减轻后,应积极进行腰背肌的功能锻炼,可采用飞燕点水、五点支撑、直腿抬高等动作,以增强腰腿部肌力,以利于腰椎的平衡稳定。

9.手术治疗

对于下列情况可选择手术治疗:①疼痛严重,经各种非手术治疗无效者;②经常复发,影响日常工作、生活者;③中央型椎间盘突出马尾神经受压症状严重,有括约肌功能紊乱者;④神经根粘连,表现为严重持久麻木或感觉异常者;⑤伴有严重的神经源性间歇性跛行,影像学证实合并腰椎管狭窄或神经根管狭窄,非手术治疗不能奏效者。常用手术方式有微创治疗(如经皮椎间盘切除术、臭氧介入等)、单纯黄韧带切除椎间盘摘除术、半椎板切除椎间盘摘除术、全椎板切除椎间盘摘除术以及前路椎间盘切除术等,临床可根据实际情况选择应用。对伴严重腰椎不稳者,可在腰椎间盘摘除时行内固定术。

(五)护理要点

(1)注意病情变化,若患者出现腰腿痛,下肢麻木,间歇性跛行或伴有马尾综合征等,是病情加重的表现,及时报告医生处理。

(2)行手术治疗者,术后要定时翻身,预防压疮。翻身时须保持躯干在同一轴平面上,切忌脊柱扭转或屈曲。指导患者做直腿抬高练习、下肢肌肉舒缩锻炼、踝关节和足趾的屈伸练习,防止术后神经根粘连。

(3)健康教育。宜长期睡硬板厚垫床;注意腰背部保暖,避免风寒湿邪等诱发因素;加强腰背肌功能锻炼;避免腰部过度负重和大幅度的弯腰、旋转等动作。

三、腰椎滑脱症

腰椎滑脱症是指一个椎骨在另一个椎骨上滑移而产生的临床症状,是慢性腰痛的常见原因之一,属"骨痹""腰痛"等范畴。腰椎滑脱症分为真性滑脱和假性滑脱。因椎弓不连引起的滑脱称为真性滑脱;而起因于腰椎退行性改变而致的滑脱称为假性滑脱,又称腰椎退行性滑脱。腰椎滑脱可以向后、向前及向侧方滑脱,其中最常见的是前滑脱。真性滑脱以发生于L5多见;假性滑脱以发生于L3~4间较多。

(一)病因病理

1.真性滑脱

真性滑脱可分为先天性和后天性两类。前者系指先天性腰椎椎弓中央及两侧的化骨中心未能连接而致峡部不连先天即有椎弓峡部的缺损,行走之后逐渐发生滑脱;后者系由慢性劳损、应力骨折或一次性损伤所造成。一般认为是在遗传性发育不良的基础上,椎弓部遭受到反复的应力所致。腰椎峡部不连以L5为最多,峡部不连使L5椎体及上关节突与其棘突、椎板、下关节突分离,减弱了阻挡向前滑脱的能力。滑脱主要发生在青春期中,可能与此期活动剧烈有关,以后滑脱继续加剧的趋势较小。先天性滑脱,幼儿会行走时即可逐渐发生,至成人可以发展到完全滑脱,是本症中的最严重者,治疗最为困难。由于椎弓峡部较薄弱,受劳损或外伤而致椎弓峡部不连接的患者,滑脱发生较晚,多数在青年时期发现,大多停留于

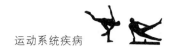

Ⅱ度滑脱,达到Ⅲ、Ⅳ度滑脱者较少。

2. 假性滑脱

假性滑脱系由于椎间盘退行性改变、关节突磨损,渐至发生滑脱,多见于中年以后,以L3~4间发生滑脱多见,其滑移程度大多在Ⅰ度之内,由于关节突的阻挡,少有至Ⅱ度者,发生神经受压症状者亦少见。此外,本病还与女性怀孕、生产及月经期内分泌改变使韧带松弛有关;过度劳累及髋关节病变使腰椎负荷增加亦可诱发腰椎滑脱。滑脱使椎管扭曲变小及黄韧带增生,可导致椎管狭窄;晚期,滑脱水平的椎间隙变窄,相邻椎骨终板硬化,边缘增生。

(二)临床表现与诊断

1. 症状

主要症状为腰痛。轻度滑脱者表现为下腰部轻度酸痛,偶尔放射到臀或大腿;滑脱程度比较大的患者可出现腰痛伴根性放射痛。症状与劳累有关,与天气变化无关。腰痛一般在活动或起床后加重,休息或卧床后缓解。少数可有会阴部麻木,小便潴留或失禁;间歇性跛行较为少见。病程可长达数年至数十年。

2. 体征

临床检查的发现和滑脱程度有关。腰部的生理前凸加深,身体的重心向前移动,病变以上的腰椎代偿性过伸,上半身向后倾,腰部可触及阶梯改变,腰部肌肉保护性痉挛致活动受限。严重的患者可以出现骨盆性摇摆式"鸭步"。下腰部有压痛,腰棘突及棘上、棘间韧带常有压痛。皮肤感觉、腱反射、肌力变化与受累的神经相对应。坐骨神经受压时,直腿抬高试验可为阳性。偶有鞍区麻痹和括约肌功能障碍。

3. 辅助检查

X线片检查是诊断腰椎滑脱症的主要依据,摄片应包括腰椎正、侧位及双侧斜位。正位片不易显示病变区,一般于椎弓根影下可见一低密度裂隙,多为双侧。侧位片对腰椎滑脱和腰椎峡部崩裂的诊断有重要意义,是腰椎滑脱测量的主要手段。腰椎双侧斜位X线片是诊断峡部裂的主要依据,它能显示两侧峡部的情况。正常椎弓、附件在斜位片上投影似"猎狗"外形,即狗鼻为同侧横突,狗耳为上关节突,狗眼为椎弓根的纵切面影,狗颈为峡部,狗身为椎弓,前后腿分别为同侧和对侧的下关节突,尾巴为对侧的横突。若有椎弓峡部不连,则可在"狗颈"部见一带状裂隙,故又称狗脖子项链征(图5-41、图5-42)。

正常的第5腰椎与第1骶椎构成一条连续弧线。Meyerding将骶骨上关节面分为四个等分,根据第5腰椎在骶骨上向前移位程度,将脊椎滑脱分为四度:不超过1/4者为Ⅰ度;介于1/4~1/2者为Ⅱ度;介于2/4~3/4者为Ⅲ度;大于3/4者为Ⅳ度(图5-43)。

CT及MRI可显示椎管、侧隐窝、椎间盘及神经根情况。

本病诊断以X线片为主,结合临床症状和体征。有些患者虽然X线征上有滑脱,但不一定有症状,诊断时应加以注意。

(三)治疗

仅有X线片表现而无症状的腰椎滑脱不需要特殊治疗,加强腹肌和腰背肌锻炼即可。大多数患者经非手术疗法都可使症状得到不同程度的改善。

1. 非手术治疗

对症状轻微、滑移不超过30%的患者可采用非手术疗法。

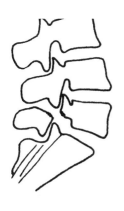

图 5 - 41 腰椎峡部不连

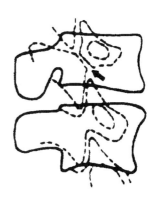

图 5 - 42 狗脖子项链征

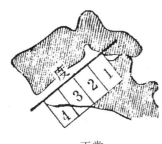

正常

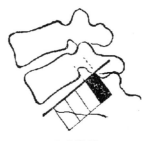

Ⅰ度滑脱

图 5 - 43 腰椎滑脱症分度示意图

（1）卧床休息，避免或减轻体力劳动强度，尤其是避免腰部负重。

（2）佩带腰围保护；控制体重以防止病情加重。

（3）药物治疗：治宜补肾壮阳、舒筋活络，方用健步虎潜丸、六味地黄丸、金匮肾气丸等加减。亦可用非甾体类抗炎镇痛药物缓解疼痛，并配合神经营养类药物如维生素 B_1、维生素 B_{12} 等治疗。病情严重者可短期应用糖皮质激素类药物治疗。此外，亦可用伤湿止痛膏、狗皮膏等外贴。

（4）物理治疗：可采用红外线、超短波、磁疗、中药离子导入等治疗，缓解症状。

（5）神经阻滞疗法：对疼痛严重者，尤其是出现根性刺激症状的患者，可采用骶管封闭治疗。

2. 手术治疗

（1）手术指征：①持续或反复腰痛，影响正常活动；②有神经根或马尾受压的症状和体征；③滑移程度大于 30%。

（2）手术原则：减压、复位、固定和融合是腰椎滑脱手术治疗的原则。

（四）护理要点

（1）行手术治疗者，术前劝导患者戒烟，并行手术体位及卧位排便等适应性训练。手术体位为俯卧位，头偏向一侧，胸部、骨盆下垫一棉垫，腹部悬空，两腿平放床上，将手放在躯干两侧的舒适位置，同时注意保暖避免受凉。

（2）术后体位和翻身关系到手术成败，一般术后平卧 2h 可达到压迫止血的目的，2h 后采用平轴翻动的原则，每 2h 翻身一次，平卧位与侧卧位交替，防止压疮形成。

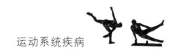

四、腰椎椎管狭窄症

凡因腰椎椎管、神经根管及椎间孔变形或狭窄,导致神经根和(或)马尾神经受压而出现一系列临床综合征,称为腰椎椎管狭窄症,又称腰椎管狭窄综合征,属中医"腰腿痹痛"范畴。多发于40岁以上的中老年人,男性多于女性,体力劳动者多见。好发部位为L4～5,其次为L5－S1、L3～4、L2～3等。

(一)病因病理

临床将其分为原发性和继发性两类。原发性椎管狭窄是椎管本身由于先天性或发育性因素而致的腰椎椎管狭窄,表现为腰椎管的前后径和横径均匀一致性狭窄,此类型临床较为少见。继发性狭窄多为后天所致,腰椎退行性改变是主要致病原因,如骨质增生、黄韧带肥厚、小关节突肥大、椎间盘退行性改变等使椎管容积变小,达到一定程度后可引起神经根和(或)马尾神经受挤压而发病。原发性狭窄与继发性狭窄常常相互影响。在先天性椎管发育不良、椎管狭窄的基础上,各种退行性改变可使椎管容积进一步狭小,致使临床症状加重。

本病与先天肾气不足或后天肾气虚衰以及劳役伤肾等有关,反复外伤、慢性劳损和风寒湿邪的侵袭为其常见外因。主要病机是肾虚不固,邪阻经络,气滞血瘀,营卫不和,以致腰腿筋脉痹阻而产生症状。

(二)临床表现与诊断

1.症状

腰椎椎管狭窄症主诉症状较多,也很不典型。主要症状是腰腿痛和间歇性跛行。下腰部及骶部酸胀疼痛,常累及双侧下肢,下肢疼痛可左右交替出现,咳嗽时多不加重。腰腿痛呈慢性反复发作过程,多出现于长时间站立或行走后,骑车则无任何影响;疼痛时,坐下或蹲下休息片刻,疼痛多能缓解或消失。间歇性跛行是本病的典型症状,表现为行走一段距离后,逐渐感腿胀痛,或伴有感觉异常、运动无力等,致使难以坚持行走,需下蹲休息一段时间后方能继续行走。间歇性跛行可作为诊断腰椎椎管狭窄症的重要依据。病情严重者,可引起尿急或排尿困难。

2.体征

常无明显阳性体征或体征轻微,原因是患者体检时取卧位,症状多已缓解或消失。患者常强迫于腰部略向前屈位姿势,腰过伸试验阳性是本病的重要体征。直腿抬高试验可出现阳性。感觉和运动障碍多为L5和S1神经根支配区,单侧或双侧下肢触觉或痛觉可发生减退,跟腱反射减弱或消失。部分患者有括约肌功能障碍,表现为排尿困难,有便意感等,少数患者有性功能障碍。

3.影像学检查

X线检查对腰椎椎管狭窄的诊断有一定的参考价值,而CT检查是判断有无椎管狭窄及其严重程度的重要方法。

1)X线片检查

正位片:椎间关节向中线偏移,关节突肥大,下关节突间距小,椎板间隙狭窄;侧位片:椎体后缘有骨峰凸起,椎间关节肥大,椎弓根短,椎间孔前后径变小,关节突肥大、硬化等;斜位片:除真性椎体滑脱外,其余关节突之间无明显缺损。

根据X线片所测得的数据来判断腰椎管狭窄(一般临床仅作诊断参考)。目前较公认的是腰椎椎管正中矢状径小于12mm作为诊断的标准,中矢状径在10～12mm之间为相对狭窄,小于10mm为绝对狭窄。椎体横径、矢状径乘积和椎管横径、矢状径乘积之比值为4∶6,如果测得的比值大于此值应考虑到腰椎椎管狭窄。

2)CT扫描

目前CT扫描是判断椎管有无狭窄的重要方法之一。腰椎管狭窄症CT扫描可有以下几种表现:①椎管前后径小于15mm为不正常,12mm以下则可诊断为椎管狭窄;②有向后延伸的骨刺;③椎板的上下关节突增生肥大,可使椎管断面变为三叶形;④黄韧带肥厚,腰椎黄韧带正常厚度在5mm以下;⑤侧隐窝狭窄,椎弓根上缘处的侧隐窝的前后径若小于或等于2mm肯定压迫神经,2～3mm为可疑狭窄,大于5mm则可排除侧隐窝狭窄。发育性狭窄常发生在L2、L3、L4水平;而退行性椎管狭窄则发生在L4、L5及S1水平。

3)MRI检查

MRI可提供椎管的矢状面、冠状面及轴位横断面的影像。在腰椎管狭窄症的诊断方面,因不能提供精确的定位与清晰的图像,故其价值不大。但在鉴别诊断方面,它可清晰地显示椎管内的肿瘤、血肿、椎骨的感染或其他破坏性病变的范围。

任何一种影像学检查都可能出现假阳性或假阴性。因此,必须以临床表现为根据才能做出正确诊断。

（三）鉴别诊断

1. 腰椎间盘突出症

起病较急,有反复发作病史,其根性症状典型,腰腿痛剧烈,腹压增高时腰痛和下肢放射痛加重,直腿抬高试验等神经体征检查多强阳性。X线片显示无椎管狭窄改变等。而腰椎椎管狭窄症多见于40岁以上中年人,起病缓慢,主要症状是腰痛、腿痛和间歇性跛行,临床主诉多、体征少,且症状和体征常不一致,X线摄片、CT和MRI有助于鉴别。

2. 血管性间歇性跛行

本病属缓慢性进行性动脉、静脉同时受累的全身性疾病,表现为下肢麻木、酸胀、疼痛和间歇性跛行,易与腰椎椎管狭窄症混淆。但前者可见足背动脉和胫后动脉搏动减弱或消失,后期可产生肢体的远端溃疡或坏死。而腰椎椎管狭窄症足背动脉和胫后动脉搏动良好,不会发生肢体的远端溃疡或坏死。

（四）治疗

大部分患者采取非手术治疗如手法治疗、针灸、药物、功能锻炼等综合治疗,能取得较好疗效。

1. 非手术治疗

1)卧床休息

急性期应卧床休息,一般2～3周。症状严重者可采用屈曲型石膏背心或支架固定,减少腰骶部后伸。

2)手法治疗

病情稳定者,可行手法治疗予以舒筋活络,疏散瘀血,松解粘连,使症状得以缓解或消失。一般可采用揉按法、点压法、滚法、提捏法,根据患者症状和类型,可适当配合施用屈腰摇晃法、按压抖动法、屈伸蹬腿法等治疗,但手法均应轻柔稳妥,切忌用暴力旋转,以防症状加重。

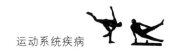

3）药物治疗

肾气亏虚者治宜补肾益精,偏于肾阳虚者治宜温补肾阳,可用右归丸或补肾壮筋汤加减;偏于肾阴虚者治宜滋补肾阴,可用左归丸、大补阴丸加减。外邪侵袭属寒湿腰痛者治宜祛寒除湿、温经通络。风湿甚者可用独活寄生汤加减;寒邪重者可用麻桂温经汤加减;湿邪偏重者可用加味术附汤加减。属湿热腰痛者治宜清热化湿,可用加味二妙汤加减。因扭挫瘀积而发病者,可用活血止痛汤、定痛活血汤加减。西药可应用非甾体类抗炎镇痛药物如双氯芬酸钠缓释胶囊、洛索洛芬钠片等缓解症状。

4）针灸治疗

可取肾俞、志室、气海俞、命门、腰阳关等穴位针刺治疗。

5）封闭治疗

可进行硬脊膜外封闭,有减轻神经根水肿、粘连、缓解症状的作用。

6）物理治疗

可选用超短波或中药直流电离子局部透入等治疗,亦可局部热敷。

7）运动疗法

病情缓解后,应加强腹肌的锻炼,以增强腹肌的力量,减轻腹肌的紧张。锻炼方式可采取仰卧起坐方式进行,锻炼中要注意循序渐进,不可急于求成。

2. 手术疗法

经系统非手术治疗无效,且症状逐渐加重,行走困难,间歇性跛行明显者,有鞍区麻木、二便失禁等马尾神经受压者,应考虑手术治疗,以解除腰椎管内对神经血管的压迫。手术方法有广泛的椎板和黄韧带切除术、部分椎板和黄韧带切除术、椎间盘切除和神经根管扩大术等,应根据病情选择使用。

（五）护理要点

（1）告知患者卧硬板床休息是最基本的治疗措施。尤其在发病初期和治疗期间,关节韧带比较松弛,炎症较重,如果休息不好可能加重病情。

（2）注意保暖。受凉可引起椎间关节僵硬、椎间盘突出、神经根水肿等不良后果,增加患者痛苦。

（3）注意活动姿势。避免剧烈运动,如扫地、拖地、弯腰搬重物等;避免长时间保持一个姿势工作,防止复发。

五、退行性脊柱炎

退行性脊柱炎是指因颈胸腰段脊柱退变为基础引起的临床综合征,又称增生性脊柱炎、肥大性脊柱炎、老年性脊柱炎、脊椎骨关节炎等,以椎体边缘增生和小关节肥大性变化为其主要特征。属于中医学痹证、颈肩痛、腰腿痛的范畴。本病好发于中年以后,男性多于女性,长期从事体力劳动者易患此病。

（一）病因病理

退行性脊柱炎是指椎骨、椎间盘以及周围软组织的一系列退行性和增生性变化的结果,本病临床上可分为原发性和继发性两种。①原发性退行性脊柱炎:主要系生理性退行性变所引起。中年之后,椎间盘中髓核的水分逐渐减少,使椎间盘耐压能力下降,变扁而致椎间高度下降,引起椎间隙狭窄的同时,导致脊柱的生物力学平衡被打破,从而使脊柱受力分布发生改变。而骨的生长与重建要适应功能的需要,因此,高应力部分的骨质按需要向周围生长,以扩大受力面积,增加脊柱的稳定性,从而在诸多部位出现骨质增生,形成骨赘。外伤和劳损,如长期固定于某种姿势工作和负重劳动等,本身即为应力性损伤,应力的积累会引起上述退行性变和骨质增生。故骨质增生是机体为减小异常应力和损害,重新恢复脊柱稳定的一种代偿性反应。骨质增生虽普遍存在,但多数人并无临床症状,只有当局部失代偿或增生的骨刺直接压迫重要组织时,方出现临床症状。②继发性退行性脊柱炎:主要因脊柱外伤或疾病引起,如脊柱骨折、脱位、关节软骨损伤以及椎体结核、骨髓炎、脊柱先后天性畸形等,这些因素均可破坏脊柱结构的力学平衡,造成承受应力过大的部位产生骨赘,严重者形成骨桥,从而诱发本病。

中医认为退行性脊柱炎属"邪实正虚"之变,邪实是外力所伤,瘀血内滞或外邪侵袭,经脉痹阻;正虚是肾元亏虚,肝血不足等,往往交杂兼并为患,难于截然分开。

（二）临床表现与诊断

本病主要根据病史、疼痛特点和 X 线检查作出诊断。

患者多为 40 岁以上的体质肥胖者,有长期从事弯腰劳动和负重的工作史或有外伤史。起病缓慢,患者常感腰背酸痛不适,僵硬板紧,不能久坐久站,晨起或久坐起立时症状较重,稍加活动后减轻,但过度活动、劳累后或一种体位过久,或受冷、天气变化时,均可使疼痛加重。急性发作时,腰痛较剧,且可牵掣到臀部及大腿,若骨刺压迫或刺激马尾神经时,可出现下肢麻木无力、感觉障碍等症状。

检查可见腰椎生理曲度减小或消失,甚或出现反弓;局部肌肉痉挛,有轻度压痛,一般无放射痛;下肢后伸试验常呈阳性。直腿抬高试验,一般可接近正常。腰部俯仰活动不利,但被动运动基本达到正常。

X 线检查显示脊柱生理弧度改变,多个椎体边缘骨质增生,椎间隙变窄,椎体上下缘骨质致密;椎间小关节间隙变窄,关节突肥大增生变尖,椎骨向前或向后假性滑脱等改变。

（三）治疗

本病较难根治,治疗目的主要为改善局部血液循环,缓解症状,恢复脊柱功能,预防病变发展。首先,患者应积极地坚持医疗体育活动,以增强腰背肌力和改善脊椎关节活动为主,使肝肾气充、筋骨劲强、气血周流。同时还应注意避免外伤、过劳和受风寒湿邪侵袭。肥胖者应节制饮食,以减轻体重。治疗一般采用手法、针灸、药物、理疗等综合治疗能取得较好效果。

1. 非手术治疗

1)手法治疗

手法治疗以舒筋活络、温经通脉为原则。手法可以纠正患者脊椎间关系的紊乱,松解局部粘连,解除肌肉僵硬,改善局部血液循环,消除炎症,缓解症状,并有利于功能的恢复。其具体操作如下:患者俯卧位,在腰骶部脊柱两侧以抚摩、揉、搓自上而下施行 3~5 遍。然后术者两手拇指点按肾俞、命门、气海、关元等穴位,伴有腿痛患者,点按环跳、委中、承山等穴位。根据患者病情和全身情况,另可选用以下治疗方法:①患者侧卧,术者立于患者前方,用斜扳法活动腰椎,左右各一次。②患者两手紧握床头,术者用双手握住患者小腿远端牵引 2~3 分钟,然后用力上下抖动 5~10 次。

2)固定与牵引

急性期患者宜卧硬板床休息,下床时佩戴腰围固定,伴有坐骨神经痛者可施行牵引。

3)药物治疗

以舒筋活血、强筋壮骨为主,可内服抗骨质增生丸、六味地黄丸,或用独活寄生汤、蠲痹汤加减。对骨

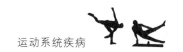

质疏松严重者,可给予系统补钙治疗。

4)针刺疗法

可取肾俞、命门、环跳、委中、昆仑等穴位针刺治疗。

5)物理治疗

可用 TDP 照射、骨质疏松治疗仪、中药熏洗等治疗。

6)运动疗法

适用于慢性期患者,指导患者练习医疗体操,加强腰背肌力练习,使肌肉力量均衡,可做仰卧拱桥、俯卧伸腿、伸腰仰卧起坐、飞燕点水、立位腰部屈伸、侧屈、转体等动作。后期加强腰部抗阻练习。根据患者年龄、体质、病情等情况,选用以上几个动作练习,每日 1~2 次,每次每个动作 10~20 次,可逐渐增加运动量。总之,运动疗法要求活动幅度由小到大,缓慢轻柔,其总活动量以不使腰脊过于劳累为度,本病一般都不宜做剧烈的活动。

2.手术治疗

对于经长期非手术治疗无效或病情呈进行性加重,有脊髓、神经根严重压迫症状者,考虑采用椎板切除减压术、骨赘切除术等;对腰椎因骨质疏松引起压缩骨折者,可行椎体成形术。

（四）护理要点

（1）健康教育:本病好发于老年男性,以体力劳动者多见。注意生活调护,起居有节,寒凉适宜,适当进补强筋健骨的食物。加强腰背肌锻炼,避免腰部长期负重和过度活动,减轻脊柱的进一步损伤。

（2）急性期予以卧硬板床休息,注意腰部保暖。指导患者进行功能锻炼,如前屈、后伸及左右旋转腰部等。

六、骨质疏松症

骨质疏松症(osteoporosis,OP)是一种全身性的骨骼疾病,其特征是骨量减少或(和)骨组织微结构破坏,因此导致骨强度下降、骨脆性增加,极易发生骨折。骨质疏松的发病率与性别、年龄、种族、地区等因素有关。女性多于男性,女性常见于绝经期以后。在 60 岁以上老年人中,发病率为20%~30%。骨质疏松是一个世界性的、主要的不断增长的骨骼健康问题,随着百姓生活水平的提高,预期寿命延长和人口结构改变,骨质疏松症将成为更加严重的世界性公共健康问题。

骨质疏松症属于中医"虚劳""痿证"的范畴,与脾肾两脏关系密切。

（一）病因病理

中医认为骨质疏松症的发病根源皆在于肾,肾主骨生髓。由于各种原因导致肾(气、阴、阳)的不足,影响骨髓和血之化源,精不生髓,骨失髓血充养,发生骨髓脆弱无力,导致骨质疏松症(骨痿)的发生。其病位虽在肾,但与肝、脾密切相关。脾主运化,为后天之本,气血生化之源,充养肾精,若脾气虚弱,运化不力,脾精不足,则肾精乏源;或脾气虚弱,中阳不振,气血不足、津液不布,肌肉消痿、倦怠乏力,肢体痿弱不用,均可致骨痿。肝藏血、肾藏精,"肝肾同源"实乃"精血同源";肝主疏泄、肾主封藏,二者相互制约、相辅相成。肝主筋、肾主骨,筋骨相连。肝虚时,阴血不足,筋失所养,肢体屈伸不利;肾精亏损,髓枯筋燥,痿废不起,而发骨痿。另外,骨质疏松症多发于中老年人,由于老年人机体功能衰退,体虚气弱,易受外邪侵袭,导致气机不利,气虚无力推动血行脉中,使经络不通、气血不畅,故老年人脾肾俱虚的同时,往往伴随血瘀的存在。瘀阻经络,经络不通则出现疼痛、功能障碍。血瘀又可致气血运行障碍,营养物质不能濡养脏腑,引起脾肾俱虚而加重骨质疏松症的症状。故本病属本虚标实之证,本虚以肾(气、阴、阳)虚为主,涉及肝阴、脾气及气血不足;标实多为瘀血、气郁等。

现代医学认为本病由以下原因引起。①原发性骨质疏松:包括绝经后骨质疏松(Ⅰ型)和老年性骨质疏松(Ⅱ型)。前者主要病因为性激素不足,患者以女性为主,60～65 岁为发病高峰期,脊柱椎体骨折为其主要临床表现。与Ⅰ型骨质疏松相比,Ⅱ型骨质疏松男性患者比例增加,但仍以女性为多。骨折常于绝经后 25～40 年内发生,以髋部骨折居多。②继发性骨质疏松:是由其他疾病或药物等因素诱发的骨质疏松症。③特发性骨质疏松症:多见于 8～14 岁青少年,多数有家族遗传史,女性多于男性。

骨质疏松症的发生与否与影响骨细胞功能的某些激素和全身、局部的调节因子有关,如甲状旁腺激素、维生素 D_3、降钙素、促生长素、糖皮质激素、胸腺素、胰岛素和性激素等。骨质疏松症的主要病理改变为骨基质和骨矿物质含量的减少,骨微细结构破坏。无论是皮质骨还是松质骨均可出现骨皮质变薄,这是由于骨皮质的内面被破骨细胞渐进性吸收所致,此时也许成骨细胞的激活尚属正常,但出现了破骨细胞的异常转化,使得破骨细胞的数量明显增多,骨吸收亢进,在此同时,松质骨的骨小梁体积变小,宽度变细,骨小梁数量减少。骨质疏松时骨小梁数目的减少可达 30%,这种骨皮质的变薄和骨小梁体积变小、变细及数目减少,使得骨出现了骨髓腔明显扩大、变空。由于骨量减少,但骨钙化过程基本正常,使骨变脆而易发生骨折。

(二)临床表现与诊断

1.病史

老年患者可无明确病史,其他原因引起的骨质疏松症则有相应病史。并发骨折者,可有相应的外伤史,但由于引起骨折的外力往往非常轻微,加之部分并发骨折的患者无明显症状,故患者就诊时常无明确的外伤史。

2.症状和体征

1)腰背痛

腰背疼痛是骨质疏松症患者最常见的临床症状,当脊柱发生椎体压缩骨折时表现得尤为明显。疼痛程度较轻而持续时间较长,但亦有疼痛剧烈并持续数周者。急性腰背痛缓解之后,留有不同程度的慢性腰痛。

2)身长缩短、驼背

身长缩短、驼背是骨质疏松症继腰背痛后出现的重要体征,乃椎体发生慢性累积性变形和压缩骨折的结果。由于病变累及多个椎体,经过数年,可使脊柱缩短 10～15cm,从而导致身材变矮,其特点是身长短于指间距。特别是活动度大、负重量大的椎体(如 T11、T12 和 L3)变形显著,甚至发生压缩骨折,均可使脊柱前屈度增加、后凸加重而形成驼背(圆背)畸形。随着年龄的增加,身长缩短及驼背畸形程度也随之加重。

3)骨折

脊柱椎体压缩骨折、髋部骨折和桡骨远端骨折是最常发生的 3 种骨折。胸腰椎骨折严重者可致背腰部畸形,肺活量减少甚至引起肺部感染,或影响心功能。骨折可导致患者身长和体重均下降,脊柱缩短,肋下缘与髂嵴靠近,脊柱出现后凸畸形。

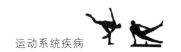

3. 实验室检查:血液生化检测无明显异常;血清钙和无机磷含量、碱性磷酸酶多正常;尿磷、尿钙亦无异常,但尿羟脯氨酸可能增高。并发骨折时,血清碱性磷酸酶略增高。如伴有软骨病者,血磷、血钙偏低,碱性磷酸酶增高。

4. X 线检查:X 线平片对骨量减少并不敏感,只有骨量丢失超过 30% 时,才能观察到骨质疏松的征象,因而对原发性骨质疏松症的早期诊断帮助不大,但在发现临床症状不典型的椎体骨折与其他骨病相鉴别仍具有一定的临床价值。原发性骨质疏松症的基本 X 线的征象包括骨透光度增高、骨小梁减少、骨皮质变薄,以及骨大体结构变形和骨折。

5. 骨密度测定:骨密度(bone mineral density,BMD)测定是明确原发性骨质疏松症诊断、估计骨质疏松程度和评价治疗效果的必要手段。骨密度测定可反映骨组织骨矿含量,给出骨量减少情况一个相对量化的标准。通常采用的方法有单光子吸收法、双光子吸收法、双能 X 线吸收法、定量超声骨测量技术及定量 CT 扫描等。双能 X 线吸收法以其准确度和精确度高、辐射剂量低、检查时间短等优点被广泛应用于临床。定量超声骨测量技术(quantitative ultrasound system,QUS)是 20 世纪 90 年代才出现的新方法,不仅能测量骨量,更重要的是能反映骨结构和骨力学性能,被认为是具有良好发展前景的非侵袭检查方法。目前只能在跟骨和手指测定。

6. 骨代谢生物化学标志物:骨代谢生物化学标志物虽不能像 BMD 那样确立原发性骨质疏松症的诊断和预测原发性骨质疏松症引起骨折的危险度,但可以反映机体的骨形成和骨吸收的目前状况,对原发性骨质疏松症的早期诊断和鉴别诊断、分型与治疗、预防及监测有重要的意义。骨特异性碱性磷酸酶、骨钙素是反映骨形成的常用指标,吡啶交联物、羟赖氨酸糖苷是反映骨吸收的常用指标。

(三)治疗

1. 中药内治

对骨质疏松症的治疗,中医应以调补脾肾为本。属脾气虚证型宜选用参苓白术散加减,若见饮食不清、胃脘不适者,可加山楂、厚朴、麦芽等;属肾阴虚证型宜选用左归丸加减,如阴虚火旺之症明显者,可与知柏地黄丸合用;并发骨折者,按骨折三期辨证施治。

2. 西药治疗

1)性激素

雌激素是预防绝经后骨质疏松症的首选药物,可减少骨折发生,疗效肯定。雌激素亦可与雄激素(如丙酸睾酮等)联合使用以增加疗效,但女性患者应注意防止发生男性化倾向。

2)补充钙剂和维生素 D

补充适量钙剂,可缓解疼痛,促进正钙平衡。口服钙剂可用乳酸钙、碳酸钙等,目前认为有机钙更有利于吸收。维生素 D 可促进钙吸收和正钙平衡,但对单纯骨质疏松症患者,维生素 D 无效。大剂量应用维生素 D 和钙剂时,应注意观察血钙和尿钙,以免发生尿路结石。

3)降钙素

对各种骨质疏松症均有效,主要是通过抑制破骨细胞的形成,达到减少骨吸收的作用,具有明显的镇痛和降低骨折发生率的作用。

4)镇痛剂

腰痛明显者,可服用非甾体类抗炎镇痛药如双氯芬酸钠、布洛芬等对症。

此外,甲状旁腺激素、二磷酸盐和小剂量氟化物亦有一定的治疗作用。

3.手法治疗

多以推脊理筋手法为主,不易用扳法。手法宜轻柔,时间宜长。

4.物理治疗

物理治疗不仅可消炎镇痛、兴奋神经和肌肉、改善血液循环、调节自主神经和内脏功能、松解粘连等,还可以维持骨量,并防止骨量减少,抑制骨吸收,促进骨形成。常用的方法有电磁疗法、超声波、蜡疗、水疗及骨质疏松治疗仪治疗等。

5.营养与运动疗法

由于骨骼蛋白质和钙盐均有丢失,故应在饮食中补充蛋白质、钙盐及各种维生素,对改善症状有一定帮助。此外,应鼓励患者做适度的体育活动,以刺激成骨细胞增殖活跃,促进骨质形成。如打太极拳、练气功、慢跑、步行、跳舞等都是减缓骨质疏松的有效运动方法。

6.并发骨折的治疗

椎体骨折者,需卧床及对症治疗。但卧床时间不宜过长,应鼓励患者在有效保护措施的前提下,早期起床活动,并注意防止发生意外。

(四)护理要点

(1)改善居住环境,空气清新,室内设施简洁实用,防滑设施良好,上下楼梯把好扶手,穿防滑鞋。避免使用可引起体位性低血压、平衡失调的药物,防止意外。

(2)适量户外运动,多晒太阳;调整饮食结构,多吃牛奶及豆制品,增加钙的吸收,忌烟酒,避免过量碳酸饮料。

(3)慎用影响骨质代谢的药物,如:利尿剂、异烟肼、强的松等。

第三节　四肢关节退行性疾病

一、肩关节周围炎

肩关节周围炎是肩关节囊及其周围韧带、肌腱和滑囊的慢性非特异性炎症,又称"五十肩""冻结肩""漏肩风或露肩风""肩凝症"等。好发于50岁左右的中老年人,女性稍多于男性,临床以长期肩痛、肩关节多方向活动障碍为特征。属中医"肩痹""肩凝"等范畴。

(一)病因病理

肩关节周围软组织在发生退行性改变的基础上,可因外力作用、劳损或风寒湿邪入侵而发生肩周炎。部分肩周炎患者可继发于外伤,如肱骨近端骨折、肩关节脱位、上肢骨折固定时间过长等。本病的发生也可能与冈上肌腱炎、肩峰下滑囊炎、肩袖损伤等有关。

根据肩周炎的病理过程,可将其分为急性期、粘连期和缓解期。

1.急性期

肩部疼痛逐渐加重,夜间痛甚,肩关节活动受限,外展、后伸或外旋活动时,疼痛加重,其他方向尚有

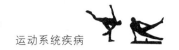

较大的活动,又称之为冻结前期。

2.粘连期

患者疼痛减轻,肩关节活动明显受限,因肩部周围软组织广泛粘连,肩关节各个方向活动均受限,形如冻结,又称为冻结期。

3.缓解期

患者疼痛减轻,随肩部周围软组织粘连松解,肩关节功能逐渐恢复正常,又称为恢复期。

（二）临床表现与诊断

好发于50岁左右,女性多于男性。个别病例有外伤史,多数病例慢性发病,隐匿进行。常因上举外展动作引起疼痛始被注意,亦有疼痛较重及进展较快者。主要症状为肩周疼痛,肩关节活动受限或僵硬。疼痛可为钝痛、刀割样痛,甚至痛醒,有的还牵涉到上臂及前臂,亦可因运动加重。患者主诉常无固定痛点,但结节间沟及喙突处大多有明显压痛。肩关节各方向活动受限,但以外展、外旋、后伸障碍最显著（盂肱韧带粘连挛缩所致）。如不能梳理头发,穿衣服等。肩周软组织间发生广泛性粘连,而使所有活动均受限制。此时,用一手触摸肩胛下角,一手将患肩外展,感到肩胛骨随之向外上转动,说明肩关节广泛粘连。

病程较长者,可出现肩部肌肉萎缩,肩关节X线摄片显示骨质轻度脱钙或软组织钙化。

本病诊断较易。凡年龄在45岁以上的中老年人,无明显外伤或轻微外伤后肩部疼痛,伴有进行性肩关节功能障碍者,即应想到本病。

（三）鉴别诊断

本症需与肩部骨关节软组织的损伤及由此引起的肩关节活动受限的疾患相鉴别。此类患者都有明显外伤史,且可查到原发损伤疾患,恢复程度一般较本症差。

此外,应与颈椎病相鉴别。颈椎病虽有肩臂放射痛,但在肩部往往无明显压痛点,仅有颈部疼痛和活动障碍,肩部活动尚好。

（四）治疗

本病是自限性疾病,大部分患者常能自愈,预后良好。部分患者虽可自愈,但时间长、痛苦大、功能恢复不全。积极地治疗可以缩短病程,加速痊愈。不同病期的患者,治疗方法要分别对待。

1.急性期（冻结进行期）

应以缓解症状和预防肩关节功能障碍为主要目的。

1）手法治疗

急性期的按摩手法必须柔和轻巧,以达到解除肌肉痉挛,促进血液循环,加速新陈代谢及炎症吸收的目的。一般每日按摩一次。其常用方法如下:①松筋活血:患者取坐位,肩部自然下垂放松,术者立于患侧偏后,在广泛抚摩后,用掌根揉和全掌揉、捏。手法沿各大肌群走向按摩。手法由轻而重,自浅及深。反复操作5~10min。②疏通经络:体位承上。先取肩井、肩贞、中府、天宗、肩髃诸穴,每穴按、掐1min左右。然后用四指指尖于腋窝内,沿肱二头肌内侧沟拨动,患者感酸麻发胀。③摇晃关节:术者左手固定肩部,右手握患手,做肩部抖动。接着搓肩,然后做肩部的摇晃,即帮助患者做外展、上举、内收、前屈、后伸等动作。最后以抚摸结束。摇晃关节时,会引起不同程度的疼痛,要注意用力适度,以患者能忍受为宜。

2）药物治疗

中药以疏通气血,祛风除湿,散寒通络为主。内服中药可采用羌活汤、独活寄生汤或三痹汤加减,晚上睡眠不好者,可用姜黄桂枝汤加减;外用中药可选用海桐皮汤、1 号或 3 号熏洗药熏洗。西药可用吲哚美辛、贝诺酯、双氯芬酸钠等。

3)针灸

以疏通气血、舒筋活络为主。常用穴:肩髃、天宗、肩内陵、巨骨、肩井等。备用穴:曲池、合谷、尺泽、太渊、四渎、阳池。此外,用条口透承山留针,同时嘱患者抬肩外展,有较好效果。

4)理疗和封闭

采用超短波、磁疗、中药直流电离子透入等,或以曲安奈德 10～30mg 加 1% 盐酸利多卡因 4～10ml 局部痛点封闭,1 周 1 次,共 3～4 次。

5)功能锻炼

以主动活动为主。关节运动的幅度由小到大,要尽量达到最大的可能程度。常用的体疗方法有 Codman 下垂摆动运动、原地云手、耸肩环绕、双手托天等。

2. 冻结期(粘连期)

以松解粘连,滑利关节为主。

1)手法治疗

在上期手法基础上,加上拨、弹和较大强度的摇晃。由于手法强度较大,患者多有酸痛反应,按摩后宜用其他治疗方法缓解,每日 1 次。具体方法如下:①松筋活血:手法与急性期同。②疏通经络:手法与急性期同。③弹拨:以拇指尖端垂直紧贴肱二头肌长头肌腱,在结节间沟内,沿肌腱走行的方向横行弹拨。然后沿喙肱韧带弹拨。对肱二头肌短头、肱三头肌长头、胸大肌止点等处,都可用拇指和食、中指相对拨弹。以上手法酸痛感觉均较重,需依患者具体情况选用。弹拨后用揉捏手法缓和之。④摇晃关节:做此手法,对患者肩关节各方位的最大活动范围要做到心中有数。每次按摩,各个方位都要摇晃,对其中一个或两个方位的摇动幅度要适当超过其最大的活动范围。在下一次按摩时,再选一个或两个其他方位做超过其活动范围的摇晃。亦有计划地使各个活动受障的方位,逐步解除粘连,恢复功能。可采用牵引前屈,高举过头,外展、外旋,内收搭肩,后伸、内旋等方法。最后用搓法、抚摩结束。

2)功能锻炼

本期除主动活动外,还需有被动性运动和上肢肌肉力量练习。每次练习 30～40min。除前期动作以外,可加以下体疗动作:如持棒推送、滑轮牵拉、扶持牵拉、拉重增力等。

3)药物治疗

内服大活络丸、虎骨木瓜酒等,2 号及 3 号熏洗药交替熏洗患肩。

其他疗法见前期。

3. 解冻期(缓解期)

本期已不需做按摩或药物治疗,可根据功能情况,选用一些体育方法进行锻炼。

(五)护理要点

(1)多为门诊治疗,指导患者居家护理,注意肩部保暖,避免外感风寒湿邪;请家属协助穿衣、梳头等日常生活。

(2)康复指导:指导患者行肩关节主动功能锻炼,如画圈、手指爬墙等,以防止肌肉萎缩及关节粘连,提高生活自理能力。

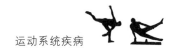

二、肱二头肌长头肌腱腱鞘炎

肱二头肌长头肌腱腱鞘炎(bicipital tendinitis of thg long tendon)又称肱二头肌长头肌腱狭窄性腱鞘炎。肱二头肌长头腱起于盂上结节及关节盂的后唇,它向下越过肱骨头进入结节间沟。结节间沟位于肱骨大小结节之间,结节间沟前有肱骨横韧带横过,肱骨横韧带可防止肱二头肌长头腱向外脱位(图5-44)。肱二头肌长头腱在结节间沟内活动范围较大,易因磨损而退变、粘连,中年以后,结节间沟因骨质增生而变窄,肱二头肌长头腱更易受磨损而产生变性引起该病。肱二头肌长头腱鞘炎好发于40岁以上的中老年人,属中医"筋痹""伤筋"范畴,若不及时治疗可发展为肩关节周围炎。

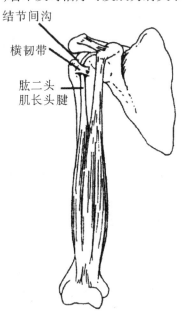

结节间沟

横韧带

肱二头
肌长头腱

图5-44 肱二头肌长头肌腱

(一)病因病理

引起肱二头肌长头肌腱腱鞘炎的主要原因有肱二头肌长头肌腱的退变、慢性劳损、急性外伤、感受风寒湿邪及肩部的炎症等。上述几种原因分别或综合作用均可引起肱二头肌长头肌腱腱鞘炎,其病理变化是肌腱和腱鞘的炎症反应。肌腱表现为失去光泽、变黄、粗糙、变硬,产生退行性变;腱鞘充血、水肿、渗出、增厚。渗出液被吸收以后,渗出液内的蛋白质、纤维素析出、沉着,最终引起肌腱与腱鞘的粘连,形成狭窄性腱鞘炎。肌腱滑动阻碍,甚至不能滑动。

(二)临床表现与诊断

有肩部活动过多、负担重,或急性损伤的病史。肩部疼痛不适或有酸胀感,逐渐加重,疼痛可放散至三角肌止点及前臂的前外侧。肩部受凉后或活动过多可使症状加重,休息后减轻。上肢外展、上举或后伸及反臂动作时,疼痛加剧。肱骨结节间沟处可有锐利压痛点,肩关节活动受限。部分患者上肢于90°外展位,沿肢体纵轴做旋转时,可出现疼痛加剧。耶加森征(Yergason's sign,患者屈肘90°,前臂旋前,检查者一手托住肘后,另一手握住患者手腕部,使其前臂保持在旋前位。患者做抗阻力前臂旋后动作。此时,结节间沟内产生局限性疼痛者为阳性,图5-45)阳性;勒丁顿征(Ludington's sign,患者双手十字交叉,双肩外展上举,手掌放于枕后部。嘱患者主动收缩肱二头肌,即手掌与头部对抗用力,此时结节间沟内产生疼痛为阳性,图5-46)阳性;梳头试验阳性。

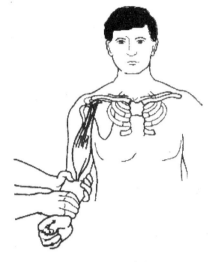

图5-45 耶加森征

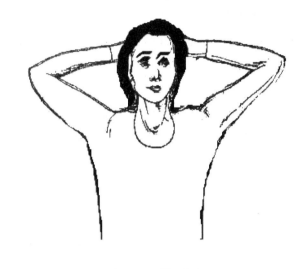

图5-46 勒丁顿征

X线检查:结节间沟切线位摄片可发现结节间沟变浅、狭窄,沟底或侧面有骨赘形成。

（三）鉴别诊断

肱二头肌长头腱滑脱:肱二头肌长头肌腱由肱骨横韧带维持在结节间沟中,当横韧带纤维过度牵拉或撕裂时,或结节间沟过浅,均可造成肌腱滑脱。检查时可用一手固定患手于屈肘90°位,并做内外旋转;另一手在肱二头肌腱最上端处触扪,可以明显感觉肌腱在腱沟内滑动,并发出弹响声和局部疼痛。

（四）治疗

1.非手术治疗

1）适当制动、冰敷

急性期疼痛较严重者,屈肘90°用三角巾将伤肢悬吊于胸前,以限制肩关节活动。急性期可采用冰敷,30min/次,1~2次/d,有助于消炎止痛。

2）手法治疗

急性期症状严重,应以表面抚摩、轻揉等轻手法,以放松肱二头肌。根据局部症状减轻的程度,逐渐增加揉捏手法及手法强度。慢性劳损可以较重手法,如揉、揉捏、弹拨、摇晃、抖动等。此外,点压肩髃及结节间沟,以松解粘连,促进血液循环。

3）药物治疗

局部可采用外敷消炎止痛膏或狗皮膏以及中药熏洗等治疗。

4）物理治疗

可用超声波、超短波、微波、直流电离子导入等治疗。

5）封闭治疗或穴位注射

2%盐酸利多卡因4ml加40mg的曲安奈德注入腱鞘内,1次/周。维生素 B_1、维生素 B_{12}、当归液、

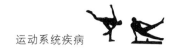

ATP、CoA 注射液等药物注入肩髃、臂臑等穴位亦有较好疗效。

6）针刺

选臂臑、肩髃,特别是从肩髃穴进针,顺结节间沟深刺 2 寸,并留针或电针刺激 20min,有较好效果。

7）功能锻炼

局部疼痛缓解后应开始主动锻炼,以免肌肉萎缩及肩关节周围炎的发生,如弯腰将上臂悬垂做回环运动的练习,活动量及范围逐渐加大,以不很疼痛为限度。

2. 手术治疗

仅适于个别顽固的病例。手术方法是在结节间沟下方将肱二头肌的长头切断,远断端与短头缝合或固定于肱骨上端,以避免肌腱的摩擦,解除症状。

（五）护理要点

（1）行药物封闭治疗者,应详细询问利多卡因过敏史,因老年患者常记忆不清,可通过询问拔牙史等了解。

（2）健康教育。注意肩颈部保暖,避免寒凉刺激;加强肩颈部功能锻炼。

三、弹响指（指屈肌腱腱鞘炎）

弹响指又称扳机指、屈指肌腱狭窄性腱鞘炎,好发于拇指,病变发生在掌指关节部位籽骨与韧带所形成的环状鞘管内;亦有单发于第 2、第 3 指者,病变发生在与掌骨头相对应的指屈肌腱纤维鞘管的起始处;少数为多个手指同时发病。本病中老年发病较多,女性多于男性。由于该病典型的临床表现是在手指屈伸时在指根的掌侧部可以产生"咯噔"的响声,类似扣动枪扳机的声音,故称之为"弹响指""扳机指"。

（一）病因病理

指屈肌腱腱鞘是掌骨颈和掌指关节掌侧的浅沟与鞘状韧带组成骨性纤维管,拇长屈肌腱和指深、浅屈肌腱分别从各相应的管内通过,进入拇指和各个手指。劳损是引起弹响指的主要原因。当局部劳作过度,积劳伤筋或受寒凉,气血凝滞,气血不能濡养经筋而发病。手指频繁的伸屈活动,使屈肌腱与骨性纤维管反复摩擦、挤压;长期持硬物,使骨性纤维管受硬物与掌骨头的挤压,致骨性纤维管发生局部充血、水肿,继之纤维管变性,使管腔狭窄。指屈肌腱在狭窄的管腔内受压而变细,两端膨大呈葫芦状。屈指时,肌腱膨大部分通过腱鞘狭口受到阻碍,使屈伸活动受限,勉强用力伸屈患指或被动伸屈时,便出现扳机样的弹跳动作,并伴有弹响声。

（二）临床表现与诊断

发病缓慢,逐渐加重。初起手指屈伸不灵活,轻度疼痛,并具有晨起或劳累后加重、适量活动或热敷后减轻的特点。随着病情的发展,患指不能伸屈,用力伸屈时疼痛,并出现弹跳动作,以晨起、劳动后和用凉水后症状较重。在掌骨头的掌侧面明显压痛,并可触到米粒大小的结节。压住此结节,再嘱患者作充分的屈伸活动时,有明显疼痛,并感到弹响由此发出。由于伸屈受限,对工作和生活带来不便,严重者患指屈曲后不能自行伸直,需健手帮助伸直。

X 线检查无明显骨关节结构改变。

（三）治疗

本病属于劳损性疾病,患者平时做手部动作要缓慢,避免劳累,少用凉水,以减少局部刺激。对发病时间短、疼痛严重的病人更要充分休息,有利于损伤筋腱的恢复。治疗以手法、针灸、封闭法等非手术治疗为主。

1.非手术治疗

1）手法治疗

手法治疗适用于初期患者,施用理筋手法要适当,对晚期硬结明显者,尽量不用,以免适得其反。术者左手托住患侧手腕,右拇指在结节部做按揉弹拨、横向推动、纵向拨筋等手法,最后握住患指末节向远端迅速拉开,如有弹响声则效果较好。每日或隔日做一次。

2）针灸治疗

取穴以局部压痛点为主,另外可配合发病各指压痛点附近穴位,常配用穴位有合谷、鱼际、劳宫等,对压痛点可用一针多向透刺或一穴多针刺,隔日1次。

3）封闭治疗

取曲安奈德10mg或醋酸泼尼松龙25mg加2%盐酸利多卡因2ml混合后,在肌性结节处注入腱鞘内,一般症状可以缓解。方法:患者掌心向上,在找准压痛点掌指关节横纹向近端1cm肌腱经过处,将针尖与表面成60°刺入0.5cm左右注射药液,当药液注入鞘内,可见腱鞘成条状显露,病人感胀感向指端扩散、张力增大,说明药液已正确注入鞘内,效果明显,如药液注在鞘外则取效不明显(图5-47)。

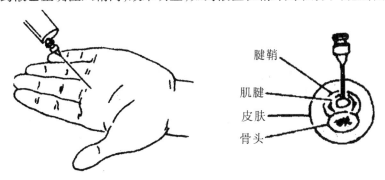

腱鞘
肌腱
皮肤
骨头

图5-47 指屈肌腱腱鞘炎鞘内注射

4）小针刀疗法

局麻后,用小针刀平行于肌腱方向刺入结节部,针体和手掌面呈90°,沿肌腱走行方向先做切开剥离,再做上下挑割,若有硬结将其切开。不要向两侧偏斜,否则可损伤肌腱、神经和血管。如弹响已消失,手指活动恢复正常,则表示已切开腱鞘。创口以无菌纱布加压包扎即可。

5）其他疗法

如中药外敷、蜡疗、磁疗等方法,可以起到舒筋活血之效,有一定的治疗效果。

2.手术治疗

非手术治疗无效,手指交锁长时间不缓解者应考虑手术治疗。在掌横纹处相应掌指关节平面能扪及一硬结,直径0.5cm。沿掌横纹做2cm长横切口。在拇指处指神经在掌侧,注意勿伤及指神经。显露深面的白色增厚的腱环和腱鞘(图5-48)。做手指的被动屈伸运动,可发现此处有扳机现象。当手指屈曲时,因腱环压迫之肌腱压迹外露,手指伸直时压迹进入鞘管内消失。用尖刀将腱环纵行切开,再次屈伸活

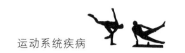

动手指,扳机现象消失,证实腱鞘已完全切开。然后提起切开的腱鞘缘,再切除增生肥厚的腱鞘 0.5 – 1 cm(图 5 – 49)缝合皮肤。

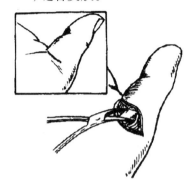

图 5 – 48　切口及显露屈拇长肌腱腱鞘

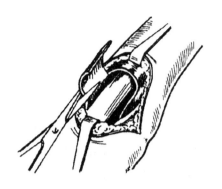

图 5 – 49　切除屈拇长肌腱鞘

(四)护理要点

(1)本病多因局部筋络劳损、气血凝滞而致。急性期应予以制动,疼痛肿胀缓解后方可进行手指的屈伸活动。

(2)行药物封闭治疗者,要注意无菌技术操作并严格掌握剂量,用药后观察其疼痛、肿胀程度有无减轻,如手指出现发白、肿胀更甚、剧痛或麻木,要考虑药物注射的位置不对,应及时报告医生处理。

四、膝关节骨性关节炎

膝关节骨性关节炎是一常见疾病,既往习惯称之为膝关节增生性关节炎、膝关节肥大性骨关节炎,又称膝关节骨关节病,是一个以关节软骨退行性改变为核心,累及骨质并包括滑膜、关节囊及关节其他结构的全方位、多层次、不同程度的无菌性、慢性炎症。骨性关节炎是引起膝关节疼痛的主要原因之一,临床表现以膝关节疼痛、变形和功能受限为特点,严重影响患者的生活质量。膝关节骨性关节炎多见于中老年人,女性多于男性。

(一)病因病理

发病机制尚不清楚,一般认为与衰老、创伤、炎症、肥胖、代谢障碍和遗传等因素有关。按病因学分类,本病可分为原发性和继发性两种。原发性骨性关节炎最常见,多见于老年人、体力劳动者、血压高者和妇女,其发病往往受年龄、体质、遗传、代谢等影响;而继发性骨性关节炎则常继发于关节损伤、炎症和畸形等病变。

本病的病理过程为在创伤、代谢及遗传等多种因素作用下,关节软骨由于磨损或细胞代谢障碍而出现损伤。损伤的软骨细胞一方面将释放出溶酶体酶和胶原酶等蛋白溶解酶,使软骨基质发生降解,出现胶原蛋白网络断裂,网络中的蛋白聚糖降解,蛋白聚糖的丧失可导致软骨弹性下降,软骨中的酶抑制剂和滑液中的降解酶位置交换以及软骨表面膜破坏、润滑性降低,从而使软骨易受损伤;另一方面,软骨在降解过程中,产生的颗粒和降解产物进入滑膜衬里,引起细胞吞噬反应,出现滑膜炎症和渗出,滑膜产生的炎性因子反过来又可加速软骨的破坏。如此循环往复、恶性循环,最后软骨消耗殆尽,将导致骨质的裸露,出现关节的病变。软骨无神经支配,故疼痛原因系静脉压升高,关节囊膨胀,肌肉痉挛,韧带牵拉,滑囊炎以及软骨下显微骨折等引起。

中医认为本病的发病以肾虚为本,外伤劳损为诱因。肾主骨,藏精生髓,肾精不足致骨髓空虚,加之外伤劳损,即易罹患骨性关节炎。

(二)临床表现与诊断

1.症状

发病初起多为轻中度间歇性钝痛,多伴有膝关节周围组织痉挛和牵扯感,病情严重时疼痛加重且呈持续性,甚至出现针刺样或撕裂样疼痛。疼痛多在活动或变换体位时发生,特点为上下楼梯及下蹲起立时痛甚,尤以下楼梯时更著,休息时可缓解。后期休息时亦感疼痛,并常夜间痛醒。

2.体征

早期膝关节外观多较正常,如伴有滑膜炎时可出现膝关节肿胀、积液,浮髌试验阳性。部分患者早期压痛点并不明确。随着病情进展,膝关节伸屈时可闻及或触及清晰的响声或摩擦声,按压髌骨刺激髌股关节疼痛明显。早期轻微活动受限,仅在晨起或久坐后感觉关节活动不灵便,活动后可恢复。随着病情加重,受累关节活动范围逐渐减小,以至最后固定于某一姿势,并可出现膝内、外翻畸形。

3.X线检查

早期X线显示多正常,随着病情发展,X线片可显示内、外侧关节间隙变窄、不对称;关节边缘骨赘形成;关节面下骨硬化变形、囊性变;关节鼠形成。

4.化验检查

血尿常规一般都在正常范围。关节滑液检查可见白细胞增多,偶尔见红细胞。

5.临床诊断标准

符合以下①、②或①、③、⑤、⑥或①、④、⑤、⑥,即可诊断为膝关节骨性关节炎。①近一个月内经常反复膝关节疼痛。②X线(站立或负重位)关节间隙变窄,软骨下骨硬化或囊性变、关节缘骨赘生成。③关节液(至少2次)清亮、黏稠,白细胞 $< 2 \times 10^9$ / L。④中老年者(≥40岁)。⑤晨僵≤30min。⑥活动时有摩擦音。

(三)鉴别诊断

1.风湿性关节炎

有链球菌感染史,并因链球菌感染后复发。表现为游走性,活动期血沉加快,抗O阳性。X线检查多无异常发现。

2.类风湿性关节炎

可发病于任何年龄,女性多于男性。受累关节疼痛剧烈,伴游走性,多有肌萎缩,晨僵明显,至少大于30min,好发于四肢小关节。活动期血沉增快,类风湿因子多为阳性,X线片可见骨质疏松及不同程度骨质破坏。滑液呈黄或绿色浑浊,黏度低,白细胞计数可轻度增高。

3.膝关节非特异性滑膜炎

主要表现为反复膝关节积液,浮髌试验阳性。膝关节肿胀程度与该关节疼痛及活动受限程度不一致,关节肿胀严重,但关节疼痛却相对较轻,表现为闷胀感。X线片仅显示软组织肿胀,无骨赘形成。

4.膝关节结核

病人常有消瘦、面色苍白、盗汗和低热症状,白细胞计数稍高;连续X线摄片常可显示进行性骨质破

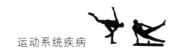
坏;结核菌素试验呈强阳性;关节积液检查或取病变滑膜组织做活检可确诊。

（四）治疗

1. 非手术疗法

1）患者教育

疾病知识教育对膝关节骨性关节炎患者非常重要,它是治疗手段中的重要组成部分,它可以让患者充分了解自己的病情,不仅可以积极配合治疗,还可以改变生活中的许多不良习惯,树立战胜疾病的信心,能使治疗达到事半功倍的效果。

2）药物治疗

（1）中药内治:中医认为本病以肾虚为本,外伤劳损为诱因,故治疗本病应遵循肾主骨生髓,髓充则骨健,治肾即可治骨的理论,着重补肝肾、舒筋络、消肿止痛。方选壮腰健肾丸、健步虎潜丸等加减;偏于肾阳虚者,可用金匮肾气丸;偏于肾阴虚者,可用知柏八味丸;兼有风寒湿者,可用独活寄生汤加减;兼有外伤劳损者,可用补肾活血汤加减。

（2）中药外用:外用药种类很多,包括各类的中药外敷散剂、熏洗剂、酊剂、膏药等。郑氏新伤1、2、3号方、郑氏旧伤药、郑氏散结药、郑氏舒活药酒、郑氏1、2、3号熏洗方等有较好疗效,临床可根据不同的证型给予不同组合。

（3）西药治疗:可选用非甾体类抗炎镇痛药物如萘西美酮、双氯芬酸钠、美洛昔康等缓解症状,并发滑膜炎出现关节腔积液时可用糖皮质激素关节腔内注射。同时,还应应用改善病情药物及软骨保护剂,常用的有透明质酸钠关节腔内注射、盐酸氨基葡萄糖口服等。

3）物理疗法

包括蜡疗、水疗、中频、超短波及中药离子导入等。物理治疗有助于增强肌力,改善活动范围。急性期以止痛、消炎和改善功能为主,慢性期以增强局部血液循环,改善关节功能为主。全膝关节置换术后物理治疗有助于伤口愈合,防止感染,预防患肢肿胀以及下肢深静脉血栓。

4）关节冲洗

在严格的无菌技术和局麻下,用0.9%的生理盐水对关节腔进行冲洗。根据冲洗出来的冲洗液情况,一般冲洗3～5次;如患膝皮温有升高,抽出关节积液有血性者可以用冰冻的生理盐水冲洗,给予关节冰敷。

5）手法治疗

手法治疗宜以舒筋活络、通调气血、通络止痛为原则。手法治疗时,宜用舒活灵或活络酒涂擦进行。①患者伸膝放松位,术者用揉、捏、揉捏、推压、搓等手法做大小腿肌肉和膝关节大面积按摩10min,提拿腘窝两旁肌腱及跟腱数次。②经穴按摩,选取伏兔、梁丘、血海、膝阳关、曲泉、鹤顶、阳陵泉、足三里、委中、绝骨、太冲等穴,中或重强度刺激。

6）其他辅助疗法

根据患者不同情况,患肢采取适当范围的制动;通过针刺、艾灸、耳针等可起到调整人体全身和局部阴阳气血、祛风除湿、疏经通络、消肿镇痛的作用;应用小针刀可解决髌骨外侧支持带的紧张。另外拔火罐和体疗等辅助疗法均有一定疗效。

2. 手术治疗

对病变严重,持续疼痛及功能障碍严重者可考虑手术治疗或关节镜治疗。手术方法包括膝关节清理术、骨赘或骨切除术、骨融合术、膝关节成形术以及全膝关节置换术等。

（五）护理要点

（1）行玻璃酸钠膝关节腔内注射治疗者，应严格无菌操作，穿刺针眼采用无菌敷料覆盖包扎，24h内避水。

（2）行膝关节镜修复术者，执行膝关节镜手术护理常规。

（3）健康教育：急性发作期，应卧床休息，行不负重股四头肌锻炼。平常应注意膝关节保暖，避免寒凉刺激；减少爬楼、负重行走，避免登山活动；肥胖者应减肥，减轻膝关节负荷。

五、跟痛症

跟痛症（calcanodynia）系指由外伤、慢性劳损或某些疾病引起的以跟骨周围疼痛、影响行走为主症的疾患的总称，临床多发生于40岁以上的中、老年人和身体肥胖者。

根据跟痛部位及主要临床特征，跟痛症一般可分为跟后痛、跟下痛、肾虚性跟痛等。

跟后痛

跟后痛包括有跟后滑囊炎、跟腱止点末端病等，可发生于各种年龄。跟腱止于跟骨结节，其前后均为滑囊，腱止装置为典型的末端结构。

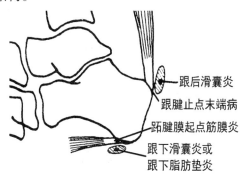

图5-50 跟后痛与跟下痛常见压痛点

（一）病因病理

主要为慢性劳损所致。跟腱止点及周围软组织，位于跟骨与后侧鞋帮间，长期反复的挤压、摩擦形成滑囊炎。此外，长期反复提踵，跟腱附着处可因过多的牵拉而产生一系列退行性改变，跟腱周围软组织及滑囊呈慢性炎症反应，久之跟腱附着处可出现骨质增生性改变。

（二）临床表现与诊断

本症可发生于各种年龄。跟腱止点处肿胀、疼痛，提踵时疼痛加剧。休息时，放松跟腱疼痛减轻。严重者，休息时也痛。

检查时，可见局部肿胀，皮色正常或潮红，温度略增高。跟后滑囊触之有囊样弹性感，并有明显压痛，跟腱止点压痛（图5-50）。足跖屈抗阻力减弱。

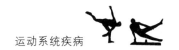

X 线检查,早期无改变,晚期可见后跟骨结节脱钙、囊样变,也可见骨质增生。

（三）治疗

1.非手术治疗

已出现症状者可采用药物治疗、手法治疗和理疗等治疗,以改善局部血液循环。在治疗的同时,应嘱患者适当休息,减少下肢跑、跳等剧烈运动,避免跟腱过多、过猛的牵拉。平时应穿宽松的鞋子,减少鞋帮对跟腱的压迫、摩擦。

1）药物治疗

治宜养血舒筋,温经止痛。可用当归鸡血藤汤加减或内服舒筋活血片等。局部可用舒活酒涂擦或外敷 1 号旧伤药。若跟腱发硬,可用棱术散结散外敷,亦可用软坚药水湿敷并加用红外线照射;或用 3 号熏洗药熏洗。

2）手法治疗

患者俯卧位,小腿及足踝部垫以软枕,首先用揉、揉捏手法按摩小腿三头肌使其放松,然后用拇、示指揉捏跟腱,在痛点及触有硬结处多揉捏,亦可用拇指尖紧贴跟腱硬结处剥刮,以松解其粘连,最后以柔和手法理顺筋络,结束手法治疗。

3）针灸治疗

取阿是穴温针,承山、承筋、足三里,快针,对侧阳谷留针配患侧提踵运动 10min。间日一次,治疗 10 次左右。

4）封闭治疗

局部注射曲安奈德 10mg 加 2% 盐酸利多卡因 4ml,每周 1 次,共注射 3～4 次,有较好效果。

2.手术治疗

非手术治疗无效,症状严重或反复发作,且 X 线片见滑囊突处增生明显者可考虑手术切除滑囊突。

跟下痛

包括跟骨下脂肪垫炎、跟骨下滑囊炎、跖腱起点筋膜炎等。

（一）病因病理

因体态肥胖、体重增加、久行久立等造成足底软组织负担过重或跖腱膜反复受牵拉,继而劳损和退行性变,使跟骨下脂肪垫、滑囊及跖腱膜跟骨起点处产生渗出、充血、水肿,出现慢性无菌性炎症反应,日久骨质增生,形成跟骨骨刺。或跟部挫伤致跟下脂肪垫、滑囊发生充血、水肿、增生、肥厚等病理改变。

（二）临床表现与诊断

可有急性外伤史。站立或行走时跟骨下面疼痛,严重者,足跟不能持重或着地。若属跖腱起点筋膜炎引起的疼痛,疼痛可沿跟骨内侧向前扩展到足底,晨起或休息后刚开始行走时疼痛更明显,稍活动后疼痛反而减轻,但行走或站立过久疼痛又加重。

检查时跟下有明显压痛。脂肪垫炎的压痛较表浅,且伴有局部肿胀;跟骨下滑囊炎的压痛较深,按压有囊性感;跖腱起点筋膜炎的压痛在跟骨结节内侧前方,且被动牵扯跖腱膜或前足蹬地时疼痛加剧。

X 线摄片可排除骨性疾患。跖腱膜跟骨附着处可有钙化、骨刺形成,骨刺大小与症状不一定成正比。

（三）治疗

1. 非手术治疗

跟下痛患者,可在鞋内垫一较厚的海绵垫,将其与患部接触处挖空,以减少对患部的压迫及刺激,同时,肥胖者还应注意控制体重。肿痛明显者,可外敷新伤肿痛散,内服制香片。症状减轻后改敷软骨膏加红外线照射,每日 1 次,每次 20～30min,内服抗骨质增生丸。也可用曲安奈德 10mg 加 2％盐酸利多卡因 4ml 做局部注射,每周 1 次,注射 2～3 次。

2. 手术治疗

经非手术治疗无效而症状严重者,可考虑松解或切断跖腱膜,或做骨刺切除等。

肾虚性跟痛症

足跟疼痛不适之症多由肾气亏损、骨失滋养而致。本病多见于年老体弱或久病长期卧床不起者。

（一）病因病理

年老体弱或久病长期卧床不起,以至肝肾不足,骨萎筋弛,而病跟痛。现代医学则认为久病卧床,足跟部因不经常负重而发生退行性改变,皮肤变薄,跟下脂肪纤维垫退变,胶原、水分及弹性组织减少,骨骼发生脱钙变化,骨质疏松而患跟痛。

（二）临床表现与诊断

患者年龄稍大或曾有久卧床史,临床表现行走、站立时两腿酸软无力,两足跟部酸痛。行走时间越长酸痛越明显。跟部软组织萎缩,跟骨周围压痛。

X 线摄片可见骨质疏松、骨质脱钙,但无骨质破坏。

（三）治疗

重点是治疗原发病,以解决久卧病床的病因,其次是针对症状进行治疗。

1. 药物治疗

在治疗原发病的同时,根据病情可选用六味地黄丸、金匮肾气丸等滋补肝肾药物进行调理,以助强筋壮骨之效。疼痛明显者可内服非甾体类抗炎镇痛药物;骨质疏松、脱钙明显者可补充钙制剂及维生素 D。

2. 物理治疗

可采用红外线光疗法、超短波电疗法、局部磁疗或骨质疏松治疗仪等物理疗法治疗。

3. 功能练习

卧床期间,适当指导患者进行床上的功能锻炼,如膝、踝关节及足趾的伸屈练习,以改善肢体血液循环,增强下肢肌力。继之可进行步行,逐渐加大运动的时间,使之逐渐恢复人体的正常功能和减少跟骨的疏松及筋肌的萎弱。

（四）护理要点

(1)行药物封闭治疗者,严格无菌技术操作。

(2)康复指导:尽量减少足部负重和行走,让足跟部充分休息。必须行走时穿着厚底软垫、后跟宽大

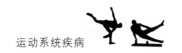

的鞋子,减轻对足跟的冲击力。避免穿高跟鞋,避免久站久行。坚持每天温水泡脚,促进血液循环,保持足部卫生。积极进行足部肌群锻炼,如原地弹跳、夹玻璃弹子、踩圆棒等,以增强肌力,减轻疼痛。

参考文献

[1]　方杰. 人体在成长和老衰过程中的形态变化－年龄解剖学简编[M].吉林:吉林医学院出版社,1983.

[2]　胡亚美,诸福棠.实用儿科学[M].第7版.北京:人民卫生出版社,2002.

[3]　蒋位庄,王和鸣.中医骨病学[M].第2版.北京:人民卫生出版社,1990.

[4]　曲绵域,于长隆,等.实用运动医学[M].第4版.北京:科学技术出社,2003.

[5]　胥少汀,葛宝丰,徐印坎.实用骨科学[M].第3版,北京:人民军医出版社,2005.

[6]　吴丽君,郭新明.关节软骨伤病防治[M].北京:人民军医出版社,2003.

[7]　郑怀贤,冉德洲.实用伤科中药与方剂[M].成都:四川科学技术出版社.1985.

[8]　郑怀贤,刘伟俊,张希彬.运动创伤学[M].成都:四川科学技术出版社,1982.

[9]　荣国威,翟桂华,刘沂,等译者.AO骨科内固定[M].第3版.北京:人民卫生出版社,1995.

[10]　郭永昌,邓爱民.儿童骨坏死病诊疗[M].郑州:郑州大学出版社,2000,89.

[11]　饶书城.脊柱外科手术学[M].第2版.北京:人民卫生出版社,2000.

[12]　Keith H. Bridwell,Ronald L. DeWald. 胡有谷、党耕町、唐天驷主译[M].脊柱外科学.第2版,北京:人民卫生出版社.2003.

[13]　冯传汉、张铁良.临床骨科学[M].第2版.北京:人民卫生出版社,2004.

[14]　施诚仁,李仲智.小儿外科学[M].北京:人民卫生出版社,2009.

[15]　俞松,谢祎. Perthes病的病因与治疗[J].实用医院临床杂,2012 ,9(4):38－40.

[16]　叶锐彬,郝雷,温呈洪.非手术包容疗法治疗儿童股骨头骨软骨炎及其X线片演变规律的观察研究[J].四川医学,2010,31(5):606－608.

[17]　毛宾尧,林圣洲.临床骨科手册[M].第2版.北京:人民卫生出版社,2000.

[18]　孙永强,罗小鹏.骨关节损伤治疗学[M].北京:人民军医出版社,2007.

[19]　万梓鸣,李明,吴永乐. Ponseti法治疗先天性马蹄内翻足疗效分析[J].中国矫形外科杂志,2010,18(17):1409－1412.

[20]　郭永昌,邓祖丽雅,邓爱民.儿童股骨头缺血性坏死的非手术疗法[J].中国医学研究杂志,2004,4(5):428.

[21]　林斌.先天性髋关节脱位的诊断与治疗[J].现代实用医学,2009,3(21):187－188.

[22]　黎万友,王煜,何本祥.运动创伤学[M].成都:四川科学技术出版社,2010.

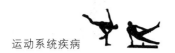

［23］邓友章,杨利学.中西医临床骨伤科学.北京:中国医学科技出版社.

［24］孙树椿,孙之镐.临床骨伤科学.北京:人民卫生出版社,2006.

［25］王和鸣.骨科学.北京:北京科学技术出版社,2007.

［26］石印玉.中西医结合骨伤科学.北京:中国中医药出版社,2007.

［27］彭太平.中医骨伤科学.第 2 版.长沙:湖南科学技术出版社,2007.

［28］韦贵康,施杞.实用中医骨伤科学.上海:上海科学技术出版社,2006.

［29］张作君.肩部损伤治疗学［M］.第 2 版.北京:中国中医药出版社,2009.

［30］冯华,姜春岩.实用骨科损伤临床诊断［M］.北京:人民军医出版社,2010.

［31］刘柏龄.中医骨伤科学［M］.北京:人民卫生出版社,2006.

［32］王煜,何春江,张猛,等.运动软组织损伤学［M］.成都:四川科学技术出版社,2010.

［33］Recht MP,Bobic V,Burstein D,et al. Magnetic resonance cartilage［J］.Clin Orthop,2001,391［Suppl］:379－396.

［34］Ponseti IV. Clubfoot management［J］.J Pediatric Orthop,2000,20(6):699.

［35］Haft GF,Walker CG,Crawford HA. Early clubfoot recurrence after use of the Ponseti method in a New Zealand population［J］.J Bone Joint Surg,2007,89(3):487－493.

［36］Baryluk M,Baryluk A,Lopata P. Residual clubfoot correction by means of lateral cuboid resection［J］.Chir Naraulow Ruchu Orthop Pol,2001,66(3):269.

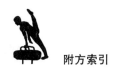

附方索引

一　画

一号熏洗方剂《实用伤科中药与方剂》

组成:当归14g　赤芍14g　红花14g　桂枝14g　生香附20g　丝瓜络20g　松节20g　威灵仙10g　天南星10g　竹七14g

功效:祛痹,活血,化瘀。

主治:骨折,脱位,软组织损伤后期,局部或下肢肿胀,知觉迟钝,发凉等症。

用法:水煎,熏洗患部,二日一剂,每日2~3次。

二　画

二号熏洗方剂《实用伤科中药与方剂》

组成:天南星20g　川乌20g　草乌20g　血余炭20g　赤芍20g　穿山甲20g　海桐皮14g　白蔹14g　白硼砂14g

功效:祛痹,化瘀,通经络,散结软坚。

主治:关节僵硬,骨质增生,骨化性肌炎等证。

用法:水煎,熏洗患部,二日一剂,每日2~3次。

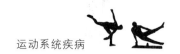

七厘散《良方集腋》

组成:血竭30g　麝香0.36g　冰片0.36g　乳香4.5g　没药4.5g　红花4.5g　朱砂3.6g　儿茶7.2g

主治:跌打损伤,筋断骨折,瘀血肿痛;刀伤出血,无名肿毒,烧伤烫伤。金疮,血流不止,金刃伤重,食嗓割断;汤泡火灼。闪腰挫气,筋骨疼痛,瘀血凝结。

功效:散瘀消肿,定痛止血。活血祛瘀,止痛收口。消肿。舒筋。

用法:共为细末。温水冲服。

三　画

三号熏洗方剂《实用伤科中药与方剂》

组成:海藻20g　昆布20g　穿山甲20g　黄芪22g　当归尾22g　赤芍14g　川乌14g　草乌14g

功效:祛痹,化瘀,散结软坚,补气。

主治:关节韧带损伤后,局部发硬,活动时关节疼痛,功能障碍。

用法:水煎,熏洗患部,二日一剂,每日2~3次。

大成汤《仙授理伤续断方》

组成:大黄2两　川芒硝2两　甘草2两　陈皮2两　红花2两　当归2两　苏木2两　木通2两枳壳4两　厚朴少许

功效:通下瘀血。

主治:男子伤重,瘀血不散,腹肚膨胀,大小便不通,上攻心腹,闷乱至死者。

用法:每服2钱,水1盏半,煎至1沸,去滓温服,不拘时候。待通下瘀血后,方可服损药。

四　画

六味地黄丸《小儿药证直诀》

组成:熟地黄24g　山萸肉12g　干山药12g　泽泻9g　牡丹皮9g　茯苓9g

功效:滋阴补肾。

主治:肾阴虚证。腰膝酸软,头晕目眩,耳鸣耳聋,盗汗,遗精,消渴,骨蒸潮热,手足心热,舌燥咽痛,

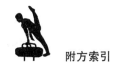

牙齿动摇,足跟作痛,小便淋漓,以及小儿囟门不合,舌红少苔,脉沉细数。

用法:上为末,炼蜜为丸,如梧桐子大。空心温水化下三丸。

五 画

归脾汤《济生方》

组成:白术30g　当归3g　茯神30g　黄芪30g　龙眼肉30g　远志3g　酸枣仁(炒)30g　木香15g　甘草(炙)8g　人参15g

功效:养血安神,补心益脾,调经。

主治:思虑伤脾,发热体倦,失眠少食,怔忡惊悸,自汗盗汗,吐血下血,妇女月经不调,赤白带下,以及虚劳、中风、厥逆、癫狂、眩晕等见有心脾血虚者。

用法:加生姜、大枣,水煎服。

左归丸《景岳全书》

组成:大怀熟地240g　山药(炒)120g　枸杞120g　山茱萸120g　川牛膝(酒洗蒸熟)90g　鹿角胶(敲碎,炒珠)120g　龟板胶(切碎,炒珠)120g　菟丝子(炙)120g

功效:滋阴补肾,填精益髓。

主治:真阴不足证。头晕目眩,腰酸腿软,遗精滑泄,自汗盗汗,口燥舌干,舌红少苔,脉细。

用法:上先将熟地蒸烂,杵膏,炼蜜为丸,如梧桐子大。每食前用滚汤或淡盐汤送下百余丸(9g)。

右归丸《景岳全书》

组成:熟地240g　山药120g　山萸肉90g　枸杞子120g　菟丝子120g　鹿角胶120g　杜仲(盐炒)120g　肉桂60g　当归90g　熟附片60g

功效:温补肾阳,填精益髓。

主治:肾阳不足,命门火衰,神疲气怯,畏寒肢冷,阳痿遗精,不能生育,腰膝酸软,小便自遗,肢节痹痛,周身浮肿;或火不能生土,脾胃虚寒,饮食少进,或呕恶腹胀,或翻胃噎膈,或脐腹多痛,或大便不实,泻痢频作。

用法:上为细末,先将熟地蒸烂杵膏,加炼蜜为丸,如弹子大。每服2～3丸,以白开水送下。

半夏白术天麻汤《古今医鉴》卷七

组成:黄柏2分　干姜3分　天麻5分　苍术5分　白茯苓5分　黄芪5分　泽泻5分　人参5分　白术1钱　炒曲1钱　半夏(汤洗7次)1钱5分　橘皮1钱5分

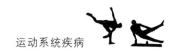

功效:温凉并济,补泻兼施,补脾燥湿,化痰息风。

主治:痰厥头痛,咳痰稠黏,头眩烦闷,恶心吐逆,身重肢冷,不得安卧,舌苔白腻,脉弦滑。

用法:每服半两,水 2 盏,煎至 1 盏,去滓,食前带热服。

六　画

血府逐瘀汤《医林改错》卷上

组成:当归、生地各 9g　桃仁 12g　红花 9g　枳壳、赤芍各 6g　柴胡 3g　甘草 3g　桔梗 4.5g　川芎 4.5g　牛膝 10g

功效:活血祛瘀,行气止痛。

主治:上焦瘀血,头痛胸痛,胸闷呃逆,失眠不寐,心悸怔忡,瘀血发热,舌质暗红,边有瘀斑或瘀点,唇暗或两目暗黑,脉涩或弦紧。

用法:水煎服。

壮筋养血汤

组成:白芍 9g　当归 9g　川芎 6g　川断 12g　红花 5g　生地 12g　牛膝 9g　牡丹皮 9g　杜仲 6g

主治:治伤筋络。

用法用量:水煎服。

七　画

羌活胜湿汤

组成:羌活　独活　藁本　防风　甘草　川芎　蔓荆子　生姜

功效主治:治湿气在表,头痛头重,或腰脊重痛,或一身尽痛,微热昏倦。

用法:清水二杯,煎至一杯,去滓,食后温服。

身痛逐瘀汤《医林改错》

组成:秦艽　川芎二钱　桃仁　红花　甘草　羌活　没药　当归　灵脂　香附　牛膝　地龙

功效:活血化瘀,宣痹止痛。

主治:痹证经久不愈,肩痛,臂痛,腰疼,腿疼,或周身疼痛,痛不移动,有瘀血者。

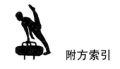

用法:水煎服。

防风归芎汤《中医伤科学讲义》

组成:川芎　当归　防风　荆芥　羌活　白芷　细辛　蔓荆子　丹参　乳香　没药　桃仁　苏木　泽兰叶

功效:活血化瘀,祛风止痛。主治跌打损伤,青紫肿痛。

主治:主治跌打损伤,青紫肿痛。

用法:水煎服。

八　画

参苓白术散《太平惠民和剂局方》

组成:人参　白术　茯苓　甘草　砂仁　桔梗　山药　白扁豆　薏苡仁　莲子肉

功效:益气健脾,渗湿止泻。

主治:脾虚湿盛证。饮食不化,胸脘痞闷,肠鸣泄泻,四肢乏力,形体消瘦,面色萎黄,舌淡苔白腻,脉虚缓。

用法:水煎服,亦可制散服。

虎潜丸《丹溪心法》

组成:黄柏　龟板　知母　熟地黄　陈皮　白芍　锁阳　虎骨　干姜

功效:滋阴降火,强壮筋骨。

主治:肝肾不足,阴虚内热之痿证。腰膝酸软,筋骨痿弱,腿足消瘦,步履乏力,或眩晕,耳鸣,遗精,遗尿,舌红少苔,脉细弱。

用法:上为末,酒糊丸。

九　画

活血止痛汤《伤科大成》

组成:当归6g　苏木末6g　川芎2g　红花1.5g　乳香3g　没药3g　三七3g　炒赤芍药3g　陈皮3g　紫荆藤9g　地鳖虫9g

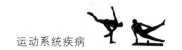

功效:活血止痛。

主治:治损伤瘀血,红肿疼痛。

用法:上药十二味,以水、酒各半煎服。

复原活血汤《医学发明》

组成:柴胡半两　瓜蒌根3钱　当归3钱　红花2钱　甘草2钱　川山甲(炮)2钱　大黄(酒浸)1两　桃仁(酒浸,去皮尖,研如泥)50个

功效:祛瘀生新,活血祛瘀,疏肝通络。

主治:跌仆损伤,瘀血内停胁下,疼痛不可忍,或伴发热便秘、并治虚劳积瘀,咳嗽痰多者。痞闷及便毒初起疼痛。瘀血留结,发热便闭,脉数实涩大者。虚劳积瘀,咳嗽痰多,夜不能卧。

用法:每服1两,以水1盏半,加酒半盏,同煮至7分,去滓,食前温服。以利为度,得利痛减,不尽服。

独活寄生汤《备急千金要方》

组成:独活9g　桑寄生　杜仲　牛膝　细辛　秦艽　茯苓　肉桂心　防风　川芎　人参　甘草　当归　芍药　干地黄各二钱(各6g)

功效:祛风湿,止痹痛,益肝肾,补气血。

主治:痹证日久,肝肾两虚,气血不足证。腰膝疼痛,痿软,肢节屈伸不利,或麻木不仁,畏寒喜温,心悸气短,舌淡苔白,脉细弱。

用法:水煎服。

十　画

桃红四物汤《医宗金鉴》

组成:熟地黄　川芎　白芍　当归　桃仁　红花

功效:补血调经,活血化瘀。

主治:血虚有瘀证,症见月经不调、经行腹痛或有血块、色暗紫、以及损伤瘀滞肿痛等。

用法:日1剂水煎分2~3次服。

健步虎潜丸

组成:龟胶　鹿角胶　虎胫骨　何首乌　川牛膝　杜仲　锁阳　威灵仙　当归　黄柏　人参　羌活　白芍　白术　熟地　川附子

功效主治:跌打损伤,血虚气弱,下部腰胯膝腿疼痛,酸软无力,步履维艰。

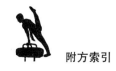

用法:上药共为细末,炼蜜和丸如桐子大,每服三钱,淡盐汤送下,冬日淡黄酒送下。

海桐皮汤《医宗金鉴》外用

组成:海桐皮6g　透骨草6g　乳香6g　没药6g　当归5g　川椒10g　川芎3g　红花3g　威灵仙3g　甘草3g　防风3g　白芷3g

功效:舒筋活络,行气止痛。

主治:治跌打损伤疼痛。

用法:共研细末,布袋装,煎水熏洗患处。

十一画

接骨紫金丹《疡科选粹》卷八

组成:土鳖(不拘多少,取采焙干,去足,净末)　乳香　没药　自然铜(醋淬七次)　骨碎补　大黄　血竭　硼砂　归梢各3g

功效主治:跌打损伤骨折,瘀血攻心,发热昏晕,不省人事。

用法:上药各研为末,瓷罐收之。每服6g,好热酒调服。

十二画

舒活酒《实用伤科中药与方剂》

组成:樟脑　冰片　生地　血竭　麝香　三七　白酒等

功效:活血散瘀,消肿止痛,舒筋活络。

主治:治一切新旧软组织挫伤,骨折,脱位后遗症,神经麻痹。

用法:上药配制成药酒,治疗上述诸症时,配合按摩,疗效显著。不宜内服。

舒筋活血汤《伤科补要》卷三

组成:羌活　防风　荆芥　独活　当归　续断　青皮　牛膝　五加皮　杜仲　红花　枳壳

功效主治:筋络、筋膜、筋腱损伤,并用于脱臼复位后之调理。

用法:水煎服。

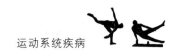

二十三画

蠲痹汤《百一选方》

组成:羌活(去芦)　姜黄　当归(去土,酒浸一宿)　黄芪(蜜炙)　赤芍药　防风(去芦,以上各一两半)　甘草(半两,炙)

用法:水二盏,姜五片,煎至一盏,去滓,温服。

功效:益气和营　祛风除湿。

主治:常用于风寒湿痹而兼有营卫两虚,其症以上肢肩臂疼痛为著者。